护理理论与护理实践

刘　丹　徐　艳　计红苹　主编

中国纺织出版社有限公司

图书在版编目（CIP）数据

护理理论与护理实践 / 刘丹，徐艳，计红苹主编
. -- 北京：中国纺织出版社有限公司，2023.7
ISBN 978-7-5229-0749-9

Ⅰ.①护… Ⅱ.①刘… ②徐… ③计… Ⅲ.①护理学
Ⅳ.①R47

中国国家版本馆CIP数据核字（2023）第127843号

责任编辑：范红梅　　责任校对：高　涵　　责任印制：王艳丽

中国纺织出版社有限公司出版发行
地址：北京市朝阳区百子湾东里A407号楼　邮政编码：100124
销售电话：010—67004422　传真：010—87155801
http: //www.c-textilep. com
中国纺织出版社天猫旗舰店
官方微博 http://weibo.com/2119887771
三河市宏盛印务有限公司印刷　各地新华书店经销
2023年7月第1版第1次印刷
开本：787×1092　1/16　印张：13.5
字数：312千字　定价：88.00元

编 委 会

主 编 刘 丹 佳木斯大学附属第一医院

徐 艳 哈尔滨医科大学附属第一医院

计红苹 哈尔滨医科大学附属第一医院

副主编 于维仙 佳木斯大学附属第一医院

纪祥英 佳木斯大学附属第一医院

刘铁英 佳木斯大学附属第一医院

李献丽 内蒙古医科大学附属医院

王萨仁 内蒙古医科大学附属医院

编 委 李 宁 佳木斯大学附属第一医院

乌雅罕 内蒙古医科大学附属医院

郭海英 内蒙古医科大学附属医院

沈 明 北部战区总医院

杜丽娜 哈尔滨医科大学附属第二医院

关雨晴 哈尔滨医科大学附属第一医院

王 珏 黑龙江省牡丹江市第一人民医院

赵丹妮 佳木斯大学附属第一医院

王永余 哈尔滨医科大学附属第一医院

刘晓雪 哈尔滨医科大学附属第一医院

唐美玲 哈尔滨医科大学附属第一医院

杨丽娟 黑龙江省佳木斯大学附属第一医院

赵 蕾 哈尔滨医科大学附属第一医院

尹 娜 佳木斯大学附属第一医院

桑立珠 佳木斯大学附属第一医院

李英姿 哈尔滨医科大学附属第一医院

王莎莎 哈尔滨医科大学附属第四医院

何文杰 佳木斯大学附属第一医院

李海珠 佳木斯大学附属第一医院

姜 艳 佳木斯大学附属第二医院

王秀梅 佳木斯大学附属第二医院

修艳玲 哈尔滨医科大学附属第一医院

傅开美 哈尔滨医科大学附属第四医院

宋玲玲 哈尔滨医科大学附属第四医院

杨素倩 哈尔滨医科大学附属第四医院

夏 璐 哈尔滨医科大学附属第四医院

崔婧瑶 哈尔滨医科大学附属第六医院

赵 钰 哈尔滨医科大学附属第四医院

刘 慧 中国人民解放军联勤保障部队第九七〇医院

袁 芳 北部战区总医院

前　言

现代医疗技术的快速发展势必会带动护理学的不断革新，各科护理学的新理论、新技术和新方法也不断运用于临床。为使广大护理人员尽快适应现代医学及护理学的更新与发展，在临床护理过程中切实保障患者安全，我们特组织了一批资深的临床护理专家和高水平的护理管理者，在参考多部相关专业书籍的基础上，认真编写了本书。

本书首先介绍了临床护理基本操作、静脉输液相关知识，然后对临床各系统常见病、多发病的护理加以重点介绍。全书融汇了现代护理学最新科研成果，体现了当代护理学的水平，在贴近临床护理工作实际的同时，又紧密结合了国家医疗卫生事业的最新进展和护理学的发展趋势。

本书系多人执笔，写作风格不同，在格式与内容方面难免有不统一之处，敬请谅解。同时也建议读者在临床使用过程中，参考本书时应根据临床实际情况判断，以避免产生疏漏。

编　者

2023 年 4 月

目 录

第一章

临床护理基本操作

第一节　吸痰术

一、适应证

吸除气道内沉积的分泌物；获取痰标本，以利培养或涂片，确定肺炎或其他肺部感染，或送痰液做细胞病理学检查；维持人工气道通畅；对不能有效咳嗽导致精神变化的患者，通过吸痰刺激患者咳嗽，或吸除痰液，缓解痰液刺激诱导的咳嗽；因气道分泌物潴留导致肺不张或实变者，吸痰可促进肺复张。

二、禁忌证

气管内吸痰术对人工气道患者是必要的常规操作，无绝对禁忌证。

三、主要器械

1. 必要器械

负压源，集痰器，连接管，无菌手套，无菌水和杯，无菌生理盐水，护目镜、面罩和其他保护装置，氧源，带活瓣和氧源的人工气囊，听诊器，心电监护仪，脉氧监测仪，无菌痰标本收集装置等。

2. 吸痰管

吸痰管直径不超过气管插管内径的1/2。

四、吸痰操作

1. 患者准备

如条件允许，吸痰前应先予100% O_2 >30 秒（最好吸纯氧 2 分钟）；可适当增加呼吸频率和（或）潮气量，使患者稍微过度通气，吸痰前可调节呼吸机“叹息（sigh）”呼吸 1 ~ 2 次，或用呼吸球囊通气数次（3 ~ 5 次）；机械通气患者最好在不中断通气的情况下吸痰或密闭式吸痰；吸痰前后最好有脉搏氧饱和度监测，以观察患者有无缺氧；吸痰时可向气道内注入少许生理盐水以稀释痰液或促使气道内的痰液移动，以利吸除。

2. 吸引负压

吸引管负压一般按新生儿 60 ~ 80 mmHg，婴儿 80 ~ 100 mmHg，儿童 100 ~ 120 mmHg，成人 100 ~ 150 mmHg。吸引负压不超过 150 mmHg，否则可能因吸引导致气道损伤、低氧血症和肺膨胀不全等。

3. 吸痰目的

①呼吸音改善。②机械通气患者的吸气峰压（PIP）与平台压间距缩小，气道阻力下降或顺应性增加，压力控制型通气患者的潮气量增加。③PaO_2 或经皮氧饱和度（SPO_2）改善。④吸除了肺内分泌物。⑤患者症状改善，如咳嗽减少或消失等。

4. 吸痰前、中、后监测

呼吸音变化，血氧饱和度或经皮氧饱和度，肤色变化，呼吸频率和模式，血流动力学参数如脉搏、血压、心电，痰液特征如颜色、量、黏稠度、气味，咳嗽有无及强度，颅内压（必要时），通气机参数如 PIP、平台压、潮气量、FiO_2，动脉血气，以及吸痰前后气管导管位置有无移动等。

5. 吸痰

吸痰时遵守无菌操作原则，术者戴无菌手套，如有需要可戴防护眼镜、隔离衣等。吸痰管经人工气道插入气管/支气管时应关闭负压源，待吸痰管插入气管/支气管深部后，再开放负压吸引，边吸引边退出吸痰管，吸痰管宜旋转式返出，而非反复抽插式吸痰。每次吸痰的吸引时间为 10 ~ 15 秒，如痰液较多，可在一次吸引后通气/吸氧至少 10 秒（最好能吸氧 1 分钟左右）再吸引，避免连续吸引，以防产生低氧血症和肺膨胀不全等。吸痰完成后，应继续给予纯氧约 2 分钟，待血氧饱和度恢复正常或超过 94% 后，再将吸氧浓度调至吸痰前水平。目前不少多功能呼吸机有专用的吸纯氧键，按压该键后，会自动提供纯氧约 2 分钟（具体时间因产品不同而异）。吸除气道内的痰后，再吸除患者口鼻中的分泌物（特别是经口气管插管或吞咽功能受影响者）。

五、并发症

气管内吸引主要并发症包括低氧血症或缺氧，气管/支气管黏膜组织损伤，心搏骤停，呼吸骤停，心律失常，肺膨胀不全，支气管收缩/痉挛，感染，支气管/肺出血，引起颅内压增高，影响机械通气疗效，高血压，低血压。这些并发症大多是吸引不当所致，规范的操作，可大大降低有关并发症的风险。

（刘　丹）

第二节　洗胃术

洗胃是一种清除胃内物方法，主要是消除胃内摄入过多的药物或毒物。

一、适应证

洗胃主要是在摄入过量药物或毒物后 1 ~ 2 小时内、在无禁忌的情况下清除胃内容物，已知或疑有胃排空延迟如摄入抗胆碱能药，或鸦片类，或毒物为片剂尚未完全溶解或排空时，超过 2 小时仍可考虑洗胃。

具体来说，洗胃主要适于以下情况：

1. 农药中毒

有机磷酸酯类、有机氯类或氨基甲酸酯类农药，这仍是我国最常见的毒物中毒。

2. 明显或高危病死率的药物

β-阻滞剂、钙通道阻滞剂、氯喹、秋水仙碱、氰化物、重金属、杂环类抗抑郁药、铁、百草枯、水杨酸盐、亚硒酸。

3. 活性炭难吸收的物质

重金属、铁、锂、有毒醇类。

4. 形成凝结块

肠溶制剂、铁、吩噻嗪类、水杨酸盐。

5. 无抗毒剂或治疗无效者

钙通道阻滞剂、秋水仙碱、百草枯、亚硒酸。

6. 其他

不明原因摄入中毒又无洗胃禁忌者。

二、禁忌证

意识进行性恶化且无气道保护性反射者是绝对禁忌证，如必须洗胃者，应在洗胃前先做气管插管，做好气道保护和通气，而后再考虑洗胃。腐蚀性物质摄入者禁忌洗胃；局部黏膜损害可能引起插管穿孔，应权衡利弊后进行；较大片剂、大块异物、有锐利边缘的异物禁忌洗胃；烃类如苯、正己烷、杀虫剂等摄入是洗胃的相对禁忌；少数情况下有严重上气道或上胃肠道异常如狭窄、畸形或新近完成移植等，限制进行插胃管。呕吐可排出胃内毒物，反复呕吐已排出大量毒物者，洗胃应权衡利弊；其他相对禁忌包括凝血功能障碍者、摄入无毒或低毒物质者等。

三、主要器械

主要器械包括：脉氧仪、心电监护仪、无创血压监测仪、防毒服装、开口器或牙垫、经口气道、呕吐盆、吸引源、吸引管、大注射器（50 ~ 100 mL）、清水或生理盐水、球形吸引装置或自动洗胃机、水溶性润滑剂、经口洗胃管，以及必要的复苏装置和药物。

1. 胃管插入深度估算方法

（1）根据不同身高估算经鼻或经口胃管插入的长度（cm），见图 1-1。

（2）根据体表标志估算胃管插管深度：①传统的也是临床上最常用的估算方法为图 1-2 中 A 的方法，即经鼻插入胃管的深度为“耳垂经鼻翼至剑突的距离”。②按照图 1-2 中 B 的方法，即经鼻插入胃管的深度为“左口角或鼻翼经耳郭至肋缘的距离”。③按照耳垂经剑突至脐的距离来估算。

通常经口插入胃管的深度比经鼻胃管插入更短些，插入深度具体估算方法可参照上述方法，并根据不同患者的实际情况和临床医生个人经验综合确定，不宜完全教条。

2. 胃管选择

成人一般选择法氏 30 ~ 50 号胃管，青少年选择法氏 30 ~ 34 号胃管，儿童可选择法氏 24 号胃管，新生儿和婴儿一般禁忌洗胃或充分权衡利弊后请儿科专家指导处理。值得注意的是，如拟洗出胃内容物，应经口插入大口径胃管，经鼻插入胃管仅适于向胃内灌溶液或吸出稀薄胃内容物，很难吸出胃内残渣类物质，更不可能吸出未溶解的药片或药丸等。

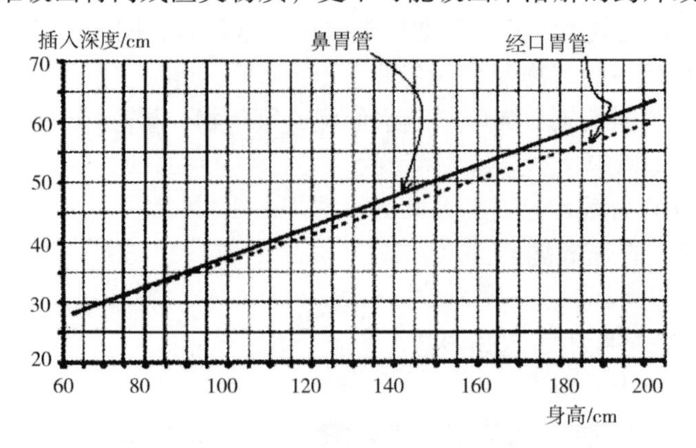

图 1-1　身高—胃管插入深度估算图

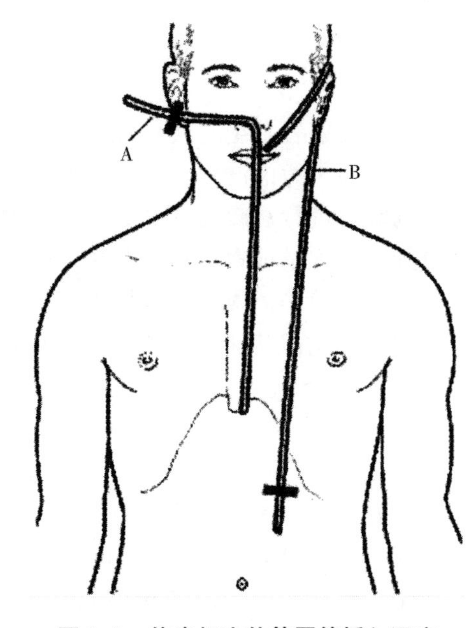

图 1-2　体表标志估算胃管插入深度

A—耳垂经鼻翼至剑突的距离　B—左口角或鼻翼经耳郭至肋缘的距离

3. 洗胃液

通常用清水或生理盐水洗胃，但儿童避免使用清水洗胃，否则易导致电解质紊乱。某些特殊物质可能需要特定的洗胃液，如氟化物摄入宜用 15 ~ 30 g/L 的葡萄糖酸钙溶液（可产生不溶性的氟化钙而起解毒作用）；甲醛摄入宜用 10 g/L 的醋酸铵水溶液；铁剂摄入宜用 2% 的碳酸氢钠生理盐水溶液（可产生碳酸亚铁）；草酸摄入宜用 5 ~ 30 g/L 的葡萄糖酸钙溶液（可产生不溶性的草酸钙）；碘摄入宜用 75 g/L 的淀粉溶液等。但无特殊洗胃液时，仍考虑使用清水或生理盐水洗胃。

四、洗胃操作

1. 胃管插入

患者取 Trendelenburg 位（垂头仰卧位），头低 15°～20°，这种体位有利于最大限度地排出胃内容物，仰卧位或侧卧位增加误吸风险。胃管插入和确认方法参见“经鼻胃管插入”。插入胃管后应常规地抽吸有无胃内容物，而后再注入 50 mL 气体听诊左上腹部有无吹气音或气过水声，只有完全确认胃管在位后才可开始洗胃。虽然 X 线是最可靠的确认方法，但由于条件限制，有时无法在洗胃时拍摄 X 线片。另外，插管和洗胃时最好行心电监护、脉氧监测和无创血压监测。

2. 洗胃

灌洗液温度最好与体温相当，但临床上很难做到，灌洗液温度与室温一样也是合适的。洗胃前应尽量抽空胃内容物，再向胃内灌入洗胃液。每次最大灌入液量为 300 mL 左右（儿童可按 10～15 mL/kg 体重计算，最大也不超过 300 mL）。灌入量过大会导致呕吐、误吸，促进胃内容物向下进入十二指肠或空肠，加快毒物进一步吸收。至洗出液澄清、无颗粒物或无明显药物气味方可停止洗胃，洗胃液总量一般需数升，有时需 10 000 mL 或更多。必要时洗胃后可向胃管内灌入活性炭（30 g 活性炭 +240 mL 生理盐水或清水）。

五、并发症

从插胃管开始直至洗胃后 6～8 小时均应监测有无并发症。一般很少发生严重并发症，但如未经认真确认或插管者操作不熟练，并发症的发生风险将大幅增加。

洗胃相关性并发症包括：心律失常、电解质异常、脓胸、食管撕裂或穿孔、胃穿孔、低体温、喉痉挛、鼻或口或咽喉损伤、气胸、误吸、梨状隐窝穿孔、误插入气管内、胃管阻塞等。

为防误吸，洗胃液量不宜过大，通常每次不超过 300 mL；由于经口胃管较粗且弹性差，插管时不应过大用力插入或粗暴插管。一旦发现严重并发症如气管内插管、穿孔等应立即拔管并给予机械通气或请外科专家会诊处理。

（徐　艳）

第三节　导尿术

一、适应证

导尿是临床上最常用的泌尿外科和非泌尿道疾病的诊断和治疗措施之一。其适应证包括外科手术、急诊和危重患者，常需导尿观察尿量变化；急慢性阻塞性尿潴留或神经性膀胱，需导尿缓解症状；膀胱功能不全者，导尿用作排尿后残余尿量评估；导尿留取非污染尿标本检查常作为泌尿系感染的重要诊断手段（多为女性患者）；也可利用导尿作为逆行性膀胱造影和尿动力学检查的方法。

二、禁忌证

导尿唯一的绝对禁忌证是确定性或疑似下尿道损伤或断裂者，主要见于骨盆骨折或盆腔创伤者，多表现为会阴部血肿、尿道口出血或前列腺高位骑跨。只有尿道连续性得到确认后，方可进行导尿术，非创伤者镜下或肉眼血尿并非导尿的禁忌证。相对禁忌证如尿道狭窄、近期尿道或膀胱手术、狂躁或不合作者等。

三、主要器械

消毒剂如聚维酮碘，水溶性润滑剂如甘油，无菌巾，无菌棉球及纱布，无菌手套，连接管，无菌盐水，10 mL 注射器，尿量计，接尿器（或接尿袋），固定胶带等。

四、导尿管选择

成人常用 Foley-16 或 18 号导尿管，儿童多用 5 ~ 8 号导尿管。尿道狭窄者宜选择较小导尿管，如 Foley-12 或 14 号导尿管，而有血尿者应选择相对较大的导尿管，如 Foley-20 至 24 号导尿管，以免导尿管被血块阻塞。多数导尿管为乳胶管，如条件允许，对乳胶过敏者可选用硅胶管，有高危感染风险者，可选用银合金涂层的抗菌导尿管。

五、操作前准备

操作前先向患者作适当解释，消除顾虑，取得其充分合作。患者多取仰卧位或半卧位，双大腿可略外展。男性包茎者应翻开包皮暴露尿道口，清除包皮垢。然后用浸有消毒液的棉球或海绵块消毒，注意在消毒时，应以尿道口为中心向外消毒。消毒后常规铺无菌巾或洞巾，导尿管外涂润滑剂备用。

六、导尿操作

（一）男性患者导尿术

术者戴无菌手套，消毒铺巾后，一手握阴茎，使之垂直向上，另一手持带有滑润剂的导尿管，自尿道口插入，导尿管至少插入大部分或见尿液流出，见有尿液自导尿管流出后仍应继续推入导尿管数厘米，而后将导尿管外端接上接尿袋，用 10 mL 注射器抽取无菌生理盐水注入球囊管，再将向外牵拉导尿管，直到遇到阻力，固定导尿管于一侧大腿上，完成导尿（图 1-3）。

有时导尿管插入阻力较大，可能是在前列腺膜部狭窄或导尿管硬度较大，致使导管前端阻于前列腺膜部前方的尿道后皱襞处，此时可用手指在前列腺下方轻托尿道或适当旋转导尿管方向，便于导尿管前端顺利进入尿道前列腺部（图 1-4）。

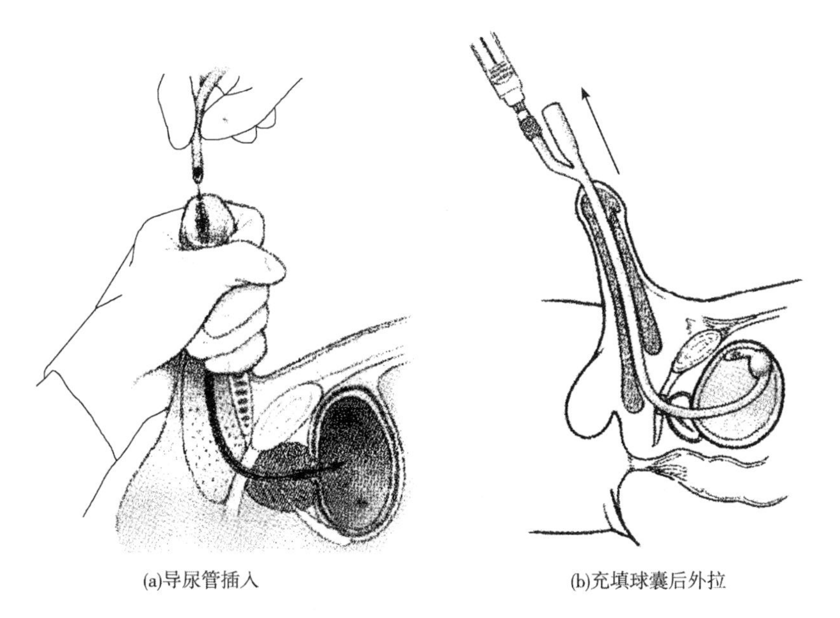

(a)导尿管插入　　(b)充填球囊后外拉

图 1-3　男患者导尿管插入方法示意图

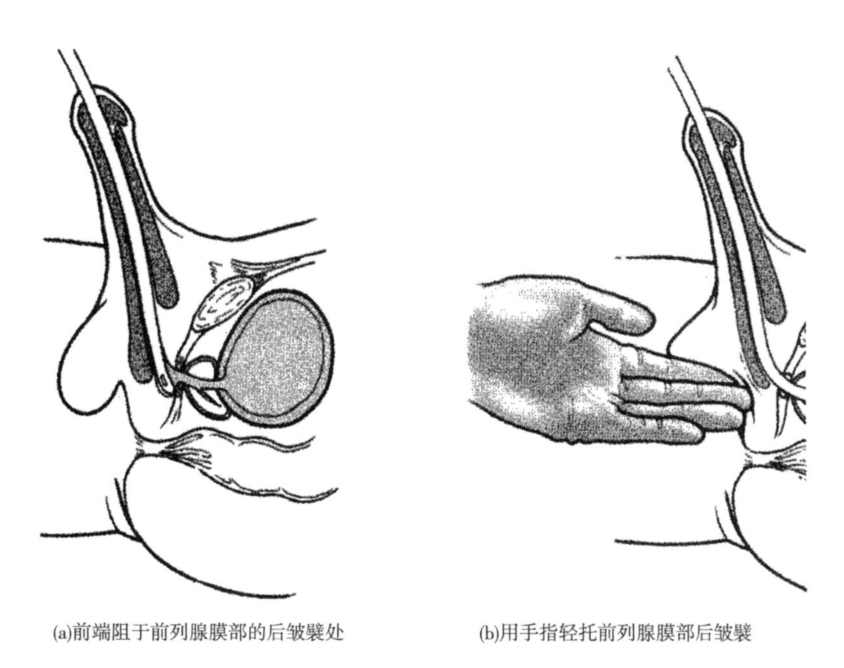

(a)前端阻于前列腺膜部的后皱襞处　　(b)用手指轻托前列腺膜部后皱襞

图 1-4　男患者导尿管插入遇阻解决方法示意图

（二）女患者导尿术

患者取仰卧位，双大腿略向外展或呈膀胱截石位，用手指撑开阴唇后自尿道口向周围消毒并常规铺无菌巾。术者用一手拇指、示指分别撑开两侧小阴唇，另一手持导尿管自尿道口插入导尿管（图 1-5），见尿液处导尿管外流时，继续向内插入导尿管数厘米，用注射器抽取 10 mL 无菌生理盐水，向球囊导管内注入生理盐水，而后向外牵拉导尿管，直到遇到阻力即可，而后固定导尿管于一侧大腿根部即完成导尿。

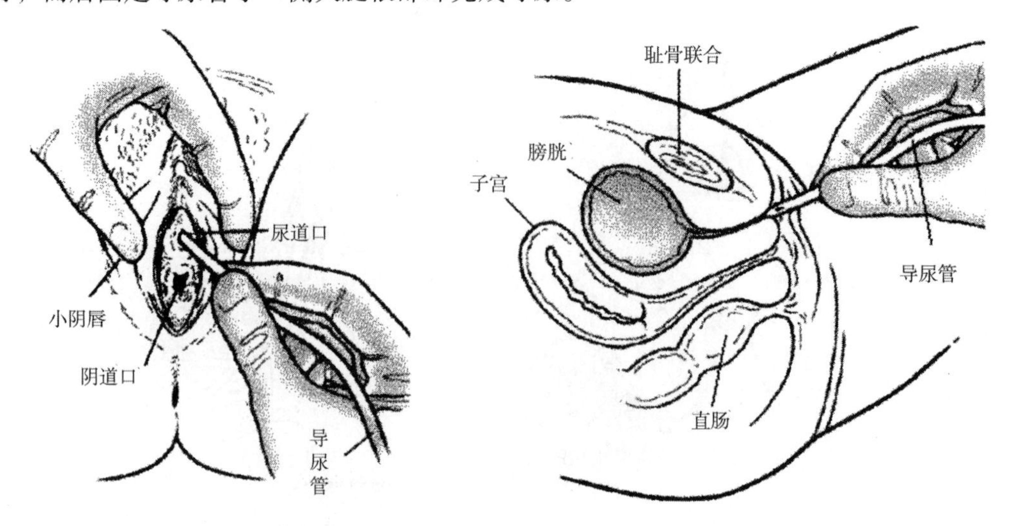

拇指、示指分别撑开两侧小阴唇，自尿道口插入导尿管

图 1-5　女性导尿方法示意图

七、并发症

导尿的主要并发症包括造成假通道、尿道穿孔、出血、感染。尿道炎是最常见的并发症，发生率达 3% ~10%。每个导尿管留置口，特别多见于尿道狭窄或前列腺肥大者，主要是无症状性菌尿；附睾炎、膀胱炎和肾盂肾炎是少见并发症，多见于长期留置导尿管并发感染者。减少感染的最有效方法是尽可能减少导尿管的留置时间，严格无菌操作。导尿者无须常规预防性使用抗生素，但感染高危风险者，如免疫功能受抑、经尿道前列腺切除术、肾移植者等，需要预防性使用抗生素。医源性创伤可导致尿道狭窄、出血和血尿，少量出血大多是自限性的，无须特殊处理，但出血较多者，应给予止血药如巴曲酶 1 KU 肌内注射或静脉注射，凝血功能障碍者应处理原发病。包茎者导尿后包皮未复原易致包皮嵌顿。

（计红苹）

第四节　常用药物过敏试验

一、青霉素过敏试验

（一）皮内试验液的配制

皮内试验药液为每毫升含 100 ~500 U 的青霉素 G 等渗盐水，以 0.1 mL（含 10 ~50 U）为注入标准。各地对注入剂量的规定不一，以 20 U 或 50 U 为例，具体配制方法如下。

（1）40 万 U 青霉素瓶内注入 2 mL 生理盐水，稀释为每毫升含 20 万 U。

（2）取 0.1 mL（1）青霉素溶液加生理盐水至 1 mL，每毫升含 2 万 U。

（3）取 0.1 mL（2）青霉素溶液加生理盐水至 1 mL，每毫升含 2 000 U。

（4）取0.1 mL或0.25 mL（3）青霉素溶液加生理盐水至1 mL，每毫升含200 U或500 U。

（5）每次配制时均需将溶液混匀。

（二）试验方法

皮内注射青霉素试验液0.1 mL（含20 U或50 U），20分钟后观察结果。

（三）结果的观察与判断

1. 阴性

皮丘无改变，周围不红肿，无红晕，无自觉症状。

2. 阳性

局部皮丘隆起，出现红晕硬块，直径 >1 cm或周围出现伪足、有痒感。严重时可有头晕、心慌、恶心，甚至出现过敏性休克。

（四）过敏性休克的急救

一旦发生过敏性休克必须争分夺秒、迅速及时、就地急救。

（1）立即停药，患者就地平卧，进行抢救。

（2）立即皮下注射0.1%盐酸肾上腺素0.5～1.0 mL，患儿酌减。此药是抢救过敏性休克的首选药物，具有收缩血管、增加外周阻力、提升血压，兴奋心肌、增加心血排血量及松弛支气管平滑肌的作用。如症状不缓解，可每隔30分钟皮下或静脉注射该药0.5 mL，直至脱离危险。如发生心搏骤停，立即行胸外心脏按压术。

（3）维持呼吸。给予氧气吸入。呼吸受抑制时，肌内注射尼可刹米（可拉明）或洛贝林（山梗菜碱）等呼吸兴奋药。喉头水肿影响呼吸，可行气管插管或气管切开术。

（4）抗过敏。根据医嘱，立即给予地塞米松5～10 mg静脉注射或氢化可的松200～400 mg加入5%～10%葡萄糖注射液500 mL，静脉滴注。应用抗组胺类药，如肌内注射异丙嗪25～40 mg或苯海拉明20 mg。

（5）补充血容量。静脉滴注10%葡萄糖注射液或平衡液扩充血容量。如血压下降不回升，可用右旋糖酐-40，必要时可用多巴胺、间羟胺（阿拉明）等升压药物。

（6）纠正酸中毒。可给5%碳酸氢钠注射液静脉输注。

（7）密切观察患者体温、脉搏、呼吸、血压、尿量及其他病情变化，并做好病情动态记录。

（五）注意事项

1. 用药前应详细询问用药史、过敏史和家族史

对有青霉素过敏史者应禁止做过敏试验，对有其他药物过敏史或变态反应疾病史者应慎用。

2. 试验结果为可疑阳性，应做对照试验

可疑阳性表现为皮丘不扩大，周围有红晕，但直径 <1 cm；或局部皮试部位皮肤阴性，但患者有胸闷、头晕等全身症状。对可疑阳性患者，应在对侧手臂皮肤相同部位用0.9%氯化钠注射液做对照试验，如出现同样结果，说明前者不是阳性。确定青霉素皮试结果阴性方可用药。

3. 药液应现用现配

青霉素水溶液极不稳定，放置时间过长除药物被污染或药物效价降低外，还可分解产生

各种致敏物质引起过敏反应，因此使用青霉素应现用现配。配制试验液或稀释青霉素的等渗盐水应专用。

4. 不宜空腹进行皮肤试验或药物注射

个别患者因空腹用药或晕针、疼痛刺激等，产生头晕眼花、出冷汗、面色苍白、恶心等反应，易与过敏反应相混淆，应注意区别，因此不宜空腹进行皮肤试验或药物注射。

5. 在皮内试验和用药过程中，严密观察过敏反应

很多严重的药物过敏反应发生于药物注射后 5 ~ 15 分钟，注射后应让患者在室内停留 20 分钟（尤其首次注射青霉素者），如无不良反应再离开，以免患者在途中发生意外，造成救治困难。

皮试观察期间嘱咐患者：不可用手拭去药液和按压皮丘；20 分钟内不可离开、不可剧烈活动；如有不适，及时联系。

6. 配备急救药物和设备

皮内试验及注射青霉素时均应备好急救药物和设备，如盐酸肾上腺素注射液、异丙肾上腺素气雾剂、针刺毫针、氧气等，以防万一。

二、头孢菌素过敏试验

（一）皮内试验液的配制

取先锋霉素 0.5 g，加生理盐水 10 mL，稀释至 50 mg/mL。取 0.1 mL，加生理盐水至 10 mL（0.5 mg/mL）即得。

（二）试验方法

取皮内试验液 0.05 ~ 0.1 mL（含 0.025 ~ 0.05 mg），皮内注射，20 分钟后观察结果。

（三）结果判断及过敏后救治措施

同青霉素。

（四）注意事项

（1）凡既往使用头孢菌素类药物发生过敏性休克者，不得再做过敏试验。

（2）皮试阴性者，用药后仍有发生过敏的可能性，故在用药期间应密切观察。遇有过敏的情况，应立即停药并通知医生，处理方法同青霉素过敏。

（3）头孢菌素类药物可致交叉过敏，凡使用某一种头孢菌素有过敏现象者，一般不可再使用其他品种。

（4）如患者对青霉素类过敏，且病情确实需要使用头孢菌素类药物时，一定要在严密观察下做头孢菌素类药物过敏试验，并做好抗过敏性休克的急救准备。

三、破伤风抗毒素（TAT）过敏试验

（一）皮内试验液的配制

用每支 1 mL 含 1 500 U 的破伤风抗毒素药液，取 0.1 mL，加生理盐水稀释到 1 mL（含 150 U）即得。

（二）试验方法

取破伤风抗毒素试验液 0.1 mL（含 15 U），做皮内注射，20 分钟后观察结果。

（三）结果的观察与判断

1. 阴性

局部皮丘无变化，全身无反应。

2. 阳性

局部皮丘红肿硬结，直径 >1.5 cm，红晕超过 4 cm，有时出现伪足、痒感。全身反应同青霉素过敏全身反应。

当试验结果不能肯定时，应在另一手的前臂内侧用生理盐水做对照试验。对照试验为阴性者，可将余液 0.9 mL 做肌内注射。对试验结果为阳性者，须用脱敏注射法。

（四）过敏反应的急救措施

同青霉素。

（五）脱敏注射法

若遇 TAT 皮内试验呈阳性反应时，可采用小剂量多次脱敏注射疗法。其机制是小量抗原进入体内后，同吸附于肥大细胞或嗜碱粒细胞上的 IgE 结合，使其逐步释放出少量的组胺等活性物质。而机体本身有一种组胺酶释放，它可使组胺分解，不致对机体产生严重损害，因此临床上可不出现症状。经过多次少量的反复注射后，可使细胞表面的 IgE 抗体大部分，甚至全部被结合而消耗掉，最后大量注射抗原（TAT）时，便不会发生过敏反应。脱敏注射步骤见表 1-1。

表 1-1 破伤风抗毒素脱敏注射法

次数	抗毒血清/mL	生理盐水/mL	注射法
1	0.1	0.9	肌内注射
2	0.2	0.8	肌内注射
3	0.3	0.7	肌内注射
4	余量	稀释至 1 mL	肌内注射

每隔 20 分钟注射 1 次，每次注射后均需密切观察。在脱敏过程中，如发现患者有全身反应，如气促、发绀、荨麻疹或过敏性休克时，应立即停止注射，并迅速对症处理。如反应轻微，待反应消退后，酌情将注射的次数增加，剂量减少，以达到顺利注入全量的目的。

四、普鲁卡因

（1）普鲁卡因又称奴夫卡因，为常用局部麻醉药，主要用于浸润麻醉、神经阻滞麻醉、蛛网膜下腔阻滞麻醉（腰麻）。偶可发生轻重不一的过敏反应。凡首次应用普鲁卡因或注射普鲁卡因青霉素者，均须做过敏试验。

（2）皮内试验方法。取 0.25% 普鲁卡因液 0.1 mL（0.25 mg）做皮内注射，20 分钟后观察试验结果。

（3）其余同青霉素。

五、碘过敏试验

碘造影剂是临床上常用的 X 线造影剂之一，其不良反应多属过敏反应。为避免发生过敏反应，凡首次用药者应在碘造影前 1～2 天做过敏试验，结果为阴性时方可做碘造影检查。

（一）试验方法

1. 口服法

口服 5%～10% 碘化钾 5 mL，每日 3 次，共 3 天，观察结果。

2. 皮内注射法

取碘造影剂 0.1 mL 做皮内注射，20 分钟后观察结果。

3. 静脉注射法

取碘造影剂 1 mL，于静脉内缓缓注射，5～10 分钟观察结果。

在静脉注射造影剂前，必须先行皮内注射术，然后行静脉注射术，如为阴性方可进行碘剂造影。

（二）结果判断

（1）口服后，有口麻、头晕、心慌、恶心、呕吐、荨麻疹等症状为阳性。

（2）皮内注射者，局部有红肿硬块，直径超过 1 cm 为阳性。

（3）静脉注射者，观察有无全身反应，如有血压、脉搏、呼吸和面色等改变为阳性。

有少数患者过敏试验阴性，但在注射碘造影剂时发生过敏反应，故造影时仍需备好急救药品。过敏反应的处理同青霉素。

（李　宁）

第二章

静脉输液相关知识

第一节　药物的配伍禁忌

一、静脉药物配制的要求

输液是特殊的注射剂，其特点是使用量大且直接进入血液循环，因此，对浓度、澄明度、pH 等要求均很严格。一般单糖、盐、高分子化合物溶液输液都比较稳定。静脉配制药物的相容性和稳定性的影响就更为复杂，不仅要考虑药物本身的性质，添加药物的配伍禁忌，还要考虑制剂中的附加剂，它们之间或它们与配伍药物之间可能出现的配伍变化。静脉配制药物稳定性的影响因素如下。

1. 溶媒组成的改变

当某些含非水溶剂的制剂与输液配伍时，由于溶剂的改变会使药物析出。具有关资料显示，现临床上应用注射用头孢哌酮舒巴坦钠过程中的会出现双硫仑样反应，对 12 小时内有饮酒史者或使用含乙醇成分的药物或食物者，宜暂缓使用。举例如下。

（1）地西泮注射液：含 40% 丙二醇、10% 乙醇，当与 5% 葡萄糖或 0.9% 氯化钠或乳酸钠注射液配伍时容易析出沉淀。

（2）间羟胺：加至葡萄糖生理盐水中，一般情况下无变化，但当间羟胺浓度加至 200 mg/L 时，可产生沉淀。

（3）青霉素类：用酸性输液葡萄糖注射液稀释，易导致药物稳定性下降。

（4）克林霉素：1.2～2.4 g 仅用 100 mL 输液稀释，浓度超过规定的 1～3 倍，不但容易发生静脉炎，而且给药速度过快易致心律失常甚至心搏骤停。

2. pH 的改变

pH 对药物稳定性影响极大，是注射的一个重要质控指标，不适当的 pH 会加速药物分解或产生沉淀。两药配制，一般两者 pH 差距越大，发生配伍变化的可能性也就越大。pH 变化也可以引起颜色的改变。输液本身的 pH 范围也是配伍变化的重要因素。各种输液都规定不同的 pH 范围，且范围较大。如乳酸环丙沙星要求 pH 在 3.5～4.5，在碱性条件下会析出环丙沙星结晶，而头孢拉定溶液要求 pH 为 8.0～9.6，两者混合会因 pH 产生变化而析出环丙沙星结晶。临床中已知氟喹诺酮类药物与多种碱性药物配伍后，均产生沉淀。因此，建议临床需要先后接瓶滴注时，应更换输液管或在两种药物之间用输液间瓶冲管，以免药物在墨非滴管内混合而产生沉淀。举例如下。

（1）25%葡萄糖液（pH 为 3.2～5.5）与硫喷妥钠（pH 为 10.0～11.0）配伍时可产生浑浊。

（2）红霉素在 pH 为 4 以下时效价迅速降低，故与 pH 偏低的药液配伍时，其效力则呈逐步下降的趋势。当红霉素与生理盐水或林格液配合时，放置 3.5 小时效价不变。当与 pH 为 4.5 的葡萄糖液配伍时，放置 3.5 小时则减效 15%。

3. 缓冲剂

有些药物会在含有缓冲剂的注射液中或具有缓冲能力的弱酸溶液中析出沉淀。如注射用头孢哌酮钠舒巴坦钠与酸制剂、含胺、胺碱制剂配伍会发生沉淀。

4. 离子作用

离子能加速药物的水解反应。通常阳离子药物和阴离子药物配伍时较易发生变化，如氨茶碱、氯丙嗪、四环素等阳离子型药物与碱性较强或具有较大缓冲容量的弱碱性溶液配伍时，可发生沉淀或结晶。而阴离子型药物、阳离子型药物与非离子型药物（葡萄糖液、右旋糖酐等）配伍时，很少发生变化。

5. 直接反应

药物可直接与输液中的一种成分反应。一般在两种药物混合时产生新的化学物，如氯化钙注射液与碳酸氢钠注射液混合后，可生成难溶性碳酸钙沉淀。

6. 盐析作用

主要指胶体溶液的药物（两性霉素 B）中不宜加入盐类药物，否则会发生沉淀。通常可用葡萄糖溶液稀释后静滴。

7. 配制量

配制量的多少影响到药物浓度，药物在一定的浓度下才出现沉淀。

8. 混合顺序

药物制剂配伍时的混合次序极为重要，可用改变混合顺序的方法来克服有些药物配伍时产生沉淀的现象。输液中同时加入两种药物如氨茶碱与四环素，采取先加入氨茶碱，经摇匀后再加入四环素时，可避免因 pH 大幅度改变所发生的沉淀。

9. 反应时间

许多的药物在溶液中反应很慢，个别注射液混合几小时才出现沉淀，故在短时间内使用是完全可以的。注射用头孢哌酮钠舒巴坦钠安太乐、普鲁卡因胺、氨茶碱、丙氯拉嗪、细胞色素 C、喷他佐辛（镇痛新）、抑肽酶混合后 6 小时发生外观变化。但也有例外的，已知临床在使用的奥美拉唑钠在室温下必须现配现用，否则溶解后药物会出现红色的改变。

10. 氧气的影响

药物制备输液时，需排除氧气，防止药物被氧化。

11. 光敏感性

药物对光敏感，如注射用水溶性维生素、依诺沙星注射液、硫辛酸注射液、注射用顺铂、盐酸吡柔比星、两性霉素 B 等药物。如硫辛酸不能与葡萄糖溶液、林格溶液及所有可能与硫基或二硫键起反应的溶液配伍使用。由于其活性成分对光敏感，应在使用前才将安瓿从盒内取出，配好的输液需要避光，6 小时内可保持稳定。

12. 成分的纯度

制剂在配伍时发生的异常现象，并不是由于成分本身而是由于成分的纯度不够而引起的。

二、产生配伍禁忌的一般规律

药物相互配伍应用时，因受许多因素的影响，会产生物理或化学的配伍禁忌，情况是复杂多样的，但一般说来也有其大体的规律。

1. 静脉注射的非解离性药物

常见的是一些糖类，主要是单糖，如葡萄糖等，这些药物很少产生配伍禁忌，但应注意其溶液的 pH。

2. 无机离子中的 Ca^{2+} 和 Mg^{2+}

常常会形成难溶性物质而沉淀。阴离子不能与生物碱配伍。已知临床中使用的头孢曲松钠与含钙盐会生成颗粒状的沉淀物。

3. 阴离子型的有机化合物

如芳香有机酸、巴比妥酸类、青霉素类的盐等，这些有机化合物的游离酸溶解度均比较小，与 pH 较低的溶液或具有较大缓冲容量的弱酸性溶液配合时会产生沉淀。

4. 阳离子型的有机化合物

如生物碱类、拟肾上腺素类、盐基性抗组胺药类、盐基性抗生素类、局部麻醉药等，其游离盐基大都溶解度较小，如与高 pH 溶液或具有大缓冲容量的弱碱性溶液配伍时可能产生沉淀。

5. 阴离子型有机化合物与阳离子型有机化合物的溶液配伍

此类配伍也可能出现沉淀。

6. 两种高分子化合物可能形成不溶性化合物

常见的如两种电荷相反的大分子物质相遇时会产生沉淀。高分子化合物如抗生素类、水解蛋白、胰岛素、肝素等。

7. 使用某些抗生素时要注意溶液的 pH

如青霉素类、红霉素等，溶液 pH 应与这些抗生素的稳定 pH 相近，差距越大，分解失效越快。

8. 不要忽略换药时输液管中的配伍禁忌

已知临床使用中奥硝唑注射剂与头孢菌素类注射液前后接瓶滴注，发生颜色变化。如临床中序贯配伍用时，须在两种药物溶液转接过程中，用一定量的隔离液或生理盐水，将输液器中原药液冲洗干净后，才进行更换。

三、避免配伍禁忌发生的方法

药物配伍是在药剂制造或临床用药的过程中，将两种或两种以上药物混合在一起，在配伍时发生不利于质量或治疗的变化则称配伍禁忌。

1. 避免药理性配伍禁忌

除药理作用互相对抗的药物，如中枢兴奋药与中枢抑制药、升压药与降压药、泻药与止泻药、止血药与抗凝血药、扩瞳药与缩瞳药等一般不宜配伍外，还需要注意遇到的一些药理性配伍禁忌。如吗啡与阿托品联合使用时会消除吗啡对呼吸中枢的抑制作用，使药效降低。

2. 避免理化性配伍禁忌

须注意酸碱性药物的配伍问题。已知临床中使用依诺沙星后接瓶滴注丹参酮Ⅱ、磺酸钠，输液器的墨菲滴管有较多的砖红色沉淀析出，患者前臂注射部位周围出现皮疹，停止输液约 15 分钟，皮疹渐消退。丹参酮与不少的氟喹诺酮类的药物存在有配伍禁忌，提示在临床用药过程中，当需要丹参针剂与喹诺酮类药物治疗时，应使用不同输液器，避免直接配伍使用。阿司匹林与碱类药物配成散剂，在潮湿时易引起分解；生物碱盐（如盐酸吗啡）溶液，遇碱性药物可使生物碱析出；维生素 C 溶液与苯巴比妥钠配伍，能使苯巴比妥析出，同时维生素 C 部分分解；在混合静脉滴注的配伍禁忌上，主要也是酸碱的配伍问题，四环素族（盐酸盐）与青霉素钠（钾）配伍，可使后者分解，生成青霉素酸析出；青霉素与普鲁卡因、异丙嗪、氯丙嗪等配伍，可产生沉淀等。

（乌雅罕）

第二节　静脉药物配制中心的质量控制

一、环境的质量控制

静脉药物配制中心（PIVAS）的空气净化采用层流净化，各区域分别达到十万级、万级、百级。配置中心的核心部分是洁净度达万级的配置室，每个配置室放置超净台，每个超净台开启后，操作区域的洁净度达百级。其中，放置带有活性炭过滤的生物安全柜的配置室用于配制抗生素和抗肿瘤药物；配置室为水平层流操作台，用于配制营养药物。

为了保证静脉药物配制质量，静脉药物配置中心要远离各种污染源。周围的地面、路面、植物等不应对配制过程造成污染。洁净区采风口设在无污染的相对高处。有防止昆虫和其他动物进入的有效设施。PIVAS 的环境管理要求如下。

（1）私人衣物和物品不得带入洁净室。

（2）食物与饮料不得带入洁净区或存放在洁净区的冰箱。

（3）药品和配好的输液需及时转移至指定的储存区。

（4）工作人员工作前和每天工作结束后，清洁和整理工作台及工作架，保持工作台整洁。

（5）在工作区域内应严禁存放可能导致溢漏或破碎的危险物，对于有毒废物或被污染的设备，在收集时要同一般废弃物严格地区分开来。

（6）输液注射剂及其他药品的外包装必须在无菌配置区外的缓冲间拆开，以免微粒散落造成污染。

二、配制过程的质量控制

不正确地配制无菌制剂会对患者造成伤害，因此无菌和配制准确是配制质量控制的关键因素。要求做到以下几点：

1. 制订标准

制订质量管理制度以及配制操作规程。

2. 规范填写

操作人员应及时填写操作规程所规定的各项记录，填写字迹清晰、内容真实、数据完整。更改时，更改人要在更改处签字，并使被更改部分可清晰辨认。

3. 洁净区的质量管理

（1）定期检查设施与设备是否处于正常状态，温度湿度等是否符合要求，并有检查记录。

（2）定期检测洁净区内空气中的尘粒数、菌落数并有记录。

（3）严格控制进入洁净区操作人员的数目，以保证洁净区内的清洁度。

4. 药品和器具的管理

（1）药品应分类按批号、有效期摆放；需冷藏的药品按要求冷藏放置；药品按有效期采取近期先用原则。

（2）配制过程使用的注射器等器具要符合静脉用药要求。

（3）静脉药物配制所用的药品应符合静脉注射要求，不符合静脉注射规格的药品不得参与配制。

（4）注射剂液体出现沉淀、浑浊、变色、分层、有异物的不得使用。

（5）药品有破损、泄漏、无标签或标签不清的不得使用。

（6）定期检查药品有效期，有效期前使用不完的药品要及时退库；超过有效期的药品不得使用，应退库销毁并记录。

5. 配制过程的质量管理

（1）临床药师应仔细审查处方，对有疑问的处方应进行查核确定；有配伍禁忌的、超剂量的处方，应与处方医师联系，更正后方可进行配制。

（2）静脉药物的配制应严格遵守相应的操作规程。

（3）在配制过程中，应防止药液喷溅、渗漏而引发交叉污染。

（4）对操作台面摆放的多份药品要有有效的阻隔措施，防止药品混淆。

（5）严格按照药品说明书进行配制，如有疑问，报主管领导或上级技术人员协助解决。

（6）配制过程中出现异常的应立即停止配制，待查明原因后再配制。如不能马上查明原因的，应及时建议医师修改处方，改为各药分别配制。

（7）肠外营养液等多种药物混合的静脉药物要严格按规定的加药顺序进行配制，不得随意改变。

（8）需避光的药品必须加避光罩。

（9）发生配制错误的输液不得使用，必须纠正或重新配制。

（10）配制好的输液成品经质量检查人员检查合格并签字后方可放行。配制好的输液成品如有异物、出现沉淀、变色等异常现象者不得使用。

（11）配制好的输液成品应立即进行包装，并用经消毒的专用封闭式输送车，专人运送到护士站，由主班护士签字验收。

（12）各种原因退回的未使用的已配制好的药品，应销毁，不得再使用。

（13）静脉药物配置中心所配制药物出现热原反应者经查明原因，若属于该批药品的问题，应停止使用该批药品并上报主管部门。

（14）定期抽检，进行热源检查、药物含量测定等，确保所配制药品的质量。

（15）经常与临床联系，改进不合理处方，不断提高用药质量，并有记录。

（于维仙）

第三节　无菌配制技术

一、无菌技术的概念及其意义

无菌技术是指根据生产或操作要求所采取的一系列控制微生物污染的方法或措施，如空气的生物净化技术、灭菌技术等。无菌技术是一个完整的、系统的操作体系，包括无菌环境设施、无菌设备器材及人员的无菌操作等。值得强调的是，整个操作体系的任何一个环节都不能受到微生物的污染。

静脉药物配制的药品将通过静脉给药的方式进入人体内，因此，必须保证药品配制过程中的每一个环节都不会受到微生物的污染，为配制药品的安全应用提供保证。

二、无菌配制技术要求

（一）环境要求

静脉药物配制房间的装修材料应具有表面光洁、不反光、易清洁、易消毒、不起尘、经久耐用等特点。房间要求密封性良好，无卫生死角，空气要进行生物净化，较大面积无菌操作区域内空气的洁净度应为万级，在静脉药物配制的核心区域（如无菌操作区内的超静工作台）的空气洁净度应达到百级。需建立两套独立的给排风系统，排风口要远离其他采风口，排风口应经处理达标后方可排入大气。

配制中心内需将抗生素类药物、细胞毒性药物（包括抗肿瘤药物等）和肠外营养液药物及普通药物的配制分开。抗生素类药物和细胞毒性药物（包括抗肿瘤药物等）的配制需要在生物安全柜中进行。肠外营养药物和其他药物的配制需要在层流净化台中进行。

（二）配制器械的无菌要求

静脉药物配制器械要能够耐受高温蒸汽灭菌或化学气体的灭菌，达到无菌程度。

（三）操作人员的要求

操作人员要经过无菌技术培训，并要求工作期间做到以下几点。

（1）身体健康且不得佩戴任何饰物。

（2）保持双手卫生，并进行消毒洗手。

（3）更换无菌服、无菌袜套及工作帽，戴无菌口罩及无菌乳胶手套。

三、无菌技术操作流程

（一）药物配置场地的消毒

药物配制场地一般可分为两部分：非无菌操作区（控制区）和无菌操作区（洁净区）。应有两套清洁用具分别用于清洗控制区和洁净区，这两套清洁用具使用后应分别用2%消佳净（现配现用）进行消毒。

1. 控制区的要求

根据药品自身堆放的要求置于相应的药架上，并定期清洗药架，注意控制区房间的温度、相对湿度、光线和卫生状况等，防止药品发生霉变、氧化。

2. 洁净区的要求

洁净区的清洁消毒分每天清洗、每周清洗和每月清洗。

（1）每天清洗：①整理超净工作台台面。②用75%乙醇擦洗超净台风机、照明灯开关的按键、超净台工作区的顶部，然后从上到下清洁台面的两壁，最后清洁工作台面。③用75%乙醇擦洗和消毒所有不锈钢设备及货架、对讲机、座椅和门等。④用75%乙醇擦洗和消毒垃圾桶，包括里面和外面，然后套上垃圾袋。⑤用75%乙醇擦洗和消毒传递窗的顶部、两把手、台面。⑥用2%消佳净（现配现用）擦洗地面，不留死角。⑦用2%消佳净（现配现用）清洁消毒一更、二更的橱柜。

（2）每周清洗：①完成口清洗的内容。②检查所有设备的不锈钢表面是否有锈迹，如有则用百洁布擦去。③每周总消毒一次，添加一次性医用耗材等。④每周清洗室内出风口滤网。

（3）每月清洗：①各仪器设备的高处除尘。②用2%消佳净（现配现用）擦洗墙面、天花板和玻璃等。

（二）空气生物净化过滤网的更换

根据空气检测的结果定期专人更换。

（三）人员的无菌操作

1. 进入控制区

配制中心工作人员首先在更衣室内换上工作衣和工作鞋，戴上工作帽后方可进入控制区。工作帽必须盖住所有头发。来访者和维修人员进入控制区前，需得到配制中心负责人的同意并按要求更换衣、帽、鞋，方可进入。

2. 进入洁净区

进入洁净区的任何人，都应遵从相关的更衣程序进入。来访者或维修人员进入前，必须得到配制中心负责人的同意。用于维修的工具在带入之前先用乙醇消毒。非授权人员不得进入洁净区域。

（1）进入洁净区规程：①一更，首先在更衣室内换上工作衣和工作鞋；去除手及手腕上的所有饰物；使用消毒肥皂对双手和手臂进行消毒，搓揉30秒，用水冲洗90秒后将手吹干。②二更，穿好经灭菌的洁净鞋套；穿上选好的连体无尘无菌服，保证衣服不要接触地板，工作帽必须整齐，尽量减少毛发、裸露皮肤的暴露。戴上一次性口罩；跨过长凳，选择一次性手套并戴上，并用乙醇消毒手套。在配药过程中应经常用乙醇消毒并保持手套湿润，以减少微粒的产生。

（2）出洁净区规程：①临时外出，脱下洁净鞋套，脱下连体服，并挂在挂钩上，出洁净区；将一次性手套、工作帽和口罩丢入更衣室外的污物桶内；重新进入洁净区必须按照相关的更衣程序进入洁净区域。②工作结束，将脱下的连体服放入更衣室内指定的运送箱里送去清洗；将一次性手套、工作帽和口罩丢入更衣室外的污物桶内；洁净鞋应每天在指定的水槽内清洗、消毒。

（四）药品的无菌配制

操作人员在控制区将要进行配制的药品放进经过75%乙醇擦洗过的药篮中，从控制区放入传递窗内，经过紫外线消毒30分钟后，由在洁净区内的操作人员取出，进行配制。配制完毕后，操作人员将已完成的配制药物和包装放入药篮，从洁净区放入传递窗内，由控制区的操作人员取出。

四、静脉药物的无菌配制操作规程

（1）从排药者处接收已排好的静脉输液药品。

（2）核对标签内容与篮子内的药品是否相符。

（3）用70%乙醇消毒输液袋的加药口后放置在层流工作台的中央区域。

（4）撕开一次性注射器的外包装，旋紧针头连接注射器，确保针尖斜面与注射器刻度处于同一方向。将注射器垂直放在层流工作台的内侧。

（5）从安瓿中抽吸药液，加入输液袋中。①用70%乙醇消毒安瓿瓶颈，对着层流台侧壁打开安瓿，不要对着高效过滤器打开，以防药液溅到过滤器上，将打开后的安瓿放在注射器的同一区域，距离5 cm。②注射器针尖斜面朝上，靠在安瓿颈口，拉动针栓，抽吸药液。将药液通过加药口注入输液袋中，摇匀；整个过程应注意保持处于“开放窗口”（指操作用的洁净操作台处于工作状态，并符合洁净度要求）。注意：如只抽吸部分药液，则必须有标识注明。

（6）溶解西林瓶中的药物，加入输液袋中。①用70%乙醇消毒西林瓶口，放在注射器的同一区域，距离5 cm。②注射器抽吸适量相应溶解注射液，针尖斜面朝上，挤压西林瓶口的胶塞，再将针筒竖直，穿刺胶塞，注入药液，振荡直至溶解完全。③抽吸药液，将药液通过加药口注入输液袋中，摇匀。整个过程应注意保持处于“开放窗口”。

（7）将配制好的输液袋，空西林瓶、安瓿放入篮子内（注意避免扎破输液袋），在输液袋签字确认。

（8）所有细胞毒性药物配制操作均应在生物安全柜中进行，非细胞毒性药物一般在水平层流工作台上进行，并严格按照无菌操作技术操作，保持处于“开放窗口”。

（9）通过传递窗将已配制好的输液袋送出，经核对药师核对。

（纪祥英）

第四节　全肠外营养液配制操作规程

全肠外营养制剂（TPN）是将机体所需的营养素按一定的比例和速度以静脉滴注方式直接输入体内的注射剂，它能供给患者足够的能量，合成人体或修复组织所必需的氨基酸、脂肪酸、维生素、电解质和微量元素，使患者在不能进食或高代谢的情况下，仍可维持良好的营养状况，增进自身免疫能力，促进伤口愈合，帮助机体度过危险的病程。同时它又是微生物的良好营养剂，其混合配制需按一定的规程，并严格遵循无菌操作的要求。如在一般环境中配制全静脉营养液则极易遭到污染，输入人体后将引起感染，后果严重。因此，TPN的配制要遵守以下的操作规程。

（1）配制全营养液必须在合格的层流工作台进行。

（2）从排药者处接收已排好的静脉输液药品，核对标签内容与篮子内的药品是否相符。

（3）检查一次性静脉营养输液袋包装是否密封完整，是否在有效期内，合格才能使用。

（4）首先将不含磷酸盐的电解质和微量元素加入复方氨基酸中，充分混匀，以避免局部浓度过高。

（5）将磷酸盐加入葡萄糖溶液中，并充分振荡混匀。

（6）关闭静脉营养输液袋的所有输液管夹，然后分别将输液管连接到葡萄糖溶液和氨基酸溶液中，倒转这两种输液容器，悬挂在水平层流工作台的挂杆上，打开两根输液管夹，待葡萄糖和氨基酸溶液全部流入静脉营养输液袋后，关闭输液管夹。

（7）翻转静脉营养输液袋，使这两种溶液充分混匀。

（8）将水溶性的维生素溶解到脂溶性的维生素中，充分混匀后加入脂肪乳中混匀。

（9）连接第三根输液管到含有维生素的脂肪乳液中，打开输液营养管夹，使脂肪乳全部流入静脉营养输液袋后，关闭输液管夹。

（10）轻轻摇动静脉营养袋，使内容物充分溶解后，将静脉营养输液袋口朝上竖起，打开其中一路输液管夹，待袋子中多余的空气排出后关闭输液管夹。

（11）用密封管夹关闭静脉营养输液袋口，拆开输液管，用备用的塑料帽关闭静脉营养输液袋袋口。

（12）挤压静脉营养输液袋，观察是否有液体渗出，如有则丢弃。

（13）所有这些操作均应在水平层流工作台上进行，并严格按照无菌技术操作，保持处于“开放窗口”。

（14）将标签贴在静脉营养输液袋上，签名认可后，送出成品间，由药师检查核对。

（15）药师应仔细检查有无发黄、变色、浑浊、沉淀、剂量不符等现象出现，如有则须丢弃。核对结束后，将静脉营养输液袋装入避光袋中交给病区，如不马上使用，则应放入冰箱中冷藏保存。

（刘铁英）

第五节　化疗药物的安全配制操作规程

化学治疗药物（化疗药物）主要包括抗微生物、寄生虫药物和抗恶性肿瘤药物。在普通环境中配制化疗药物，不但不能保证无菌操作，更为严重的是，在配制过程中药物的任何微小散出都将给环境和医护人员的身体造成危害，包括细菌耐药突变与致癌因素污染。因此，化疗药物的配制对于人员、环境、设备、工作程序和废弃物的处理等方面都有着特殊要求。

一、化疗药物配制区域及设备准备

（一）化疗药物配制区域和进入人员的要求

（1）只允许授权的工作人员进入，并在区域的入口应有醒目的标记说明只有授权人员才能进入。

（2）尽量避免频繁的物流及人员的进出。

（3）区域内应有适当的警告标签来提醒操作细胞毒性药物时应该注意的防护措施。

（4）禁止在药物配制区域进食、喝水、抽烟、嚼口香糖、化妆和储存物品。

（5）区域内张贴化疗药物接触皮肤或眼睛后的处理流程。

（6）在药物配制区域设有水池，并配备冲洗眼睛的喷头，随时准备一些包括生理盐水在内的溶液以备紧急冲洗眼睛用。

（7）所有危险药物的配制都应在生物安全柜中进行。

（8）在配制细胞毒性药物时应使用无菌操作。

（二）生物安全柜的准备

（1）所有的细胞毒性药物配制工作均应在生物安全柜中完成。在开始配制前先用无菌纱布擦拭安全柜的台面和四壁，用过的纱布与其他生物危害性废物一起处理。将一张一面吸水一面防水的垫布置于安全柜内的工作台面上，该垫在遭溅洒污染或配制工作完成后立即抛弃。

（2）在配制药物前应准备好所有的配制及用药时需要的药品和器材，这样可减少对柜内气流的影响，从而减少对人员的污染。

（3）带有活性炭过滤器的生物安全柜用于配制肿瘤药物。

（三）器材准备

1. 针筒和溶解器

（1）严格固定针筒上可活动部件，防止针栓等与针筒分离。

（2）针筒中的液体不能超过针筒长度的3/4，防止针栓从针筒中滑落。

（3）在配制细胞毒性药物过程中使用的针筒和针头应避免挤压、敲打、滑落，在丢弃针筒时无须将针头套上，应立即丢入防刺容器中再处置，以防药物液滴的产生及针刺伤。

（4）应将污染的器材丢置在放于生物安全柜内的一次性防刺容器中。

2. 个人防护器材

包括一件长袖、有弹性袖口、无絮状物、前面无透过性的工作服；一副无粉末的乳胶手套，工作服的袖口卷入手套之中；呼吸系统、眼睛、面部的保护器材。

严格执行操作规程，在细胞毒药物配制前做好准备工作：首先药剂师应穿上长袖且弹性收口的反背保护衣，戴无粉末的一次性乳胶手套两副，一副戴于反背衣收口下面，另一副戴于收口上面，保证没有手背或腕部皮肤暴露在外。当外手套遭到污染时应立即更换。若手套被刺破或有大片污染时，则内外两副手套均应更换。手术用口罩和帽子可选择使用，但其对于配制细胞毒药物时产生的粉雾并没有保护作用。

（四）生物安全柜的清洁

（1）已受污染的物品都必须放置在位于生物安全柜内的防漏防刺的容器内。

（2）个人防护器材脱卸后放置在位于准备区域的防漏防刺的容器内，操作人员不得将个人防护器材穿戴出准备区域。

二、化疗药物溅洒（溢出）和废弃物的处理

（一）化疗药物溅洒（溢出）的处理

在化疗药物的配制过程中，所有物品均应小心轻放，有序处理，尽量避免溅洒或溢出的发生。当发生化疗药物溅洒（溢出）时要及时处理。

1. 处理原则

（1）在细胞毒药剂制备和储存的地区应具有处理溢出的工具。员工必须熟悉其使用方法及程序。

（2）在细胞毒药剂的制备中，可用无菌的塑料包裹有吸收能力的薄布片或有吸收力的麻料来吸收少量的溢出物。

（3）清除溢出物的人员必须穿戴好防护服、双层手套和眼罩。当处理量大时要戴呼吸器。

（4）少量药剂溢出，可用有吸收力强的拖把来清除。较严重的溢出可由吸收力强的垫子或有吸收力的微粒来清除。污染的区域最后用强碱来清洗。

（5）所有被溢出物污染的物料和废弃物必须废弃，并按照相关部分列出的处理方法来处理。

（6）被溅出的药剂污染的人员必须脱去被污染的衣服，受到污染的部位必须用肥皂清洗或用清水冲刷。若有针刺伤应按原则处理。

2. 具体操作处理程序

（1）少量溢出的处理：少量溢出是指在安全生物柜以外体积≤5 mL 或剂量≤5 mg 的溢出。当发生小量溢出时，首先正确评估暴露在有溢出物环境中的每一个人。如果有人的皮肤或衣服直接接触到药物，必须立即用肥皂和清水清洗被污染的皮肤。处理小量药物溢出的操作程序如下。

1）穿好工作服，戴上两副无粉末的乳胶手套，戴上面罩。

2）如果溢出药物会产生气化，则需要戴上呼吸器。

3）液体应用吸收性的织物布块吸干并擦去，固体应用湿的、吸收性的织物布块吸干并擦去。

4）用小铲子将玻璃碎片拾起并放入防刺的容器中。

5）防刺容器、擦布、吸收垫子和其他被污染的物品，都应丢置于专门放置细胞毒性药物的垃圾袋中。

6）药物溢出的地方应用清洁剂反复清洗 3 遍，再用清水洗干净。

7）需反复使用的物品应当由受训人员在穿戴好个人防护用品的条件下用清洁剂清洗 2 遍，再用清水清洗。

8）放有细胞毒性药物污染物的垃圾袋应封口，再放入另一个放置细胞毒废物的垃圾袋中。所有参加清除溢出物员工的防护工作服应丢置在外面的垃圾袋中。

9）外面的垃圾袋也应封口并放置于细胞毒废物专用一次性防刺容器中。

10）记录以下信息：药物名称，大概的溢出量；溢出如何发生；处理溢出的过程；暴露于溢出环境中的员工、患者及其他人员的姓名。

11）通知相关人员注意药物溢出。

（2）大量溢出的处理：大量溢出是指在安全生物柜以外体积＞5 mL 或剂量＞5 mg 的溢出。如果有人的皮肤或衣服直接接触到药物，其必须立即脱去被污染的衣服并用肥皂和清水清洗被污染的皮肤。溢出地点应被隔离出来，应有明确的标记提醒该处有药物溢出。大量细胞毒药物的溢出必须由受训人员清除，处理程序如下。

1）必须穿戴好个人防护用品，包括里层的乳胶手套、鞋套、外层操作手套、眼罩或者防溅眼镜。

2）如果是可能产生气雾或汽化的细胞毒性药物溢出，必须佩戴防护面罩。

3）轻轻将吸附性强的吸收药物织物布块或防止药物扩散的垫子覆盖在溢出的液体药物之上。

4）轻轻将湿的吸收性垫子或湿毛巾覆盖在粉状药物之上，防止药物进入空气中，然后用湿垫子或毛巾将药物除去。

5）将所有的被污染的物品放入溢出包中备有的密封的细胞毒废物垃圾袋中。

6）当药物完全被除去以后，被污染的地方必须先用清水冲洗，再用清洁剂清洗 3 遍，清洗范围应从小到大进行。

7）清洁剂必须用清水彻底冲洗干净。

8）所有用于清洁药物的物品必须放置在一次性密封的细胞毒废物垃圾袋中。

9）放有细胞毒药物污染物的垃圾袋应有封口，再放入另一个放置细胞毒废物的垃圾袋中。所有参加清除溢出物员工的个人防护用品应丢置在外面的垃圾袋中。

10）外面的垃圾袋也应有封口并放置于细胞毒废物专用一次性防刺容器中。

11）记录以下信息：药物名称，大概的溢出量；溢出如何发生；处理溢出的过程；暴露于溢出环境中的员工、患者及其他人员的姓名。

12）通知相关人员注意药物溢出。

（3）生物安全柜内溢出的处理：在生物安全柜内体积 <150 mL 的溢出的清除过程同小量和大量的溢出。在生物安全柜内的药物溢出 ≥ 150 mL 时，在清除掉溢出药物和清洗完药物溢出的地方后，应该对整个安全柜的内面进行另外的清洁。处理过程如下。

1）使用工作手套将任何碎玻璃放入位于安全柜内的防刺容器中。

2）安全柜的内表面，包括各种凹槽之内，都必须用清洁剂彻底地清洗。

3）当溢出的药物不在一个小范围或凹槽中时，需用特殊 pH 的肥皂来清除不锈钢上的溢出物。

4）如果溢出药物污染了高效微粒气体过滤器，则整个安全柜都要封在塑料袋中直到高效微粒气体过滤器被更换。

（二）废弃物品的处理

（1）所有尖的废弃物应放在防穿孔的容器中。

（2）所有细胞毒废弃物必须放在合格的袋中并封口，保证不发生泄漏。所有细胞毒废弃物的容器必须标识，以表示细胞毒废弃物的存在。

在所有细胞毒性药物准备、配发、使用、运输和丢置的地方都应准备有溢出包，包中的物件应有：1 件由无渗透性纤维织成的有袖的工作服；1 双鞋套；2 双乳胶手套；1 双备用乳胶手套；1 副化学防溅眼镜；1 个再呼吸面罩；1 个一次性灰尘盘（收集碎玻璃）；1 个塑料小笤帚（将碎玻璃或其他物质扫入盘中）；2 块塑料背面的吸收手巾；250 mL 和 1 mL 的 Spill-control pillow；2 块一次性海绵（一块擦除溢出液体，一块擦洗溢出物祛除后的地板等），1 个装尖锐物的容器；2 个大且厚的一次性垃圾袋。

（李献丽）

第六节 周围静脉输液法操作并发症的预防及处理

周围静脉输液法是将一定量的无菌溶液或药液经周围静脉输入体内的方法。可能发生的并发症包括发热反应、急性肺水肿、静脉炎、空气栓塞、血栓栓塞等。

一、发热反应

（一）临床表现

输液过程中出现发冷、寒战和发热。

1. 轻者

体温38℃左右，伴头痛、恶心、呕吐、心悸，停止输液数小时后多可自行缓解。

2. 重者

高热、呼吸困难、烦躁不安、血压下降、抽搐、昏迷，甚至危及生命。

（二）预防措施

1. 严格执行查对制度

液体使用前仔细检查，查看瓶签是否清晰、液体是否过期、瓶盖有无松动及缺损，瓶身瓶底及瓶签处有无裂纹。检查药液有无变色、沉淀、杂质及透明度的改变。输液器使用前查看包装袋有无破损；禁止使用不合格的输液器具。

2. 严格遵守无菌技术操作原则

安瓿锯痕后需用酒精棉签消毒一次方可折断，以达到消毒的目的；瓶塞、皮肤穿刺部位规范彻底消毒；重复穿刺要更换针头。

3. 严格执行消毒隔离制度

采用一次性注射器加药，严格执行一药一具，不得重复使用。

4. 加药注意事项

加药时斜角进针，以减少胶塞碎屑和其他杂质落入瓶中的机会；加药应避免使用大针头及多次刺穿瓶塞。

5. 注意配伍禁忌

两种以上药物配伍时，注意配伍禁忌，配制后观察药液是否变色、沉淀、混浊。配制粉剂药品时充分摇匀，药物完全溶解后方可使用；药液配制好后检查无可见微粒方可加入液体中。液体现用现配。

6. 保持环境清洁

配液、输液时保持治疗室、病房的环境清洁，减少探陪人员，避免灰尘飞扬。

（三）处理措施

（1）评估发热程度，给予心理安慰。

（2）发热反应轻者，减慢输液速度，发冷、寒战者给予保暖。

（3）高热者立即减慢或停止输液，予物理降温，观察生命体征，并按医嘱给予抗过敏药物及激素治疗。

（4）发热反应严重者即刻停止输液，遵医嘱予对症处理，并保留输液器具和溶液进行检查。如需继续输液，更换液体及输液器、针头并重新选择注射部位进行穿刺。

二、急性肺水肿

（一）临床表现

（1）输液过程中患者突然出现胸闷、气促、呼吸困难、咳嗽、咳泡沫样痰或咳粉红色泡沫样痰。

（2）严重者稀痰液可从口鼻涌出，听诊肺部布满湿性啰音，心率变快伴心律不齐。

（二）预防措施

（1）输液过程中，注意控制输液速度，尤其是老年人、小儿、心脏病患者速度不宜过快，液量不宜过多。

（2）输液过程中加强巡视，避免因体位或肢体改变而使输液速度加快。

（三）处理措施

（1）立即减慢或停止输液，并立即通知医生，进行紧急处理。

（2）病情允许的情况下协助患者取端坐位，两腿下垂，以减少下肢静脉回心血量，从而减轻心脏负荷。

（3）高浓度给氧（6 ~ 8 L/min），湿化瓶中加入30% ~ 50%乙醇溶液，以减低肺泡内泡沫表面张力，从而改善肺部气体交换，缓解缺氧症状。

（4）遵医嘱给予强心剂、利尿剂、扩血管药、镇静剂、平喘药。

（5）必要时四肢轮流扎止血带或血压计袖带，以减少静脉回心血量。

三、静脉炎

（一）临床表现

（1）沿静脉走向出现条索状红线，局部组织发红、肿胀、灼热、疼痛，常伴有畏寒、发热等全身症状。

（2）发病后可因炎性渗出、充血水肿、管腔变窄而致静脉回流不畅，甚至阻塞。

（二）预防措施

（1）严格遵守无菌技术操作原则，严防输液微粒进入血管。穿刺部位严格消毒，保持针头无菌。

（2）正确选择输液工具，对需长期静脉输液者有计划地更换输液部位。避免同一部位反复穿刺。妥善固定防止针头摆动对静脉的损伤而诱发静脉炎。

（3）尽量避免下肢静脉输液，因其内有静脉窦可致血流缓慢而易产生血栓和炎症；如不可避免选择下肢静脉输液时，抬高下肢20° ~ 30°，以加快血液回流。瘫痪肢体、手术肢体不宜行静脉输液。

（4）输入对血管壁刺激性强的药物时，尽量选用大血管；药物充分稀释并严格控制其输注的浓度和速度。

（5）严格掌握药物配伍禁忌，联合用药时每瓶药液中不宜超过2 ~ 3种药物。

（6）使用外周静脉留置针期间，加强对穿刺部位的理疗和护理，如输液时持续热敷穿刺肢体。静脉留置针留置时间在72小时以内。

（7）建议使用一次性精密输液器；连续输液者，每24小时更换1次输液器。

（三）处理措施

（1）停止患肢静脉输液并抬高患肢、制动。

（2）根据情况进行局部处理。①局部热敷。②50%硫酸镁溶液行湿热敷。③中药如意金黄散外敷。④云南白药外敷。⑤超短波理疗。⑥如合并全身感染，遵医嘱应用抗菌药物治疗。

四、空气栓塞

（一）临床表现

（1）患者突感异常胸闷不适，胸骨后疼痛，眩晕，血压下降，随即呼吸困难，严重发绀伴濒死感。

（2）听诊心前区有持续、响亮的“水泡声”样杂音，重者因严重缺氧而立即死亡。

（二）预防措施

（1）输液前仔细检查输液器的质量及连接是否紧密，有无松脱。

（2）穿刺前排尽输液管及针头内空气。

（3）输液过程中加强巡视并及时更换或添加药液，输液完成后及时拔针。

（4）加压输液时，专人守护。

（三）处理措施

（1）发生空气栓塞时，立即置患者于左侧卧位和头低足高位，以利于气体浮向右心室尖部，避免阻塞肺动脉入口；随着心脏的跳动，空气被混成泡沫，分次小量进入肺动脉内以免发生阻塞。

（2）立即给予高流量氧气吸入，提高患者的血氧浓度，纠正缺氧状态；同对严密观察患者病情变化，如有异常及时对症处理。

（3）有条件者可通过中心静脉导管抽出空气。

五、微粒污染

（一）临床表现

不溶性微粒的大小、形状、化学性质，以及堵塞人体血管的部位、血运阻断的程度和人体对微粒的反应等不同，患者的表现不同。

（1）大于毛细血管直径的微粒可直接阻塞毛细血管，引起局部供血不足，组织缺血、坏死。

（2）红细胞聚集在微粒上，形成血栓，可引起血管栓塞和静脉炎。

（3）微粒进入肺、脑、肾脏等部位的毛细血管内时，可引起巨噬细胞的增殖，形成肉芽肿，引起局部供血不足而影响其功能。

（4）微粒本身是抗原，可引起过敏反应和血小板减少。

（二）预防措施

（1）避免长期大量输液。

（2）配药室采用净化工作台；安瓿锯痕后以酒精擦拭颈段再折断，忌用击、敲的方式开安瓿。

（3）抽吸药液时针头置于安瓿中部，且安瓿不宜倒置；注射器不可反复多次使用；针头不可反复穿刺橡胶瓶塞。

（4）向输液瓶内加药时，将针管垂直静止片刻后注入；输液中尽量避免摆动液体瓶；以减少微粒进入体内。

（5）选择有终端滤器的输液器输液可有效截留输液微粒。

（6）为患者行静脉穿刺时，应用随车消毒液洗手。

（三）处理措施

（1）发生血栓栓塞时，抬高并制动患肢，禁止在患肢输液。

（2）局部热敷、超短波理疗；或采用热量设计功耗（TDP）灯照射，每天 2 次，每次 30 分钟。

（3）严重者手术清除血栓。

六、疼痛

（一）临床表现

（1）药液输入后，患者感觉静脉穿刺部位及周围剧烈疼痛，有时甚至因疼痛难忍而停止输液。

（2）若因药液外漏引起，穿刺部位皮肤可见明显肿胀。

（二）预防措施

（1）注意药液配制的浓度，输注对血管有刺激性的药液时，宜选用大血管进行穿刺，并减慢输液速度。

（2）输液过程中加强巡视，若发现液体外漏，局部皮肤肿胀，拔针后选择其他部位重新穿刺。

（三）处理措施

（1）局部热敷，以减轻疼痛。

（2）疼痛难忍时可遵医嘱采用小剂量利多卡因静脉注射。

（3）因液体外渗引起的局部肿胀，予局部热敷或硫酸镁湿敷。如外渗药液，易引起局部组织坏死，使用相应拮抗药物局部封闭治疗。

七、败血症

（一）临床表现

输液过程中患者突然出现畏寒、寒战、高热、恶心、呕吐、腰痛、发绀、呼吸及心率增快；部分患者出现四肢厥冷、血压下降、神志改变等，而全身各组织器官又未发现明确的感染源。

（二）预防措施

（1）配制药液或营养液、维护输液导管时，严格遵守无菌技术操作原则。

（2）采用密闭式一次性输液器具。

（3）认真检查输入液体质量；检查瓶身有无裂痕，瓶盖有无松动，瓶签是否清晰及是否过期等。

（4）输液过程中，经常巡视，观察患者情况及输液管道有无松脱等。

（5）不可经输液导管取血化验。

（6）输液器每 24 小时更换 1 次；经静脉留置针或 PICC 导管输液时，严格按照规范进行维护。

（三）处理措施

（1）发生败血症后，立即弃用原药液，重新建立静脉通道。

（2）遵医嘱予以抗菌药物治疗。

（3）合并休克者，另外建立一静脉通道给予低分子右旋糖酐扩容，输注血管活性药物维持血压。

（4）合并代谢酸中毒者，给予 5% 碳酸氢钠纠正酸中毒。

八、神经损伤

（一）临床表现

（1）穿刺时误刺神经、药液外漏损伤神经、夹板固定不当使神经受压等，可使受损神经支配的相应肢体出现发冷、发麻、发热、无力、刺痛感等。

（2）重者根据损伤神经的部位，还可出现相应肢体、关节活动功能受限。

（二）预防措施

（1）输入对血管、神经刺激性强的药液时，先用等渗盐水行静脉穿刺，确定针头在血管内后再更换要输注的液体。

（2）输液过程中加强巡视，严密观察药液有无外漏。

（3）选择手背静脉输液时，应熟悉手部神经与血管的解剖结构与走向，进针深度应根据患者体型、胖瘦及血管显露情况而定，尽可能一次成功。长期输液患者应有计划地更换穿刺部位，保护好血管。

（4）使用夹板时，应注意松紧适宜。

（三）处理措施

（1）穿刺中出现剧痛或触电感时，应立即拔针更换穿刺部位，并观察患者肢体有无麻木、疼痛、活动障碍等。

（2）穿刺部位发生红肿、硬结后，严禁热敷，可用冷敷，每天 2 次。

（3）神经损伤后，患肢不宜过多活动，可用理疗、红外线超短波照射，每天 2 次，也可遵医嘱予以营养神经的药物如维生素 B_{12}、维生素 B_1 肌内注射。

九、静脉穿刺失败

（一）临床表现

（1）针头未刺入静脉，无回血，滴注药物有阻力；输液点滴不畅，甚至不滴。

（2）针头斜面滑出血管外或一半在血管外，药液注入皮下，局部疼痛及肿胀。

（二）预防措施

（1）选择暴露好、较直、弹性好、清晰的浅表静脉进行静脉注射。

（2）适用型号合适、质量可靠的针头。

（3）评估患者的合作程度，取得患者良好的配合。

（4）严格检查静脉留置针包装及质量，包装有破损或过期者不能使用。

（5）穿刺时动作要稳，进针要快、准，避免反复穿刺，妥善固定，防止穿刺过程中脱出。

（6）穿刺时观察有无回血，并体会针尖刺入血管时的“落空感”以判断是否进入血管；不要盲目进针或退针。

（7）见回血后平行缓慢顺血管的方向进针 0.1～0.2 cm，使外套管的尖端进入血管，再轻轻边退针芯边向血管内送入外套管，但不能将外套管全部送入；如遇阻力，不要强行向内推送，观察静脉走向及有无静脉瓣等，如确定外套管在血管内，即可固定。

（三）处理措施

（1）评估穿刺失败为针头未进入静脉，无回血时，可针头稍退出但不退出皮肤，调整进针角度和方向，穿刺入血管，见回血，无肿胀，则穿刺成功。

（2）评估穿刺失败为针头斜面一半在血管内，另一半在管腔外或者穿破血管，针头在血管外时，立即拔针，局部按压止血。重新选择合适血管穿刺。

十、药液外渗性损伤

（一）临床表现

注射部位出现局部肿胀、疼痛，皮肤温度低。

（二）预防措施

（1）选择合适的血管，避免注射药物外渗。

（2）熟练掌握静脉注射技术，避免因穿刺失败而造成药液外渗。

（三）处理措施

（1）注射时，注意观察有无药液外渗，如发生药液外渗，立即终止注射。拔针后局部按压。另选血管重新穿刺。

（2）因外渗造成局部疼痛、肿胀者，应根据注射药液的性质不同分别进行处理。①血管收缩药（如去甲肾上腺素、多巴胺、间羟胺）外渗：可采用肾上腺素拮抗剂酚妥拉明 5～10 mg 溶于 20 mL 生理盐水中作局部浸润，以扩张血管；同时给 3% 醋酸铅局部湿热敷。②高渗药液（20% 甘露醇、50% 葡萄糖）外渗：可用 0.25% 普鲁卡因 5～20 mL 溶解透明质酸酶 50～250 U，注射于渗液局部周围，因透明质酸酶有促进药物扩散、稀释和吸收作用。③对于抗肿瘤药物外渗：应尽早抬高患肢，局部冰敷，使血管收缩并减少药物吸收。④阳离子（氯化钙、葡萄糖酸钙）溶液外渗：可用 0.25% 普鲁卡因 5～10 mL 作局部浸润注射，可减少药物刺激，减轻疼痛。同时用 3% 醋酸铅和 50% 硫酸镁溶液交替局部湿热敷。⑤药物外渗超过 24 小时未恢复，局部皮肤由苍白转为暗红，禁止热敷。

（3）如上述处理无效，组织发生坏死，则由外科处理，预防感染。

十一、导管阻塞

（一）临床表现

静脉滴注不畅或不滴，有时可见导管内凝固的血块。

（二）预防措施

（1）穿刺前连接好输液装置，避免导管折叠。

（2）输液过程中加强巡视，防止因输液压力过小或输液管路弯曲、反折导致滴注不畅及血液回流时间过长而凝固在输液管内导致堵塞。

（3）如遇局部肌肉痉挛的患者，避免在此部位输液；全身抽搐发作的患者静脉输液时应及时控制抽搐。

（三）处理措施

导管或针头阻塞时，重新选择静脉进行穿刺。

十二、注射部位皮肤损伤

（一）临床表现

胶贴周围发红、小水疱；部分患者皮肤外观无异常改变，但在输液结束揭去胶带时可见表皮撕脱。

（二）预防措施

（1）使用一次性输液胶贴。

（2）水肿及皮肤敏感者，穿刺成功后，针尖处压一无菌棉球，再改用消毒后的弹力自黏性绷带固定，松紧以针头不左右移动为宜。

（3）输液结束揭去胶贴时，动作缓慢、轻柔，一手揭胶贴，另一手按住与胶贴粘贴的皮肤，慢慢分离，防止表皮撕脱。如揭除困难，用生理盐水浸湿后再揭。

（三）处理措施

（1）水疱小于5 mm时，保留水疱，用生理盐水将皮肤清洗干净，无菌干纱布擦干后覆盖水胶体敷料，每3～4天更换一次敷料。

（2）水疱大于5 mm时，络合碘消毒皮肤后用无菌针头抽出水疱内液体，用无菌干纱布擦干后覆盖水胶体敷料，每3～4天更换一次敷料。

（3）表皮撕脱时，用生理盐水清洗创面，并以水胶体敷料覆盖并封闭创面，每3～4天更换一次敷料。

（王萨仁）

第三章

常见急症护理

第一节　呼吸困难

呼吸困难是指患者主观上感觉“空气不足”或“呼吸费力”，客观上表现为呼吸运动费力，严重时可出现张口呼吸、鼻翼扇动、端坐呼吸甚至发绀、辅助呼吸肌参与呼吸运动，并且可伴有呼吸频率、深度、节律的改变。呼吸困难是急诊科的常见急症之一，常见于呼吸系统和循环系统疾病，如肺栓塞、哮喘、气胸、急性呼吸窘迫综合征、慢性阻塞性肺疾病急性发作、心力衰竭等，其他系统疾病也可累及呼吸功能而引起呼吸困难。

一、病因与发病机制

不同原因引起呼吸困难的发病机制各异，但均可导致肺的通气和（或）换气功能障碍，引起呼吸困难。

1. 急性肺栓塞（APE）

是各种栓子阻塞肺动脉系统引起的以肺循环和呼吸功能障碍为主要表现的一组疾病或临床综合征的总称，包括肺血栓栓塞（PTE）、脂肪栓塞、羊水栓塞、空气栓塞。临床上以PTE最为常见，通常有时所指的APE即指PTE。其发病机制为肺血管栓塞后，由于血栓机械性堵塞肺动脉，引发神经、体液因素参与的肺血管痉挛和气道阻力增加，从而引起通气/血流比例失调、肺不张和肺梗死，导致呼吸功能改变。

2. 支气管哮喘

简称哮喘，是由多种细胞和细胞组分参与的气道慢性炎症性疾病。哮喘的发病机制非常复杂，气道炎症、气道反应性增高和神经调节等因素及其相互作用被认为与哮喘的发病密切相关。其中，气道炎症是哮喘发病的本质，而气道高反应是哮喘的重要特征。常因接触变应原、刺激物或呼吸道感染诱发。

3. 急性呼吸窘迫综合征（ARDS）

是由各种肺内、肺外因素导致的急性弥漫性肺损伤和进而发展的急性呼吸衰竭。发病机制主要为肺毛细血管内皮细胞和肺泡上皮细胞损伤，造成肺毛细血管通透性增高、肺水肿及透明膜形成，引起肺容积减少、肺顺应性降低、严重的通气/血流比例失调，导致呼吸功能障碍。

4. 慢性阻塞性肺疾病（COPD）

是一组以气流受限为特征的肺部疾病，气流受限呈进行性发展，与气道和肺组织对有害气体或有害颗粒的异常慢性炎症反应有关，与慢性支气管炎和肺气肿密切相关。发病机制主要为各级支气管壁均有炎性细胞浸润，基底部肉芽组织和机化纤维组织增生导致管腔狭窄。

5. 气胸

胸膜腔是不含有空气的密闭潜在性腔隙，一旦胸膜腔内有气体聚集，即称为气胸。气胸可分为自发性气胸和创伤性气胸。自发性气胸常指无创伤及医源性损伤而自行发生的气胸。根据脏胸膜破裂口的情况可将气胸分为闭合性气胸、开放性气胸、张力性气胸。气胸发生后，胸膜腔内压力增高，肺失去膨胀能力，通气功能严重受损，引起严重呼吸困难。

二、病情评估与判断

（一）健康史

1. 询问健康史

询问既往咳、痰、喘等类似发作史与既往疾病，如咳、痰、喘症状与季节有关，可能为肺源性呼吸困难。既往有心脏病史者，呼吸困难发作与活动有关，可能是心源性呼吸困难。

2. 起病缓急和时间

①突然发作的呼吸困难多见于自发性气胸、肺水肿、支气管哮喘、急性心肌梗死和肺栓塞等。②夜间阵发性呼吸困难以急性左心衰所致心源性肺水肿为最常见，COPD 患者夜间可因痰液聚积而引起咳喘，被迫端坐体位。③ARDS 患者多在原发病起病后 7 日内，约半数者在 24 小时内出现呼吸加快，随后呼吸困难呈进行性加重或窘迫。

3. 诱发因素

①有过敏原（如鱼、虾、花粉、乳胶、霉菌、动物皮屑等）、运动、冷刺激（吸入冷空气和食用冰激凌）、吸烟、上呼吸道感染等诱因而出现的呼吸困难常提示哮喘或 COPD 急性发作。②有深静脉血栓的高危因素，如骨折、创伤、长期卧床、外科手术、恶性肿瘤等，排除其他原因的呼吸困难可考虑肺栓塞。③在严重感染、创伤、休克和误吸等直接或间接肺损伤后 12～48 小时内出现呼吸困难可考虑 ARDS。④有过度用力或屏气用力史而突然出现的呼吸困难可考虑自发性气胸。

（二）临床表现

1. 呼吸形态的改变

（1）呼吸频率：呼吸频率增快常见于呼吸系统疾病、心血管疾病、贫血、发热等；呼吸频率减慢多见于急性镇静催眠药中毒、一氧化碳中毒等。

（2）呼吸深度：呼吸加深见于糖尿病及尿毒症酸中毒，呼吸中枢受刺激，出现深而慢的呼吸，称为酸中毒深大呼吸或库斯莫尔呼吸。呼吸变浅见于肺气肿、呼吸肌麻痹及镇静剂过量等。呼吸浅快，常见于癔症发作。

（3）呼吸节律：常见的呼吸节律异常可表现为 Cheyne-Stokes 呼吸（潮式呼吸）或 Biot 呼吸（间停呼吸），是呼吸中枢兴奋性降低的表现，反映病情严重。Cheyne-Stokes 呼吸见于中枢神经系统疾病和脑部血液循环障碍，如脑动脉硬化、心力衰竭、颅内压增高以及糖尿病昏迷和尿毒症等。Biot 呼吸偶见于脑膜炎、中暑、颅脑外伤等。

2. 主要症状与伴随症状

引起呼吸困难的原发病不同，其主要症状与伴随症状也各异。当患者有不能解释的呼吸困难、胸痛、咳嗽，同时存在深静脉血栓的高危因素，应高度怀疑急性肺栓塞的可能。既往曾诊断哮喘或有类似症状反复发作，突然出现喘息、胸闷、伴有哮鸣的呼气性呼吸困难可考虑支气管哮喘急性发作。急性起病，呼吸困难和（或）呼吸窘迫，顽固性低氧血症，常规给氧方法不能缓解，出现非心源性肺水肿可考虑为 ARDS。呼吸困难伴有突发一侧胸痛（每次呼吸时都会伴随疼痛），呈针刺样或刀割样疼痛，有时向患侧肩部放射常提示气胸。

3. 体征

可通过观察患者的胸廓外形及呼吸肌活动情况、有无“三凹征”和颈静脉充盈，叩诊胸廓和听诊呼吸音等评估呼吸困难患者的体征。肺栓塞患者可有颈静脉充盈，肺部可闻及局部湿性啰音及哮鸣音，肺动脉瓣区第二心音亢进或分裂，严重时血压下降甚至休克。支气管哮喘急性发作时胸部呈过度充气状态，吸气性三凹征，双肺可闻及广泛的呼气相哮鸣音，但非常严重的哮喘发作可无哮鸣音（静寂胸）。呼吸浅快、桶状胸、叩诊呈过清音，辅助呼吸肌参与呼吸运动甚至出现胸腹矛盾运动，常见于 COPD。患侧胸廓饱满、叩诊呈鼓音、听诊呼吸音减弱或消失应考虑气胸。

（三）辅助检查

1. 血氧饱和度监测

了解患者缺氧情况。

2. 动脉血气分析

呼吸困难最常用的检查，了解氧分压、二氧化碳分压的高低以及 pH 等，从而判断是否存在呼吸衰竭、呼吸衰竭的类型以及是否有酸中毒、酸中毒的类型等情况。

3. 胸部 X 线或 CT 检查

了解肺部病变程度和范围，明确是否存在感染、占位性病变、气胸等情况。

4. 心电图

初步了解心脏情况，除心肌梗死和心律失常外，对诊断肺栓塞有参考意义。

5. 血常规

了解是否存在感染、贫血以及严重程度。

6. 特殊检查

如病情允许可做下列检查：①肺动脉造影，确诊或排除肺血栓栓塞症。②肺功能检查，可进一步明确呼吸困难类型。

（四）病情严重程度评估与判断

可以通过评估患者的心率、血压、血氧饱和度、意识以及患者的呼吸形态、异常呼吸音、体位、讲话方式、皮肤颜色等，初步判断患者呼吸困难的严重程度。

1. 讲话方式

患者一口气不间断地说出话语的长度是反映呼吸困难严重程度的一个指标。能说完整的语句表示轻度或无呼吸困难，说短语为中度呼吸困难，仅能说单词常为重度呼吸困难。

2. 体位

体位也可以提示呼吸困难的程度。可平卧为没有或轻度呼吸困难，可平卧但愿取端坐位常为中度呼吸困难，无法平卧可能为严重呼吸困难。

3. 气胸威胁生命的征象

气胸的患者如出现下列中任何一项，即为威胁生命的征象：张力性气胸、急剧的呼吸困难、低血压、心动过速、气管移位。

4. 急性肺血栓栓塞症病情危险程度

①低危 PTE（非大面积）：血流动力学稳定，无右心室功能不全和心肌损伤，临床病死率<1%。②中危 PTE（次大面积）：血流动力学稳定，但出现右心室功能不全及（或）心肌损伤，临床病死率3%～5%。③高危 PTE（大面积）：以休克和低血压为主要表现，即体循环动脉收缩压<90 mmHg 或较基础值下降幅度≥40 mmHg，持续 15 分钟以上，临床病死率>15%。

5. 哮喘急性发作时病情严重程度的分级（表 3-1）

表 3-1 哮喘急性发作时病情严重程度的分级

临床特点	轻度	中度	重度	危重
气短	步行、上楼时	稍事活动	休息时	
体位	可平卧	喜坐位	端坐呼吸	
讲话方式	连续成句	常有中断	单字	不能讲话
精神状态	可有焦虑/尚安静	时有焦虑或烦躁	常有焦虑、烦躁	嗜睡、意识模糊
出汗	无	有	大汗淋漓	
呼吸频率	轻度增加	增加	常>30 次/分	
辅助呼吸肌活动及三凹征	常无	可有	常有	胸腹矛盾运动
哮鸣音	散在，呼吸末期	响亮、弥漫	响亮、弥漫	减低乃至无
脉率	<100 次/分	100～120 次/分	>120 次/分	脉率变慢或不规则
奇脉（深吸气时收缩压下降）	无，<10 mmHg	可有，10～25 mmHg	常有，>25 mmHg	无
使用 β_2 激动剂后 PEF 占预计值或个人最佳值	>80%	60%～80%	<60%或绝对值<100 L/min 或作用持续时间<2 小时	
PaO_2（吸空气）	正常	≥60 mmHg	<60 mmHg	<60 mmHg
$PaCO_2$（吸空气）	<45 mmHg	≤45 mmHg	>45 mmHg	>45 mmHg
SaO_2	>95%	91%～95%	≤90%	≤90%
pH			可降低	降低

6. ARDS 的诊断标准

根据 ARDS 的柏林定义，满足以下 4 项条件方可诊断 ARDS：①明确诱因下 1 周内出现的急性或进展性呼吸困难。②胸部 X 线/CT 显示双肺浸润影，不能完全用胸腔积液、肺叶不张和/肺不张/结节解释。③呼吸衰竭不能完全用心衰或液体超负荷来解释；如无危险因素，需用超声心动图等客观检查来评价心源性肺水肿。④低氧血症，根据 PaO_2/FiO_2 确立 ARDS 诊断，并将其分为轻度、中度、重度。轻度：$200 < PaO_2/FiO_2 \leqslant 300$，且 PEEP 或 CPAP≥0.49 kPa；中度：$100 < PaO_2/FiO_2 \leqslant 200$，且 PEEP 或 CPAP≥0.49 kPa；重度：$PaO_2/FiO_2 \leqslant 100$，且 PEEP≥0.49 kPa。需要注意的是如果所在地海拔 >1 000 m，PaO_2/FiO_2 值需用公式校正，校正后 $PaO_2/FiO_2 = PaO_2/FiO_2 \times$（当地大气压值/760）。

7. 心源性肺水肿与 ARDS 的鉴别要点（表 3-2）

表 3-2 心源性肺水肿与 ARDS 的鉴别要点

	急性心源性肺水肿	ARDS
健康史	年龄一般 >60 岁	年龄一般 <60 岁
	心血管疾病史	感染、创伤等病史
体征	颈静脉充盈、怒张	颈静脉塌陷
	左心增大，心尖抬举	脉搏洪大
	可闻及第三、第四心音	心率增快
	下肢水肿	无水肿
	双下肺湿啰音多，实变体征不明显不能平卧	湿啰音，不固定，后期实变体征较明显能平卧
心电图	动态 ST-T 变化，心律失常，左室肥厚	窦性心动过速，非特异性 ST-T 改变
胸部 X 线	心脏增大	心脏大小正常
	向心性分布阴影、肺门增大	外周分布浸润阴影
	支气管周围血管充血间隔线，胸腔积液	支气管充气征常见
治疗反应	对强心、利尿和扩血管等治疗反应明显	对强心、利尿和扩血管等治疗反应差
肺毛细血管楔压	>18 mmHg	≤18 mmHg

三、救治与护理

（一）救治原则

呼吸困难的救治原则是保持呼吸道通畅，纠正缺氧和（或）二氧化碳潴留，纠正酸碱平衡失调，为基础疾病及诱发因素的治疗争取时间，最终改善呼吸困难取决于病因治疗。

（二）护理措施

1. 即刻护理措施

任何原因引起的呼吸困难均应以抢救生命为首要原则：①保持呼吸道通畅。②氧疗：鼻导管、面罩或鼻罩给氧。COPD 伴有二氧化碳潴留和肺栓塞并发通气功能障碍时应先低流量给氧。哮喘急性发作时，可先经鼻导管给氧，如果缺氧严重，应经面罩或鼻罩给氧。ARDS 患者一般高浓度给氧，尽快提高氧分压。③建立静脉通路，保证及时给药。④心电监护：监测心率、心律、血压、呼吸和血氧饱和度。⑤准确留取血标本：采血查动脉血气、D-二聚体、血常规等。⑥取舒适体位：嘱患者安静，取半坐卧位或端坐卧位，昏迷或休克患者取平卧位，头偏向一侧。⑦备好急救物品：如患者呼吸困难严重，随时做好气管插管或气管切开、机械通气的准备与配合工作，备好吸引器等抢救物品和抢救药品。⑧做好隔离措施：对可疑呼吸道传染性疾病，应注意做好隔离与防护，防止交叉感染。

2. 用药护理

遵医嘱及时准确给予各种药物。

（1）控制感染：呼吸困难伴有呼吸道和肺部感染时，遵医嘱应用抗生素，注意观察有无药物过敏反应。

（2）解痉、平喘：①β_2 受体激动药（如沙丁胺醇、特布他林和非诺特罗），β_2 受体激动药可舒张支气管平滑肌，是控制哮喘急性发作的首选药物。哮喘急性发作时因气道阻塞影响口服吸入法治疗的效果，可经皮下或静脉途径紧急给药。应用时注意观察患者有无头痛、头晕、心悸、手指颤抖等不良反应。②茶碱类，具有舒张支气管平滑肌作用，以及强心、利尿、扩张冠状动脉、兴奋呼吸中枢和呼吸肌作用。静脉滴注时浓度不宜过高，注射速度不宜超过 0.25 mg/（kg・min），以免引起心动过速、心律失常、血压下降，甚至突然死亡等中毒反应。③糖皮质激素，糖皮质激素是控制哮喘发作最有效的药物，可分为吸入、口服和静脉用药，重度或严重哮喘发作时应及早遵医嘱应用激素。④肾上腺素，支气管哮喘发作紧急状态下时，可遵医嘱给予 0.1% 肾上腺素 0.3 ~0.5 mL 皮下注射，以迅速解除支气管痉挛。

（3）维持呼吸：呼吸兴奋剂可应用于二氧化碳潴留并有呼吸中枢抑制的患者，如不能改善缺氧状态，应做好人工机械通气的准备。应用呼吸兴奋剂时，应保持呼吸道通畅，适当提高吸氧浓度，静脉滴注时速度不宜过快，注意观察呼吸频率、节律、神志变化，监测动脉血气。

（4）维持血压：肺栓塞、气胸的患者，往往会有血流动力学的改变，出现心率加快、血压下降甚至休克，应遵医嘱及时给予多巴胺或多巴酚丁胺等血管活性药物治疗心力衰竭、休克，维持体循环和肺循环稳定。

（5）止痛：剧烈胸痛影响呼吸功能时，遵医嘱应用止痛药物。

（6）纠正酸中毒：严重缺氧可引起代谢性酸中毒，遵医嘱静脉滴注 5% 碳酸氢钠。

3. 病情观察

（1）监测生命体征和呼吸功能：注意监测心率、心律、血压的变化，有无血流动力学障碍。观察呼吸频率、深度和节律改变，注意监测血氧饱和度和动脉血气情况。

（2）观察氧疗效果：氧疗过程中，应注意观察氧疗效果。如吸氧后呼吸困难缓解、发绀减轻、心率减慢，表示氧疗有效；如意识障碍加深或呼吸过度表浅、缓慢，可能为 CO_2 潴留加重。应定期按医嘱复查动脉血气，根据动脉血气分析结果和患者的临床表现，及时遵医嘱调整氧流量或呼吸机参数设置，保证氧疗效果。

4. 肺栓塞的护理

如果呼吸困难是由于肺栓塞引起，除上述护理外，还应给予如下护理。

（1）镇静：绝对卧床休息，保持安静，防止活动致使其他静脉血栓脱落。

（2）胸痛护理：观察胸痛的部位、诱发因素、疼痛严重程度，必要时遵医嘱给予止痛药物。

（3）溶栓治疗的护理：①保证静脉通路畅通。②用药护理，溶栓和抗凝治疗的主要药物不良反应为出血。应密切观察患者有无出血倾向，如牙龈、皮肤黏膜、穿刺部位等。观察患者有无头痛、呕吐、神志改变等脑出血症状。动脉、静脉穿刺时，要尽量选用小号针头，穿刺后要充分压迫止血，放松压迫后要观察是否继续出现皮下渗血。③溶栓后护理，按医嘱抽血查凝血时间、动脉血气、描记心电图，以判断溶栓效果及病情变化。

（4）其他处理：做好外科手术和介入治疗的准备。

5. 支气管哮喘急性发作的护理

如果呼吸困难是由于哮喘急性发作所引起，应尽快配合采取措施缓解气道阻塞，纠正低氧血症，恢复肺功能，预防哮喘进一步恶化或再次发作，防治并发症。遵医嘱给予 β_2 受体激动药、氨茶碱、抗胆碱药、糖皮质激素等，解除支气管痉挛。维持水、电解质与酸碱平衡，注意补充液体，纠正因哮喘持续发作时张口呼吸、出汗、进食少等原因引起的脱水，避免痰液黏稠导致气道堵塞。部分患者可因反复应用 β_2 受体激动药和大量出汗而出现低钾、低钠等电解质紊乱，应及时按医嘱予以纠正。并发呼吸衰竭者，遵医嘱给予鼻（面）罩等无创伤性辅助通气。若无效，做好有创机械通气治疗的准备与配合，对黏液痰栓阻塞气道的患者必要时可行支气管肺泡灌洗术。

6. ARDS 的护理

（1）氧疗护理：确定给氧浓度的原则是在保证 PaO_2 迅速提高到 60 mmHg 或 SpO_2 达 90% 以上的前提下，尽量降低给氧浓度。ARDS 患者轻者可用面罩给氧，多数患者需使用机械通气。

保护性机械通气是治疗 ARDS 的主要方法，其中最重要的是应用 PEEP 和小潮气量治疗。采用小潮气量，旨在控制吸气平台压，防止肺泡过度扩张。应用 PEEP 时应注意：①对血容量不足的患者，应补充足够的血容量以代偿回心血量的不足，但又不能过量，以免加重肺水肿。②PEEP 一般从低水平开始应用，逐渐增加至合适水平，使 PaO_2 维持在 >60 mmHg 而 $FiO_2<0.6$。③使用 PEEP 时，应注意观察避免气压伤的发生。④有条件者采用密闭式吸痰方法，尽量避免中断 PEEP。

（2）控制液体量：注意控制 ARDS 患者液体摄入量，出入量宜维持负平衡。

（3）积极配合治疗原发病：如按医嘱控制感染、固定骨折、纠正休克等。

（4）营养支持：由于 ARDS 时机体常处于高代谢状态，应按医嘱补充足够的营养，应提倡全胃肠营养。

（5）防治并发症：注意观察感染等并发症，如发热、咳嗽、咯黄绿色痰液等，应根据医嘱留取各种痰液标本。

7. 慢性阻塞性肺疾病急性发作的护理

在控制性氧疗、抗感染、祛痰、止咳、松弛支气管平滑肌等治疗措施的基础之上，协助患者咳嗽、咳痰，必要时给予吸痰，保持呼吸道通畅。

8. 气胸的护理

积极配合给予排除胸腔气体，闭合漏口，促进患肺复张，减轻呼吸困难，改善缺氧症状等急救措施。

（1）胸腔穿刺抽气：张力性气胸患者如病情危重，应做好配合紧急穿刺排气的准备。在患侧锁骨中线第 2 或第 3 肋间用 16 ~ 18 号粗针头刺入排气，每次抽气不宜超过 1 000 mL。

（2）胸腔闭式引流：目的是排出气体，促使肺膨胀。患者在胸腔闭式引流时，护理上应注意：①连接好胸腔闭式引流装置。②搬动患者时，应夹闭引流管，并妥善固定。③更换引流装置时需夹闭引流管，注意无菌操作。④引流过程中注意观察引流是否通畅，穿刺口有无渗血。渗血多时需及时报告医生，随时给予更换敷料等处理。⑤鼓励患者咳嗽、深呼吸，促进胸腔内气体的排出。

（3）手术准备：若胸腔引流管内持续不断逸出大量气体，呼吸困难未改善，提示可能有肺和支气管的严重损伤，应做好手术探查修补裂口的准备。

（4）并发症的护理：①复张后肺水肿处理：复张后肺水肿多发生于抽气过多或过快时，表现为胸闷、咳嗽、呼吸困难无缓解，严重者可有大量白色泡沫痰或泡沫血痰。处理包括停止抽气，患者取半卧位、吸氧、应用利尿药等。②皮下气肿和纵隔气肿：皮下气肿一般不需要特殊处理往往能自行吸收，但需注意预防感染。吸入高浓度氧可促进皮下气肿的吸收消散。纵隔气肿张力过高，必要时需做锁骨上窝切开或穿刺排气处理。

9. 心理护理

呼吸困难患者因为突然发病，几乎都存在恐惧心理，应关注患者的神情变化，给予恰当的病情告知、安慰与心理支持，使其尽可能消除恐惧，保持情绪平稳，有良好的遵医行为。

10. 转运护理

急诊处理后需手术或住院的患者，应做好转运的准备工作。根据病情，准备氧气、监护仪、简易呼吸器、除颤仪等必要的转运抢救设施，安排相应的工作人员护送至手术室或病房，保证转运途中安全。

（郭海英）

第二节 窒息

窒息是指气流进入肺脏受阻或吸入气体缺氧导致的衰竭或呼吸停止状态。一旦发生窒息，可迅速危及生命，应立即采取相应措施，查明原因，积极进行抢救。本节主要讨论气道阻塞引起的窒息。

一、病因与发病机制

引起窒息的原因各异，但其发病机制都是由于机体的通气受限或吸入气体缺氧导致肺的通气与换气功能障碍，引起全身组织与器官缺氧、二氧化碳潴留进而导致组织细胞代谢障碍、酸碱失衡、功能紊乱甚至衰竭而死亡。根据病因可分为：①气道阻塞性窒息，分泌物或异物部分或完全堵塞气道致通气障碍所引起的窒息。②中毒性窒息，如一氧化碳中毒，大量的一氧化碳经呼吸道进入血液，与血红蛋白结合形成碳氧血红蛋白，阻碍氧与血红蛋白的结合及解离，引起组织缺氧造成的窒息。③病理性窒息，包括肺炎与淹溺等所致的呼吸面积的丧失，以及脑循环障碍引起的中枢性呼吸停止，主要表现为二氧化碳和其他酸性代谢产物蓄积引起的刺激症状与缺氧导致的中枢神经麻痹症状交织在一起。

二、病情评估与判断

1. 气道阻塞的原因判断

通过健康史、血气分析、胸部平片、纤维支气管镜检查，可分别判断不同原因引起的窒息。

2. 临床表现

气道阻塞的患者常呈吸气性呼吸困难，出现“四凹征”（胸骨上窝、锁骨上窝、肋间隙及剑突下软组织）。根据气道是否被完全阻塞可分为：

（1）气道不完全阻塞：患者张口瞪目，有咳嗽、喘气或咳嗽微弱无力，呼吸困难，烦躁不安。皮肤、甲床、口腔黏膜、面色青紫。

（2）气道完全阻塞：患者面色灰暗青紫，不能说话及呼吸，很快意识丧失，呼吸停止。如不紧急解除窒息，将迅速导致死亡。

3. 气道阻塞引起窒息的严重程度分级

Ⅰ度：安静时无呼吸困难，当活动时出现轻度的呼吸困难，可有轻度的吸气性喉喘鸣及胸廓周围软组织凹陷。

Ⅱ度：安静时有轻度呼吸困难，吸气性喉喘鸣及胸廓周围软组织凹陷，活动时加重，但不影响睡眠和进食，无烦躁不安等缺氧症状，脉搏尚正常。

Ⅲ度：呼吸困难明显，喉喘鸣声较响亮，吸气性胸廓周围软组织凹陷显著，并出现缺氧症状，如烦躁不安、不易入睡、不愿进食、脉搏加快等。

Ⅳ度：呼吸极度困难。患者坐立不安、手足乱动、出冷汗、面色苍白或发绀、心律不齐、脉搏细速、昏迷、大小便失禁等。若不及时抢救，则可因窒息导致呼吸心跳停止而死亡。

三、救治与护理

（一）救治原则

当窒息发生时，保持呼吸道通畅是关键，其次是采取病因治疗。对于气道不完全阻塞的患者，应查明原因，采取病因治疗和对症治疗，早解除气道阻塞。对于气道完全阻塞的患者，应立即解除窒息或做好气管插管、气管切开或紧急情况下环甲膜穿刺的准备。

（二）护理措施

1. 即刻护理措施

①迅速解除窒息因素，保持呼吸道通畅。②给予高流量吸氧，使血氧饱和度恢复94%以上，必要时建立或重新建立人工气道，给予人工呼吸支持或机械通气。③建立静脉通路，遵医嘱给予药物治疗。④监测生命体征：给予心电、血压、呼吸、血氧饱和度监护，遵医嘱采动脉血做血气分析。⑤备好急救物品：如吸引器、呼吸机、气管插管、喉镜等开放气道用物。

2. 根据窒息的严重程度，配合给予相应的救治与护理

（1）Ⅰ度：查明病因并进行针对性治疗，如由炎症引起，按医嘱应用抗生素及糖皮质激素控制炎症。若由分泌物或异物所致，尽快清除分泌物或取出异物。

（2）Ⅱ度：针对病因治疗，多可解除喉阻塞。

（3）Ⅲ度：严密观察呼吸变化，按医嘱同时进行对症治疗及病因治疗。经保守治疗未见好转、窒息时间较长、全身情况较差者，应及早做好配合气管插管或气管切开的准备。

（4）Ⅳ度：需立即行气管插管、气管切开或环甲膜穿刺术，应及时做好吸痰、吸氧及其相关准备与配合工作。

应注意的是：气管阻塞或气道异物引起的窒息，如条件允许，即使Ⅲ度、Ⅳ度呼吸困难，也可把握好时机，有效清理呼吸道或将异物取出后即可缓解呼吸困难，而不必首先行气管插管或气管切开术。

3. 气道异物的护理

气道异物有危及生命的可能，应尽早配合取出异物，以保持呼吸道通畅，防止窒息及其他并发症的发生。可使用 Heimlich 手法排除异物或经内镜（直接喉镜、支气管镜、纤维支气管镜）取出异物。如确实难以取出的异物，应做好开胸手术、气管切开的准备。对有明显气道阻塞的患者，紧急情况下可用粗针或剪刀行环甲膜穿刺或切开术，以开放气道。

4. 喉阻塞的护理

喉阻塞患者的护理重点是保持呼吸道通畅。对舌后坠及喉阻塞者，可使用口咽通气管开放气道。如为气管狭窄、下呼吸道梗阻所致的窒息，应立即做好施行气管插管或气管切开术的准备，必要时准备配合给予机械辅助通气。

5. 大咯血窒息时的紧急处理

如为肺部疾病所致大咯血，有窒息前兆症状时，应立即将患者取头低足高 45°的俯卧位，头偏向一侧，轻拍背部以利引流；及时吸出口腔内的血块，畅通呼吸道；在解除气道阻塞后按医嘱给予吸氧等措施，改善缺氧症状。

6. 严密观察病情变化

随时注意患者呼吸、咳嗽及全身情况，如患者窒息后呼吸急促、口唇发绀、烦躁不安等症状仍不能改善或逐渐加重，应准备继续进行抢救。

7. 术前护理

必要时，做好经纤维支气管镜或喉镜取异物的术前准备工作。

8. 心理护理

嘱患者安静休息，避免剧烈活动，对精神紧张的患者，做好患者的解释和安慰工作。

（沈　明）

第四章

呼吸系统疾病护理

第一节　慢性支气管炎、阻塞性肺气肿

一、疾病概要

（一）概述

慢性支气管炎简称慢支，是指气管、支气管黏膜及其周围组织的慢性非特异性炎症。临床上以慢性咳嗽、咳痰或伴有喘息及反复发作为主要特征。本病多见于中老年人，是严重危害人民身体健康的常见病。

阻塞性肺气肿简称肺气肿，系指终末细支气管远端（呼吸性细支气管、肺泡管、肺泡囊和肺泡）（图 4-1）的气道弹性减退、过度充气膨胀、肺容积增大或同时伴有气管壁破坏的病理状态（图 4-2）。肺气肿多由慢性支气管炎发展而来，临床上将具有气流阻塞特征的慢性支气管炎和（或）肺气肿统称为慢性阻塞性肺疾病（COPD）（图 4-3）。COPD 是一种常见病，呈慢性进行性发展。一项对我国北部及中部地区 10 万余成年人的调查显示，COPD 的患病率为 3.17%，且随年龄增长而增加。慢支逐渐形成阻塞性肺气肿及肺源性心脏病。

（二）诊断及治疗要点

1. 诊断要点

（1）慢性支气管炎的诊断依据：咳嗽、咳痰或伴喘息，每年发病至少 3 个月，连续 2 年或以上，并排除具有类似症状的其他心、肺疾病时，可做出诊断；如果每年发病持续不足 3 个月，而有明确的胸部 X 线检查、呼吸功能异常等客观依据者，也可诊断。

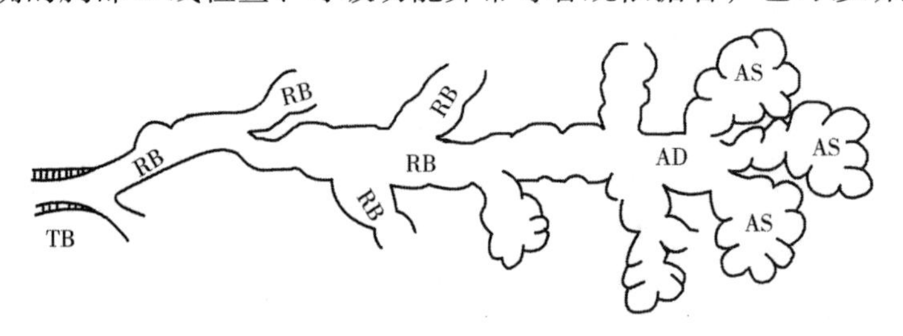

图 4-1　支气管树的结构示意图

TB—终末细支气管　RB—呼吸性细支气管　AD—肺泡管　AS—肺泡囊

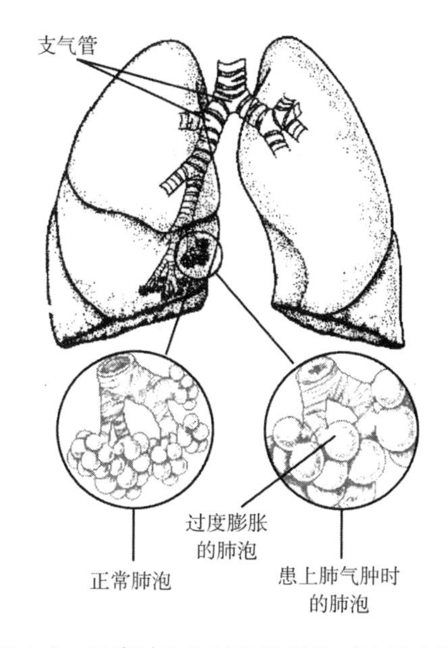

图 4-2　正常肺泡与肺气肿肺泡对比示意图

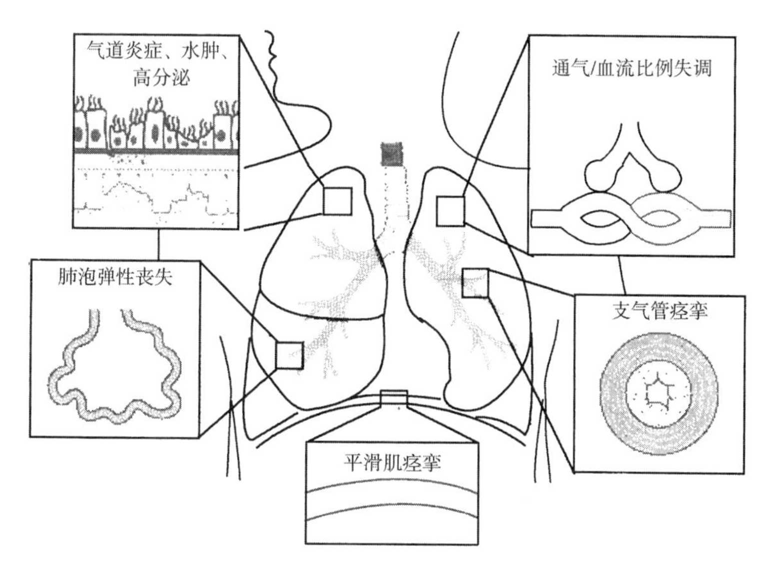

图 4-3　COPD 的病理生理进程

（2）肺气肿的诊断依据：有慢性支气管炎、支气管哮喘等病史；发病缓慢，有原发病症状，逐渐加重的呼吸困难，早期无明显异常体征，典型者有肺气肿体征；有胸部 X 线检查改变；肺功能测定表现为残气量、肺总量增加、残气/肺总量比值增高等。

2. 治疗要点

慢性支气管炎患者在急性发作期和慢性迁延期，以控制感染及对症治疗（祛痰、镇咳、解痉、平喘）为主；临床缓解期，以加强锻炼，增强体质，避免诱发因素，预防复发为主。肺气肿患者同时应加强呼吸功能锻炼，改善肺功能。

（1）控制感染：根据病原菌类型和药物敏感情况选择抗生素治疗。常用药物有青霉素、头孢菌素、喹诺酮类或氨基糖苷类抗生素，并依据症状轻重给予口服、肌内注射或静脉滴注；轻者常口服用药，如阿莫西林或氨苄西林，左氧氟沙星或环丙沙星，头孢拉定等；重者需第三代头孢菌素和氨基糖苷类联合静脉用药。

（2）祛痰、镇咳：常用药物有氯化铵、盐酸溴己新片、枸橼酸喷托维林片等。

（3）解痉、平喘：用于伴有喘息的患者，常选用氨茶碱或 β_2-受体激动剂；气道舒张剂使用后仍有阻塞现象，可使用糖皮质激素泼尼松等。

（4）氧疗：是纠正缺氧、缓解呼吸困难最有效的治疗手段。患者需持续低流量低浓度吸氧。

二、疾病护理

（一）护理评估

1. 健康史

询问呼吸道感染史、吸烟史，过敏原接触史；了解患者生活工作环境和职业，有无有害气体、烟雾、粉尘等吸入史；了解既往健康情况，有无慢性肺部疾病，以及此次患病的起病情况、表现特点和诊治经过等。

2. 身体状况

（1）症状：慢性支气管炎，主要症状是咳、痰、喘。缓慢起病，病程较长，因反复急性发作而加重。初期症状轻微，常在寒冷季节、吸烟、劳累、感冒后引起急性发作、症状加重，气候转暖时自然缓解。咳嗽、咳痰一般是晨间起床时为重，排痰较多，白天咳嗽较轻，睡眠时有阵咳。痰一般为白色黏液或浆液泡沫痰，偶见痰中带血。伴有细菌感染时，则变为黏液脓性痰，痰量增加。部分患者因支气管痉挛而出现喘息，常伴有哮鸣音。

阻塞性肺气肿主要症状是进行性加重的呼吸困难，活动后明显。早期仅在体力劳动或上楼、爬坡等活动时出现气促，随着病情发展逐渐加重，以致在日常活动甚至休息时也感到气短，是 COPD 的标志性症状。急性发作时，支气管分泌物增多，呼吸困难进一步加重，严重时出现发绀、头痛、嗜睡、神志恍惚等呼吸功能衰竭的表现。

（2）体征：慢支早期无任何异常体征。急性发作期，多在背部或两肺下部闻及干、湿啰音，咳嗽后减少或消失。喘息型慢性支气管炎可闻及哮鸣音和呼气延长，且不易完全消失。阻塞性肺气肿患者早期体征不明显，长期反复发作出现肺气肿体征。①视诊：桶状胸，肋间隙增宽，呼吸运动减弱。②触诊：语颤减弱或消失。③叩诊：呈过清音，肺下界和肝浊音界下移，心浊音界缩小或不易叩出。④听诊：肺部呼吸音减弱，呼气延长，心音遥远，并发感染时肺部可闻及湿啰音。

（3）临床分型、分期。

1）分型：分为单纯型和喘息型两型。单纯型主要表现为咳嗽、咳痰；喘息型除有咳嗽、咳痰外尚有喘息，常伴有哮鸣音，喘鸣于睡眠时明显，阵咳时加剧。

2）分期：慢性支气管炎按病情进展分为三期：急性发作期指一周内出现脓性或黏液脓性痰，痰量明显增加或伴有发热等炎症表现或“咳”“痰”“喘”症状中任何一项明显加剧；慢性迁延期指不同程度的“咳”“痰”“喘”症状迁延 1 个月以上者；临床缓解期，经治疗症状基本消失或偶有轻微咳嗽、咳痰，持续 2 个月以上者。

（4）并发症：常见的并发症有慢性呼吸衰竭、自发性气胸、慢性肺源性心脏病等。

3. 心理—社会状况

早期患者往往不重视，后期由于病程长，病情反复发作，导致劳动能力逐渐丧失，给患者带来较重的精神负担和经济负担，患者易出现焦虑、悲观、沮丧等心理反应，甚至对治疗失去信心。

4. 辅助检查

（1）血液检查：细菌感染时出现白细胞总数和中性粒细胞增多。喘息型者，嗜酸粒细胞增多。

（2）痰液检查：痰涂片或培养可见肺炎球菌、流感嗜血杆菌等致病菌。涂片中可见大量中性粒细胞，喘息型患者有较多的嗜酸粒细胞。

（3）胸部X线检查：早期无异常，反复发作者可见两肺纹理增粗、紊乱，呈网状、条索状或斑点状阴影，以双肺下野明显。肺气肿时典型X线表现为胸廓前后径增大，肋间隙增宽，肋骨平行，膈肌低平；两肺透亮度增加；肺纹理减少或有肺大疱征象；心脏呈垂位，心影狭长。

（4）肺功能检查：是判断气流受阻的主要客观指标。早期常无异常，随病情发展逐渐出现阻塞性通气功能障碍，第1秒用力呼气量占用力肺活量比值（FEV_1/FVC）<60%，最大通气量（MBC）<80%预计值。尚有残气量（RV）增加，残气量占肺总量的百分比（RV/TLC）>40%，为诊断肺气肿的重要指标。

（5）动脉血气分析：阻塞性肺气肿如出现明显缺氧和二氧化碳潴留时，则 PaO_2 降低，$PaCO_2$ 升高，出现呼吸性酸中毒时，pH降低。

（二）护理诊断

1. 清理呼吸道无效

与呼吸道炎症、阻塞，痰液过多而黏稠，咳嗽无力有关。

2. 气体交换受损

与呼吸道阻塞，呼吸面积减少引起通气和换气功能障碍有关。

（三）护理措施

1. 一般护理

（1）体位与休息：患者取舒适卧位，呼吸困难患者可取半坐位或端坐位，以改善呼吸。根据病情合理指导活动，活动量适中。病房内空气流通，温、湿度适宜。注意保暖，防止受凉。

（2）饮食护理：根据患者的喜爱和饮食习惯，给予高热量、高蛋白、高维生素的易消化饮食，提高机体抵抗力。避免过冷、过热及产气食物，以防腹胀而影响膈肌运动。指导患者少食多餐，避免因过度饱胀而引起呼吸不畅。鼓励患者多饮水，使痰液稀释，易于排出，戒烟酒。

2. 病情观察

观察患者咳嗽、咳痰发作情况，观察体温、呼吸、脉搏变化，如体温超过39℃应给予物理降温或遵医嘱药物降温。监测动脉血气分析、电解质、酸碱平衡状况。

3. 配合治疗护理

（1）促进排痰：指导患者深吸气后咳嗽，翻身拍背，酌情采用胸部物理治疗，如胸部叩击和震荡，以利排痰，保持气道通畅。

（2）氧疗护理：氧疗是纠正缺氧最直接和最有效的方法，但不适当的氧疗不仅影响疗效，甚至造成较严重的后果。如患者缺氧同时出现二氧化碳潴留，则持续（ >15 小时/天）、低流量（1 ~2 L/min）、低浓度（25% ~29%）鼻塞给氧；严重呼吸困难者，通过面罩加压呼吸机辅助呼吸，必要时建立人工气道。

氧疗有效指标，患者呼吸困难减轻、呼吸频率减慢，发绀减轻，心悸缓解、活动耐力增加或 PaO_2 达到 55 mmHg 以上，$PaCO_2$ 呈逐渐下降趋势。

（3）用药护理：遵医嘱使用抗炎、祛痰、镇咳药，观察药物的疗效和不良反应。对痰液较多或年老体弱者以抗炎、祛痰为主，避免使用中枢镇咳药，如磷酸可待因，以免抑制咳嗽中枢，加重呼吸道阻塞，导致病情恶化。磷酸可待因有麻醉性中枢镇咳作用，适用于剧烈干咳者，可有恶心、呕吐、便秘等不良反应，应用不当可能成瘾；枸橼酸喷托维林片是非麻醉性中枢镇咳药，用于轻咳或少量痰液者，无成瘾性，有口干、恶心、腹胀、头痛等不良反应；盐酸溴已新片可使痰液中黏多糖纤维断裂，痰液黏度降低，偶见恶心、转氨酶升高，胃溃疡者慎用。

（4）呼吸功能训练：其目的是使浅而快的呼吸，变为深而慢的有效呼吸。具体方法如下。

1）腹式呼吸训练：指导患者采取立位、坐位或平卧位，全身肌肉放松，静息呼吸。吸气时，用鼻吸入，尽力挺腹，胸部不动，吸气末自然且短暂地屏气，造成一个平顺的呼吸形态使进入肺的空气均匀分布；呼气时，用口呼出，同时收缩腹部，胸廓保持最小活动幅度，缓呼深吸，增进肺泡通气量，吸与呼时间之比为 1 ：2 或 1 ：3；呼吸 7 ~8 次/分，10 ~15 分/次，训练 2 次/日。熟练后增加训练次数和时间，使之成为不自觉的呼吸习惯。练习时患者一只手置于腹部，另一只手置于胸部，以感受自己的呼吸是否正确（图 4-4）。

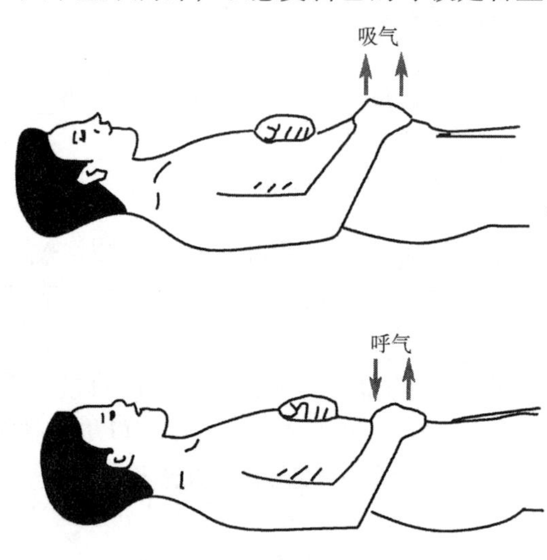

图 4-4　腹式呼吸训练

2）缩唇呼吸训练：用鼻吸气用口呼气，呼气时口唇缩拢似吹口哨状，持续而缓慢地呼气，同时收缩腹部。吸与呼时间之比为 1 ：2 或 1 ：3，尽量深吸慢呼，呼吸 7 ~8 次/分，

10～15 分/次，训练 2 次/日。缩唇呼气使呼出的气体流速减慢，延缓呼气气流下降，防止小气道因塌陷而过早闭合，改善通气和换气（图 4-5）。

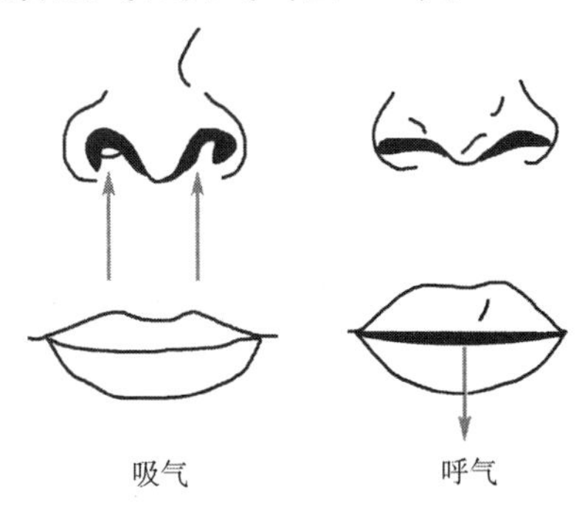

图 4-5　缩唇呼吸训练

3）松弛法：延长呼气时间，减少肺内残气量。以下 3 种方法可促进松弛：①配合呼吸旋转头部，当头从左边转向右边时吸气，头从右边转向左边时呼气。②配合呼吸转动肩膀，当肩膀向后转动时吸气，向前转回时呼气。③配合呼吸旋转手臂，当手臂向上朝后旋转时吸气，手臂向下朝前旋转时呼气。以上几种松弛方法，均由鼻吸气，噘嘴呼气，换气的形态须保持放松而且舒适。

4. 心理护理

由于病程长，长期的呼吸困难，容易使患者对治疗缺乏信心，出现焦虑、抑郁情绪，护士应细心聆听患者的诉说，做好患者与家属之间的沟通，协助患者取得家属及社会的支持，缓解心理压力，积极配合治疗。

（四）护理目标及评价

患者能有效咳嗽、排痰，保持呼吸道通畅；患者学会呼吸功能锻炼的方法，缺氧得到改善。

三、健康教育

1. 疾病知识指导

戒烟。有资料表明戒烟不仅能有效地延缓病情的进展，对于早期患者，戒烟还可使病情逆转。

2. 生活指导

保持健康心态。指导患者和家属了解本病发生、发展及治疗的知识，引导患者适应慢性疾病，培养外出散步、听音乐、养花种草等爱好，以分散注意力，减少孤独感，缓解焦虑，并以积极的心态对待疾病。坚持呼吸功能锻炼：制订个体化的锻炼计划，选择空气新鲜、安静的环境，进行呼吸功能锻炼。加强体育锻炼如步行、慢跑、气功等，以增强体质。在潮湿、大风、严寒气候条件下，避免室外活动。

3. 用氧指导

家庭氧疗。向其说明长期家庭氧疗的必要性及重要性，以取得患者的配合。告知患者及家属，家庭氧疗吸氧的时间不宜少于 10～15 小时/天，尤其夜间睡眠时，不宜间断吸氧。监测氧流量，防止随意调高氧流量引起氧中毒。注意安全，供氧装置周围严禁烟火，防止氧气燃烧爆炸；吸氧鼻导管需每天更换，以防堵塞；氧疗装置定期更换、清洁、消毒，防止感染。

（杜丽娜）

第二节　慢性肺源性心脏病

一、疾病概要

（一）概述

慢性肺源性心脏病简称肺心病，是由支气管—肺组织、肺血管或胸廓的慢性病变引起的肺组织结构和（或）功能异常，导致肺血管阻力增加，产生肺动脉高压，使右心室肥厚扩张，最终发展为右心衰竭的心脏病。

肺心病是我国中老年人的常见病、多发病，患病年龄多在40岁以上，随年龄增长患病率增高。我国肺心病的患病率存在地区差异，北方高于南方，农村高于城市，吸烟者比不吸烟者明显增多。急性呼吸道感染是肺心病急性发作的主要诱因，常导致心肺功能衰竭。目前重症肺心病的病死率仍然较高。

（二）诊断及治疗要点

1. 诊断要点

有慢性肺部原发疾病史，发病年龄多在40岁以上；肺心功能代偿期和失代偿期临床表现；体检可有肺气肿征、肺动脉瓣第二心音亢进、三尖瓣区收缩期杂音及奔马律、颈静脉怒张、肝大、肝颈静脉回流征阳性、腹腔积液及下肢水肿等；X线检查可有肺气肿改变；心电图可有电轴右偏，肺型P波，右心室肥厚，右束支传导阻滞；超声心动图可见肺动脉高压改变；肺功能检查及血气分析、酸碱度测定均有助于诊断。

2. 治疗要点

（1）急性加重期：社区获得性感染以革兰阳性菌占多数，医院感染则以革兰阴性菌为主。选用两者兼顾的抗生素控制感染，如青霉素类、氨基糖苷类、喹诺酮类及头孢菌素类等。维持呼吸道通畅，合理用氧，纠正缺氧和二氧化碳潴留，改善呼吸功能。慢性肺心病患者一般在积极控制感染，改善呼吸功能后，心力衰竭便能得到改善；对治疗无效的重症患者，适当选用利尿、强心或血管扩张药物控制心力衰竭，慎用镇静剂。

（2）缓解期：以中西医结合的综合措施为原则，防治原发病，去除诱发因素，避免或减少急性发作，提高机体免疫功能，延缓病情的发展。

二、疾病护理

（一）护理评估

1. 健康史

询问患者既往健康情况，有无COPD、支气管哮喘、支气管扩张、重症肺结核、肺尘埃沉着病等慢性肺部疾病，以及严重胸廓、脊柱畸形、神经肌肉疾患等病史；了解此次患病的诱发因素、临床特点和诊治经过等。

2. 身体状况

本病发展缓慢，临床上除原有肺、心疾病的各种症状和体征外，主要表现为逐步出现的肺、心功能衰竭和其他器官损害。

（1）肺、心功能代偿期：此期以慢阻肺为主要表现。慢性咳嗽、咳痰、气促，活动后有心悸、呼吸困难、乏力和活动耐力下降。体检有明显肺气肿体征，听诊多有呼吸音减弱，感染时肺部可闻及干、湿啰音。肺动脉瓣区第二心音亢进，提示有肺动脉高压。三尖瓣区出现收缩期杂音或剑突下心脏搏动增强，提示有右心室肥大。部分患者因肺气肿胸膜腔内压升高，阻碍静脉血回流，可见颈静脉充盈。因膈肌下降，有肝界下移。

（2）肺、心功能失代偿期：以呼吸衰竭为主要表现或伴有心力衰竭。由肺血管疾患引起的肺心病，则以心力衰竭为主，呼吸衰竭较轻。

呼吸衰竭，常因急性呼吸道感染诱发所致。患者呼吸困难加重，夜间更甚，发绀明显，甚至出现烦躁、谵妄、嗜睡、昏迷、抽搐等肺性脑病的表现。患者发绀明显，球结膜充血、水肿，视盘水肿，腱反射减弱或消失，周围血管扩张，如皮肤潮红、多汗。

心力衰竭，以右心衰竭为主，表现为心悸、气急、腹胀、食欲缺乏、恶心、呕吐等症状；下肢水肿，严重者有腹腔积液。患者主要为体循环淤血体征，颈静脉怒张、肝大伴压痛、肝颈静脉回流征阳性、三尖瓣区可闻及收缩期杂音，心尖区出现奔马律，也可出现各种心律失常。

（3）并发症：由于低氧血症和高碳酸血症，使多个重要脏器受累，出现严重并发症，如肺性脑病、酸碱失衡及电解质紊乱、心律失常、消化道出血、弥散性血管内凝血等。

3. 心理—社会状况

患者因病程冗长，肺、心功能减退，逐渐丧失生活自理能力，久治无效，患者自觉治疗无望，拖累家人而心情沉重、情绪低落，丧失信心，产生孤独、自卑、悲观的绝望心理；由于患者工作能力的丧失，也给家庭带来沉重的生活负担和经济负担。

4. 辅助检查

（1）胸部 X 线检查：除原发病的 X 线征象外，尚有肺动脉高压和右心室肥大的征象。

（2）心电图检查：心电图表现为右心房肥大图形，P 波尖而高耸，其振幅≥0.25 mV，以Ⅱ、Ⅲ、aVF 导联表现最为突出，又称“肺型 P 波”，以及右心室肥大的改变（图 4-6）。

（3）超声心动图：显示肺动脉内径增大（≥18 mm）、右心室流出道内径增宽（≥30 mm）、右心室内径增大（≥20 mm）、心室壁和室间隔增厚。

（4）血气分析：出现低氧血症、高碳酸血症，当 $PaO_2 < 60$ mmHg，$PaCO_2 > 50$ mmHg 时，提示呼吸衰竭。

（5）血液检查：红细胞和血红蛋白升高，系缺氧所致，全血黏度和血浆黏度增加；并发感染时，白细胞总数增高，中性粒细胞增加。部分患者血清学检查有肾功能、肝功能的异常及电解质紊乱。

（6）其他检查：肺功能检查对早期或缓解期肺心病患者有意义。肺心病急性加重期通过痰细菌学检查可指导抗生素的选用。

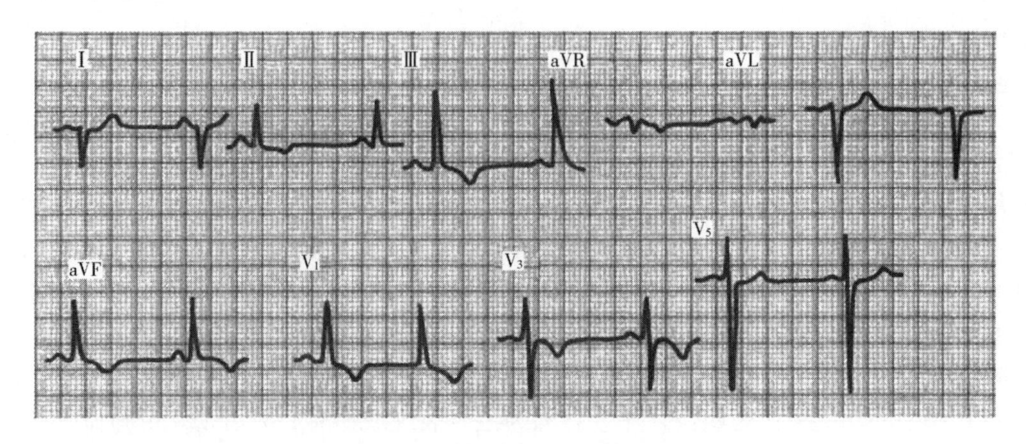

图 4-6　慢性肺心病心电图改变

（二）护理诊断

1. 气体交换受损

与呼吸道阻塞、呼吸面积减少引起通气和换气功能障碍有关。

2. 清理呼吸道无效

与呼吸道感染、痰液过多而黏稠或咳嗽无力有关。

3. 活动无耐力

与心肺功能减退有关。

4. 体液过多

与右心功能不全、静脉回流障碍、静脉压升高有关。

5. 潜在并发症

肺性脑病、酸碱失衡与电解质紊乱、心律失常、上消化道出血等。

（三）护理措施

1. 一般护理

（1）休息与体位：急性发作期，卧床休息，取半卧位，减少机体耗氧量，减轻心脏负担；缓解期，指导患者根据肺心功能状况适当地进行活动，增强体质，改善心肺功能。

（2）饮食护理：摄入低盐、低热量、清淡、易消化和富含维生素及纤维素的饮食。限制钠盐摄入，钠盐 <3 g/d，入液量限制在 1 ~ 1.5 L/d。因碳水化合物可增加二氧化碳的生成，所以在热量供给中，一般碳水化合物供热 <60%。根据患者饮食习惯，少量多餐。应用排钾利尿剂的患者注意钾的摄入，鼓励患者多吃含钾高的食物和水果，如香蕉、枣子等，保持大便通畅。避免含糖高的饮食，以免引起痰液黏稠。

（3）皮肤护理：对久病卧床、水肿明显者应加强皮肤护理，避免腿部和踝部交叉受压，保持衣服宽大、柔软，在受压部位垫气圈或海绵垫，有条件者用气垫床，帮助患者抬高下肢，促进静脉回流，定时更换体位，预防压疮。

2. 病情观察

密切观察病情变化，监测生命体征及血气分析。观察呼吸频率、节律、深度及其变化特点，若患者出现点头、提肩等呼吸，或呼吸由深而慢，转为浅而快等不规则呼吸，提示呼吸衰竭；若患者出现注意力不集中、好言多动、烦躁不安、昼睡夜醒、神志恍惚等，提示肺性脑病的先兆症状，立即报告医生，并协助抢救。

3. 配合治疗护理

（1）促进排痰：加强巡视，保持呼吸道通畅。指导患者深吸气后咳嗽，翻身拍背，酌情采用胸部物理治疗，如胸部叩击和震荡、体位引流、吸痰等以利排痰，保持气道通畅。对昏迷患者，可进行机械吸痰，需注意无菌操作。

（2）氧疗护理：根据缺氧和二氧化碳潴留程度不同，合理给氧。患者缺氧伴二氧化碳潴留时，则持续（>15 小时/天）、低流量（1~2 L/min）、低浓度（25%~29%）给氧，使 PaO_2 控制在 60 mmHg 或略高。其原因是当缺氧伴二氧化碳潴留时，呼吸中枢对二氧化碳的刺激已不敏感，主要依靠缺氧来维持其兴奋性。若高浓度给氧，可使缺氧迅速被纠正，使外周化学感受器失去低氧血症的刺激，反而抑制自主呼吸，加重缺氧和二氧化碳潴留。若病情需要提高氧浓度，应辅助呼吸兴奋剂刺激通气或使用呼吸机辅助呼吸，必要时建立人工气道。

氧疗有效指标：患者呼吸困难减轻、呼吸频率减慢，发绀减轻，心悸缓解、活动耐力增加或 PaO_2 达到 55 mmHg 以上，$PaCO_2$ 呈逐渐下降趋势。

（3）肺性脑病的护理：①及时清除痰液，解除支气管痉挛，保持呼吸道畅通。②定时翻身、拍背，勤吸痰。定期改变患者的体位，每 2 小时翻身拍背一次，以防止痰液在呼吸道内积聚的作用，痰液松动，有利于患者自行排痰。如痰栓引起窒息应立即行气管插管或气管切开，机械吸痰。③鼓励患者饮水，使体液能得到充分的补充，必要时给予静脉输液，有利于痰液稀释和排出。湿化气道，清除呼吸道分泌物。特别注意对雾化吸入器的消毒和使用。④肺性脑病患者适于持续低流量低浓度吸氧，吸氧方法用鼻塞法较为适合。

（4）用药护理。

1）利尿剂：有减少血容量，减轻右心负荷，消除水肿的作用。以缓慢、小量和间歇用药为原则，常用药物有氢氯噻嗪；尿量多时需加用 10% 的氯化钾或选用保钾利尿药，如氨苯蝶啶。重度或急性需行利尿者用呋塞米肌内注射或口服。利尿剂尽可能在白天给药，以免因频繁排尿而影响患者夜间睡眠。用药后应观察精神症状、痰液黏稠度、有无腹胀、四肢无力等，准确记录液体出入量。利尿剂应用过多易导致：①脱水使痰液黏稠不易咳出，加重呼吸衰竭。②低钾、低氯性碱中毒，抑制呼吸中枢，通气量降低，耗氧量增加，加重神经精神症状。③血液浓缩增加循环阻力，且易发生弥散性血管内凝血。

2）强心剂：宜选用速效、排泄快的制剂，剂量宜小。常用药物有毒毛花苷 K 0.125~0.250 mg 或去乙酰毛花苷 0.200~0.400 mg 加入 10% 葡萄糖液内缓慢静脉推注。用药前应纠正缺氧，防治低钾血症，以免发生药物毒性作用。遵医嘱给药，注意药效并观察毒性反应。由于肺心病患者长期处于缺氧状态，对洋地黄类药物耐受性很低，故疗效差、易中毒，用药前注意纠正缺氧。

3）呼吸兴奋剂：遵医嘱使用呼吸兴奋剂，注意保持呼吸道通畅，适当增加吸入氧浓度，用药过程中如出现恶心、呕吐、震颤，甚至惊厥，提示药物过量，及时通知医生。

4）血管扩张剂：可减轻心脏前、后负荷，降低肺动脉压，如酚妥拉明、硝普钠、硝苯地平、卡托普利等。

5）对二氧化碳潴留、呼吸道分泌物较多的重症患者慎用镇静剂、麻醉剂、催眠剂，如必须使用，用药后必须密切观察是否抑制呼吸中枢和咳嗽反射情况。

4. 心理护理

耐心对待患者，多与患者沟通交流，诚心安慰患者，给予患者理解与支持，鼓励患者积极配合治疗与护理，树立信心；学会自我护理，避免各种诱发因素，保护肺、心功能；动员患者的家人与亲友多陪护探视，增强患者的支持系统。

（四）护理目标及评价

患者呼吸困难减轻，能有效咳痰，活动耐力增加，尿量增加，水肿减轻或消失，无并发症产生。

三、健康教育

1. 疾病知识指导

向患者宣传及时控制呼吸道感染、增强体质、改善心肺功能、防止肺心病进一步发展的重要性；积极防治呼吸道慢性疾患，避免各种诱发因素。教会患者和家属观察病情，患者如感到呼吸困难加重、咳嗽剧烈、咳痰、尿量减少、水肿明显或家属发现患者神志淡漠、嗜睡或兴奋躁动、口唇发绀，提示病情变化或加重，应及时就诊。

2. 生活指导

增加营养，保证足够的蛋白质及热量的供应，以补充机体消耗，增加抗病能力。

3. 呼吸训练指导

教会患者呼吸训练的方法，如腹式呼吸和缩唇式呼吸，并嘱家属督促其长期坚持。

（关雨晴）

第三节　支气管哮喘

一、疾病概要

（一）概述

支气管哮喘简称哮喘，是一种以嗜酸粒细胞、肥大细胞和 T 淋巴细胞等多种炎症细胞参与的气道慢性炎症性疾病。其炎症导致气道反应性增加，通常引起广泛性、可逆性的呼吸道阻塞症状。其表现特点为反复发作的喘息、呼气性呼吸困难，伴哮鸣音、胸闷、咳嗽等症状，可自行缓解或经治疗后缓解。

支气管哮喘是全球最常见的慢性病之一，全球约有 3 亿患者，我国的患病率为 1% ~4%。成人男女患病率大致相同，儿童发病率高于成人，发达国家高于发展中国家，城市高于农村。约 40% 的患者有家族史。

（二）诊断及治疗要点

1. 诊断要点

①反复发作喘息、咳嗽、气促、胸闷，多与接触变应原、冷空气，呼吸道感染及运动等有关，常在夜间和（或）清晨发作或加剧。②发作时在双肺可闻及散在或弥漫性，以呼气相为主的哮鸣音。③上述症状、体征经抗哮喘治疗有效或可自行缓解。

2. 治疗要点

（1）消除病因：过敏者脱离变应原，感染者控制感染。

（2）药物治疗：支气管舒张剂，主要用于缓解哮喘发作。主要作用是舒张支气管平滑肌，使痉挛的气道松弛、扩张，同时也具有抗炎等作用。①β_2-受体激动剂：通过选择性刺激气道内的β_2-肾上腺素能受体，松弛气道平滑肌，改善气道阻塞，是控制急性发作的首选药物。短效药，如沙丁胺醇、硫酸特布他林等，吸入后1～5分钟即可出现效应，疗效持续时间4～6小时；长效药，如盐酸丙卡特罗片、沙美特罗等，疗效持续时间12～24小时，适用于夜间哮喘。②茶碱类药物：通过抑制磷酸二酯酶，拮抗腺苷受体；刺激肾上腺素分泌，增强膈肌收缩，同时使支气管平滑肌松弛、气道扩张，减轻或缓解哮喘。常用氨茶碱。③抗胆碱药物：通过阻断胆碱能神经释放的乙酰胆碱而松弛支气管平滑肌、扩张气道，缓解哮喘；还具有抑制肥大细胞释放炎性介质、阻止炎症反应和抑制迷走神经兴奋引起的黏膜分泌增加作用，减少气道内的分泌物，减轻气道的堵塞。常用溴化异丙托品。

抗炎药：主要用于控制或预防哮喘发作。①糖皮质激素：通过抑制炎症细胞的迁移和活化，抑制细胞因子的生成，抑制炎症介质的释放，具有抗炎、抗过敏、抗渗出等作用。吸入剂有氟替卡松；常用口服片剂有醋酸泼尼松龙片等；重症患者静脉滴注地塞米松或氢化可的松，待病情控制后逐渐减量，改为口服和吸入剂维持给药。糖皮质激素是目前最有效的抗炎药物。②色苷酸钠：是一种非糖皮质激素抗炎药，部分抑制肥大细胞释放介质，对其他炎症细胞释放介质也有选择性地抑制。

其他药物：抗白三烯药物能够抑制白三烯的合成，阻断其生物活性，是一种安全有效的抗炎、抗哮喘药物，作为糖皮质激素吸入的替代疗法，治疗轻度持续性哮喘。

3. 重症哮喘治疗

（1）持续雾化吸入β_2-受体激动剂等；氧疗；病情恶化缺氧不能纠正时，机械通气，必要时行气管切开，通畅气道。

（2）静脉滴注氨茶碱和糖皮质激素，如氢化可的松100～300 mg/d，待病情控制和缓解后激素再逐渐减量，改为口服维持给药。

（3）注意维持水、电解质平衡，纠正酸碱平衡失调；控制感染。

二、疾病护理

（一）护理评估

1. 健康史

询问患者过敏原接触史、感染史、个人史和家族史。了解患者有无吸入花粉、尘螨、动物皮屑，食入鱼、虾、蟹，服用盐酸普萘洛尔、阿司匹林药物等情况；了解患者有无感染、气候变化、运动、精神刺激等诱发因素；了解患者既往发作的情况；了解患者家族中有无哮喘等过敏性疾病史，以及本次发病经过、诊断和治疗情况。

2. 身体状况

（1）症状：哮喘发作前常有干咳、呼吸紧迫感、连打喷嚏、流泪等先兆表现；典型表现为发作性呼气性呼吸困难、伴胸闷和咳嗽，严重者被迫坐起或呈端坐呼吸，有哮鸣音。哮喘多在夜间或凌晨发作，也在接触过敏原、病毒感染或情绪波动后迅速发作。哮喘症状可自行缓解或经治疗后缓解，缓解后无任何症状。可反复发作，每次发作短者仅数分钟，长者达数日或更长。哮喘根据其临床特点可分为内源性哮喘和外源性哮喘（表4-1）。

表4-1 哮喘的临床分型

鉴别点	内源性哮喘	外源性哮喘
发病年龄	成年	儿童和青少年
家庭史、过敏史	有	无
诱因	感染	接触过敏原
临床表现	先有上呼吸道感染、逐渐出现哮喘。常年发病	起病前多有鼻发痒、喷嚏等过敏先兆症状，继之出现呼气性呼吸困难。呈可逆性反复发作
发病规律	间歇期长短不一，无规律性，多在冬季发病	发作常与季节有关，多在春秋季发病
嗜酸粒细胞	正常	增多
血清 IgE	正常	增加
过敏原皮试	阴性	阳性

（2）体征：哮喘发作时，胸部视诊可见颈静脉怒张，胸廓饱满呈吸气状；触诊语颤可减弱；叩诊呈过清音；听诊两肺可闻及哮鸣音，并发感染者闻及湿啰音。严重哮喘发作时，可见唇、指（趾）发绀，大汗淋漓，脉搏增快，奇脉，两肺满布哮鸣音。当患者处于危重状态时，由于呼吸无力或气道有严重阻塞时，哮鸣音则不明显，也称为寂静胸或沉默胸。

（3）重症哮喘：也称哮喘持续状态，指严重哮喘发作持续24小时以上，经一般支气管扩张剂治疗不能缓解。诱发重症哮喘的因素有：感染未控制，过敏原未消除，失水使痰液黏稠阻塞细支气管，治疗不当或突然停用糖皮质激素，精神过度紧张，并发自发性气胸或肺功能不全等。患者发作时表现为张口呼吸、端坐呼吸、发绀明显、大汗淋漓、烦躁不安。如病情不能控制，会出现呼吸衰竭和循环衰竭。

（4）分期：急性发作期，哮喘症状突然发生或加剧，呼吸困难，常因接触变应原或治疗不当所致。病情加重可在数小时内出现，严重者可在数分钟内危及生命。慢性持续期，哮喘症状持续间断存在。缓解期，哮喘症状消失，肺功能恢复，并持续4周以上。

（5）并发症：哮喘发作时，可发生自发性气胸、纵隔气肿、肺不张或肺炎；长期反复发作和感染，并发慢性支气管炎、肺气肿、支气管扩张和肺源性心脏病。

3. 心理—社会状况

哮喘发作时出现呼吸困难，造成患者焦虑、烦躁不安；若连续发作，则患者易对医护人员、家人和平喘药物产生依赖心理；若出现重症哮喘，患者易产生濒死感、恐惧感。哮喘缓解后，患者担心哮喘复发、不能痊愈而影响工作和生活；反复发作者易对治疗失去信心。

4. 辅助检查

（1）血常规检查：嗜酸粒细胞升高，感染时白细胞总数和中性粒细胞增高。

（2）肺功能检查：FEV、FEV_1/FVC、呼气峰流速（PEER）均显著减少，症状缓解后，上述指标明显改善。家庭中常用简易峰流速仪检测肺功能。

（3）动脉血气分析：哮喘发作时可有缺氧，表现为低氧血症并发代谢性酸中毒。由于过度通气，二氧化碳不潴留，可表现为呼吸性碱中毒。

（4）痰液检查：痰涂片可见较多嗜酸粒细胞、尖棱结晶、黏液栓。

（5）胸部X线检查：哮喘发作期两肺透明度增高，呈过度充气状态；缓解期无异常；并发呼吸道感染，可见肺纹理增强和炎症浸润阴影。

（6）变应原检测：在缓解期，用可疑变应原做皮肤划痕或皮内试验，帮助寻找变应原，但应注意防止过敏反应。

（二）护理诊断

1. 低效性呼吸形态

与支气管狭窄、呼吸道阻塞有关。

2. 焦虑/恐惧

与哮喘发作时出现极度呼吸困难、濒死感、健康状态不佳有关。

3. 潜在并发症：呼吸衰竭

与呼吸道阻塞等致缺氧和二氧化碳潴留有关。

（三）护理措施

1. 一般护理

（1）环境：保持室内空气流通、新鲜，维持室温在18～22℃、湿度在50%～70%；避免环境中出现过敏原，不宜在室内放置花草及使用羽毛枕头；避免房间内尘埃飞扬，避免吸入刺激性物质而导致哮喘发作。

（2）体位：发作时协助患者采取半卧位、坐位或端坐位，以利呼吸和减轻体力消耗。

（3）饮食：提供清淡、易消化、足够热量的饮食，避免进食硬、冷、油腻食物，不宜食用鱼、虾、蟹等易过敏食物。多饮水，保持大便通畅。

2. 病情观察

观察患者神志、面容、出汗、发绀、呼吸困难的程度等，了解病情和治疗效果。重症哮喘患者有专人护理，严密观察病情变化，监测动脉血气分析结果和肺功能指标等。

3. 配合治疗护理

（1）吸氧：哮喘发作时，PaO_2有不同程度下降，遵医嘱给予吸氧，2～4 L/min，伴有高碳酸血症时，低流量（1～2 L/min）低浓度吸氧。吸氧时注意呼吸道的湿化和通畅，避免气道干燥和寒冷气流的刺激而导致气道痉挛。

（2）补充体液、促进排痰：补液是纠正失水、稀释痰液、促进排痰、改善通气的有效方法。若无心、肾功能不全，鼓励患者饮水2～3 L/d。重症哮喘者静脉补液，纠正失水，一般补液量为2～3 L/d，滴速以30～50滴/分为宜，避免单位时间内输液过多而诱发心力衰竭。若痰液黏稠不易排出时，用雾化吸入，辅以拍背，促进痰液排出；但不宜用超声雾化吸入，因颗粒过小使较多的雾滴进入肺泡或过饱和的雾液进入支气管，刺激支气管痉挛，加重哮喘症状。

（3）用药护理：常用给药方法，吸入法、口服给药和静脉注射。由于吸入法给药，药物直接作用局部，起效快、全身不良反应小，常作为首选用药方法。

使用气雾剂吸入治疗是治疗哮喘的有效方法之一，吸入治疗的效果与吸入装置及正确的使用方法有关。

压力定量气雾吸入器（MDI）：由药物、推进剂、表面活性物质或润滑剂三种成分组成。使用此种吸入装置的气雾剂有硫酸沙丁胺醇气雾剂、硫酸特布他林气雾剂、异丙托溴铵气雾剂、丙酸倍氯米松气雾剂、丙酸氟替卡松吸入气雾剂、布地奈德气雾剂等。使用方法：①移去套口的盖，使用前轻摇储药罐使之混匀。②头略后仰并缓慢地呼气，尽可能呼出肺内空气。③将吸入器吸口紧紧含在口中并屏住呼吸，以示指和拇指紧按吸入器，使药物释出，并同时做与喷药同步的缓慢深吸气，最好大于5秒（有的装置带笛声，没有听到笛声则表示未将药物吸入）。④尽量屏住呼吸5~10秒，使药物充分分布到下气道，以达到良好的治疗效果。⑤盖子套回喷口上。⑥用清水漱口，去除上咽部残留的药物。

干粉吸入器：是通过使用者主动吸入空气的动能分散药物微粒，干雾颗粒的流速与使用者的吸气流速相吻合。国内常用的干粉吸入器有3种：第一种为储存剂量型涡流式干粉吸入器，俗称都保，如布地奈德都保、富马酸福莫特罗粉吸入剂；第二种为旋蝶式干粉吸入器，如必酮蝶和喘宁蝶；第三种为准纳器，如舒利迭。

都保的使用方法：①旋转并移去瓶盖。②检查剂量指示窗，看是否还有足够剂量的药物。③一手拿都保，另一手握住底盖，先向右转到底再向左转到底，听到“咔”一声，即完成一次剂量的充填。④吸入之前，先轻轻地呼出一口气（勿对吸嘴吹气），将吸嘴含于口中并深深地吸口气，即完成一次吸入动作。⑤吸药后屏气5~10秒。⑥用完后将瓶盖盖紧。

旋蝶式干粉吸入器的使用方法：此类吸入装置是专为吸入使用而设，配备一个蝶式吸纳器。必酮蝶和喘宁蝶的每个小泡内盛有非常细微的相应药物，由双层箔片保护着，8个小泡有规律地分布在蝶上。使用时将蝶片放入旋蝶式干粉吸入器内，吸入器上的刺针会刺穿蝶片上的一个小泡，将里面的药物粉末放在蝶式吸入器里，患者只需轻轻一吸（即使吸气速率极低），便可以将药物送到肺部。这对儿童和老年人来说也是很容易操作的。

准纳器的使用方法：①一手握住准纳器外壳，另一手拇指向外推准纳器的滑动杆直至发出咔嗒声，表明准纳器已做好吸药的准备。②握住准纳器并使远离嘴，在保证平稳呼吸的前提下，尽量呼气。③将吸嘴放入口中，深深地平稳地吸气，将药物吸入口中，屏气约10秒。④拿出准纳器，缓慢恢复呼气，关闭准纳器（听到咔嗒声表示关闭）。

（4）药物不良反应：

β_2-受体激动剂：出现头痛、头昏、心悸或心律失常等不良反应，特别在用量大或静脉滴注速度快时出现，停药后消失。患者按需用药，不宜长期用药，以免出现药物耐受。使用气雾剂时，指导患者在用药时深吸气，吸气后屏气几秒钟，使药物吸入细小支气管以发挥更好的效果。原发性高血压病、糖尿病、甲状腺功能亢进、心肌缺血、心功能不全及老年人慎用或不用。

茶碱类药物：常见不良反应有恶心、呕吐、头痛、兴奋、失眠、心悸、严重心律失常等，其反应有很大的个体差异，患者应以常规剂量为基准，根据个体反应稍做调整。

糖皮质激素：部分患者吸入后出现声音嘶哑、口腔念珠菌感染或咽喉肿痛等，指导患者在喷药后及时、充分漱口；长期口服激素引起或加重消化道溃疡、骨质疏松等，应注意预防。

4. 心理护理

哮喘发作时患者精神紧张、烦躁、恐惧，而不良情绪常会诱发或加重哮喘发作。应提供良好的心理支持，尽量守护在患者床旁或允许患者家属陪伴，多安慰患者，使其产生信任和安全感：发作时常伴有背部发胀、发凉的感觉，采用背部按摩法使患者感觉通气轻松，并通过暗示、诱导或现身说法等方式使患者身心放松，情绪稳定，有利于症状缓解。

（四）护理目标及评价

患者呼吸困难减轻，能有效咳痰，保持呼吸道通畅，患者情绪稳定，无并发症发生。

三、健康教育

1. 疾病知识指导

向患者说明避免接触或吸入过敏原的重要性，减少与空气中变应原的接触。戒烟、避免被动吸烟和预防上呼吸道感染。教会患者正确使用定量气雾吸入器和超声波雾化吸入器。

2. 生活指导

避免食用易诱发哮喘发作的食物，如牛奶、鱼、虾等；鼓励多饮水；锻炼身体，增强体质；保持乐观情绪，避免身心过劳。

3. 用药指导

指导患者熟悉哮喘发作的先兆及相应的处理方法；了解支气管舒张剂的作用和不良反应。

（王　珏）

第四节　支气管扩张

一、疾病概要

（一）概述

支气管扩张是支气管慢性异常扩张的疾病。主要由于支气管及其周围组织的慢性炎症和支气管阻塞，引起支气管管壁肌肉和弹性组织破坏，导致支气管管腔扩张和变形。其表现特点为慢性咳嗽，大量脓痰和（或）反复咯血。多发生于儿童和青年，随着人民生活水平的提高，免疫接种和抗生素的广泛应用，其发病率已明显降低。

（二）诊断及治疗要点

1. 诊断要点

多见于儿童和青年。有慢性咳嗽、大量脓痰、反复咯血病史，少数患者仅见反复大量咯血症状；下胸部和背部可听到固定、局限性湿啰音。长期反复感染者可有杵状指；X 线检查：病变部位肺纹理增粗、紊乱，后期呈不规则环状透亮阴影或卷发样阴影，甚至有液平面；支气管造影检查可确定病变部位、性质和范围；支气管镜检查可明确诊断。

2. 治疗要点

治疗原则是控制呼吸道感染，保持呼吸道引流通畅，必要时手术治疗。

（1）控制感染：是急性感染期的主要治疗措施。轻者口服阿莫西林或氨苄西林或第一代、二代头孢菌素；氟喹诺酮类如环丙沙星。重症者，第三代头孢菌素和氨基糖苷类联合静脉用药。慢性感染时，选用磺胺甲噁唑（SMZ-TMP）；厌氧菌混合感染时，加用甲硝唑或替硝唑。必要时根据痰菌敏感试验选择抗生素。

（2）加强痰液引流：痰液引流和抗生素治疗同样重要，保持气道通畅，减少继发感染和减轻全身中毒症状。祛痰药，选用氯化铵或盐酸溴己新片；出现支气管痉挛，口服氨茶碱或其他茶碱类药物；进行体位引流。

（3）手术治疗：适用于病灶范围较局限，全身情况较好，经药物治疗仍有反复大咯血或感染者。根据病变范围做肺段或肺叶切除；病变范围广泛或伴有严重心、肺功能障碍者不宜手术治疗。

（4）咯血处理：少量咯血给予6-氨基已酸、氨甲苯酸、酚磺乙胺、卡巴克络等药物止血；大咯血时常用垂体后叶激素缓慢静脉注射，经药物治疗无效者，行支气管动脉造影，根据出血小动脉的定位，注入吸水性明胶海绵或聚乙烯醇栓或行栓塞止血。

二、疾病护理

（一）护理评估

1. 健康史

询问患者既往是否有麻疹、百日咳、支气管肺炎迁延不愈；有无反复发作的呼吸道感染病史。

2. 身体状况

（1）主要症状：①慢性咳嗽、大量脓痰。咳嗽、咳痰与体位改变有关，晨起及晚间卧床改变体位时咳嗽明显、痰量增多。急性感染发作时，黄绿色脓痰明显增加，一日达数百毫升；若有厌氧菌混合感染时，痰有恶臭味，呼吸有臭味。痰液收集于玻璃瓶中静置后分三层：上层为泡沫，中层为混浊脓性黏液，底层为坏死组织沉淀物。②反复咯血。50% ~70%的患者反复咯血，咯血量不等，从痰中带血至大咯血。部分患者唯一症状为咯血，无咳嗽、脓痰等症状，临床上称为“干性支气管扩张症”，多发生于引流良好的上叶支气管，且不易感染。③继发肺部感染。其特征是同一肺段反复发生肺炎并迁延不愈。因扩张的支气管清除分泌物的功能丧失，引流差，易反复发生感染。④全身中毒症状。反复的肺部感染引起全身中毒症状，出现发热、乏力、食欲减退、盗汗、消瘦、贫血等，严重者出现气促或发绀。

（2）体征：早期或干性支气管扩张无异常肺部体征。重症或继发感染时常在两肺下方、背部闻及固定而持久的局限性粗湿啰音，有时可闻及哮鸣音；结核引起的支气管扩张，湿啰音多位于肩胛间区；慢性重症支气管扩张肺功能严重障碍时，可出现杵状指（趾）。

3. 心理—社会状况

支气管扩张是长期反复感染的慢性疾病，病程长，发病年龄较轻，给患者的学习、工作，甚至婚姻带来影响，尤其病情迁延反复，检查治疗效果不显著，患者出现悲观、焦虑情绪；痰多、有口臭的患者，在心理上产生极大压力，表现自卑、孤独、回避。

4. 辅助检查

①胸部X线检查：早期轻者一侧或双侧肺纹理增多、增粗现象；典型X线表现为粗乱肺纹理中有多个不规则的蜂窝状透亮阴影或沿支气管的卷发状阴影，感染时阴影内出现液平面（图4-7）。②胸部CT检查：显示管壁增厚的柱状扩张或成串成簇的囊样改变（图4-8）。③支气管造影：确定病变部位、性质、范围、严重程度，为治疗或手术切除提供重要参考依据。④纤维支气管镜检查：明确出血、扩张或阻塞部位，还可进行局部灌洗、局部止血，并取冲洗液做微生物学检查。⑤其他检查：继发肺部感染时白细胞总数和中性粒细胞数增多。痰涂片或培养发现致病菌。

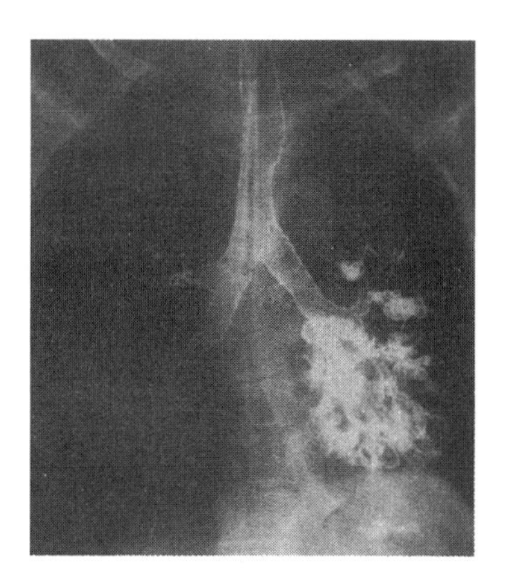

图 4-7 支气管扩张胸片表现

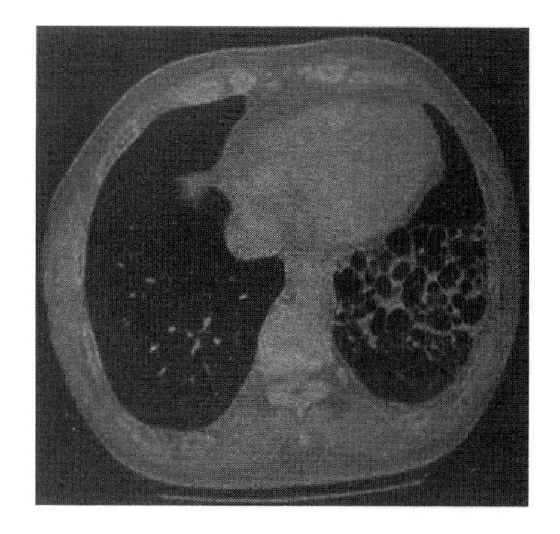

图 4-8 支气管扩张胸部 CT 表现

（二）护理诊断

1. 清理呼吸道无效

与呼吸道反复感染、痰多黏稠、咳嗽无效、体位不当等有关。

2. 营养失调

营养低于机体需要量，与感染导致机体消耗增多有关。

3. 有窒息的危险

与痰液黏稠或大咯血造成气道阻塞有关。

（三）护理措施

1. 一般护理

（1）休息与体位：急性感染或病情严重者卧床休息；保持室内空气流通，维持适宜的温度、湿度，注意保暖；使用防臭、除臭剂，消除室内异味。避免到空气污染的公共场所，戒烟，避免接触呼吸道感染患者。

（2）饮食护理：加强营养，摄入总热量以不低于 3 000 kcal/d 为宜，指导患者多进食肉类、蛋类等高蛋白、高热量食物，以及豆类、蔬菜、水果等富含维生素和矿物质的饮食，增强机体抵抗力；高热者给予物理降温，鼓励患者多饮水，保证摄入足够的水分，饮水量为 1.5～2 L/d，利于痰液稀释，易于咳出。

（3）口腔护理：支气管扩张患者排痰较多，且痰液有臭味，应加强口腔护理，晨起、睡前、饭后和体位引流前后均应保持口腔清洁，减少感染，增进食欲。

2. 病情观察

观察患者咳嗽、咳痰的量、颜色、黏稠度及痰液的气味；观察咯血的程度，以及体温、脉搏、呼吸的变化；病情严重者需观察有无窒息前症状，发现窒息先兆，立即向医生汇报并配合处理。

3. 配合治疗护理

（1）促进有效排痰：指导有效咳嗽和正确的排痰方法，可选用祛痰剂或 β_2-受体激动剂超声雾化吸入，使支气管扩张，痰液稀释，配合胸部叩击或胸壁震荡，指导患者有效咳嗽以促进排痰。注意体液补充，利于痰液稀释排出。

（2）体位引流：是利用重力原理，依据病变部位选择引流体位，使病变部位处于高位，其引流支气管的开口向下，促使痰液借重力作用引流咳出，减少继发感染和全身中毒症状。体位引流一般于饭前 1 小时进行，引流时可配合胸部叩击，雾化吸入，以提高引流效果。引流时间可从每次 5～10 分钟增加到每次 15～20 分钟。引流毕漱口，记录引流出的痰液量及性状；引流过程中注意观察患者有无不适，如出现出汗、发绀等表现应中止引流。高血压、呼吸衰竭及危重患者禁止体位引流（图 4-9）。

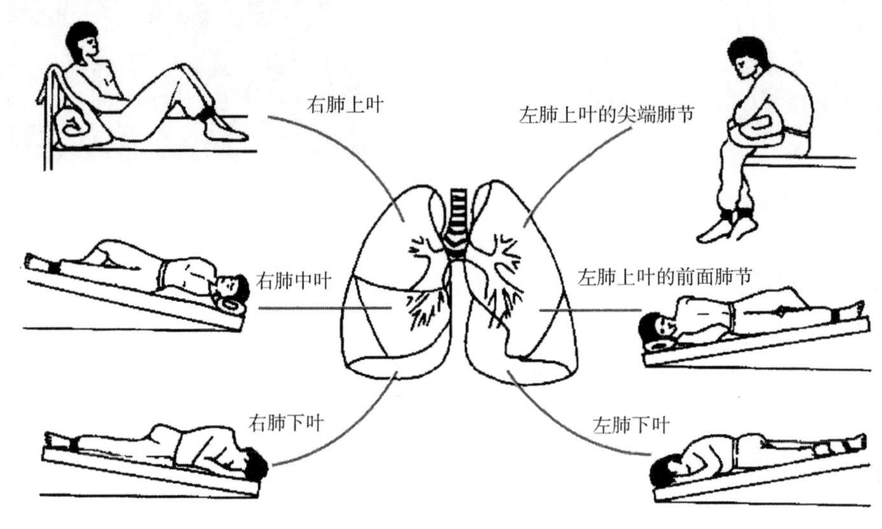

图 4-9　体位引流示意图

4. 心理护理

以尊重、亲切的态度，多与患者交谈，给予心理支持，帮助患者树立治疗疾病的信心，消除紧张、焦虑情绪。

（四）护理目标及评价

患者能有效清除痰液，保持呼吸道通畅；患者能摄入足够营养，体重渐增；患者能配合体位引流，未发生窒息。

三、健康教育

1. 疾病知识指导

开展麻疹、百日咳等呼吸道传染病的预防接种工作，积极防治支气管肺炎、肺结核等呼吸道感染；治疗上呼吸道的慢性病灶，如扁桃体炎、鼻窦炎、龋齿等，减少呼吸道反复感染的机会。急性感染期，选用有效的抗生素，防止病情加重。注意口腔清洁卫生，用复方硼酸溶液漱口，一日数次。痰液经灭菌处理或焚烧。

2. 生活指导

保持室内空气流通，维持适宜的温度、湿度，注意保暖；加强营养，多进食肉类、蛋类、豆类及新鲜蔬菜、水果等高蛋白、高热量及富含维生素和矿物质的饮食，增强机体抵抗力；鼓励患者多饮水。

3. 体位引流指导

教会患者体位引流的方法和选择体位的原则，如两上肺叶的病变，选择坐位或头高脚低的卧位；中、下肺叶的病变，选择头低脚高的健侧卧位。体位的选择不宜刻板，患者还可根据自身体验（有利于痰液排出的体位）选择最佳的引流体位。指导患者和家属掌握有效咳嗽、雾化吸入的方法，观察感染、咯血等症状，以及引流过程中的不良反应，一旦症状加重，需及时就诊。

（赵丹妮）

第五章

循环系统疾病护理

第一节　心力衰竭

在致病因素作用下，心功能必将受到不同程度的影响，即为心功能不全。在疾病的早期，机体能够通过心脏本身的代偿机制以及心外的代偿措施，可使机体的生命活动处于相对恒定状态，患者无明显的临床症状和体征，此为心功能不全的代偿阶段。心力衰竭，简称心衰，又称充血性心力衰竭，一般是指心功能不全的晚期，属于失代偿阶段，是指在多种致病因素作用下，心脏泵功能发生异常变化，导致心排血量绝对减少或相对不足，以致不能满足机体组织细胞代谢需要，患者有明显的临床症状和体征的病理过程。常见心力衰竭分类见图 5-1。

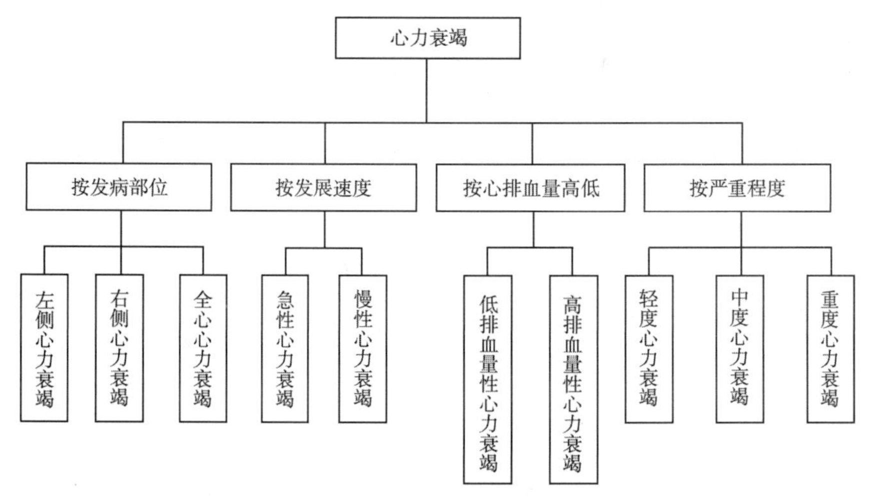

图 5-1　心力衰竭的分类

近年来，很多学者将心力衰竭按危险因素和终末等级进行分类，分为 A、B、C、D 四个阶段，并指出新的治疗方式可以改善患者的生活质量。A 和 B 阶段指患者缺乏心力衰竭早期征象或症状，但存在有风险因素或心脏异常，这些可能包括心脏形态和结构上的改变。C 阶段指患者目前或既往有过心力衰竭的症状，如气短等。D 阶段指患者目前有难治性心力衰竭，并适于进行特殊的进阶治疗，包括心脏移植。

一、病因与发病机制

（一）病因

1. 基本病因

心力衰竭的关键是心排血量的绝对减少或相对不足，而心排血量的多少与心肌收缩性的强弱、前负荷和后负荷的高低以及心率的快慢密切相关。因此，凡是能够减弱心肌收缩性、使心脏负荷过度和引起心率显著加快的因素均可导致心力衰竭的发生。

2. 诱因

（1）感染，呼吸道感染为最多，其次是风湿热。女性患者中泌尿道感染也常见。亚急性感染性心内膜炎也常诱发心力衰竭。

（2）过重的体力劳动或情绪激动。

（3）钠盐摄入过多。

（4）心律失常，尤其是快速性心律失常，如阵发性心动过速、心房颤动等。

（5）妊娠分娩。

（6）输液（特别是含钠盐的液体）或输血过快或过量。

（7）洋地黄过量或不足。

（8）药物作用，如利舍平类、胍乙啶、维拉帕米、奎尼丁、肾上腺皮质激素等。

（9）出血和贫血、肺栓塞、室壁膨胀瘤、心肌收缩不协调、乳头肌功能不全等。

（二）发病机制

心脏有规律的协调的收缩与舒张是保障心排血量的重要前提，其中收缩性是决定心排血量的最关键因素，也是血液循环动力的来源。因此，心力衰竭发病主要是收缩性减弱，但也可见于舒张功能障碍或二者兼而有之。心肌收缩性减弱的基本机制包括：①心肌结构破坏，导致收缩蛋白和调节蛋白减少。②心肌能量代谢障碍。③心肌兴奋—收缩耦联障碍。④肥大心肌的不平衡生长。

二、临床表现与诊断

（一）临床表现

1. 症状和体征

心力衰竭的临床表现与左右心室或心房受累有密切关系。左侧心力衰竭的临床特点主要是由于左心房和（或）左心室衰竭引起肺瘀血、肺水肿；右侧心力衰竭的临床特点是由于右心房和（或）右心室衰竭引起体循环静脉瘀血和水钠潴留。发生左侧心力衰竭后，右心也常相继发生功能损害，最终导致全心心力衰竭。出现右侧心力衰竭后，左心衰竭的症状可有所减轻。

2. 辅助检查

（1）X 线：左侧心力衰竭可显示心影扩大，上叶肺野内血管纹理增粗，下叶血管纹理细，有肺静脉内血液重新分布的表现，肺门阴影增大，肺间质水肿引起肺野模糊，在两肺野外侧可见水平位的 Kerley B 线。

（2）心脏超声：利用心脏超声可以评价瓣膜、心腔结构、心室肥厚以及收缩和舒张功能等心脏完整功能参数。其对心室容积的测定、收缩功能和局部室壁运动异常的检出结果可靠。可检测射血分数，心脏舒张功能。

（3）血流动力学监测：除二尖瓣狭窄外，肺毛细血管楔嵌压的测定能间接反应左房压或左室充盈压，肺毛细血管楔嵌压的平均压，正常值为 <1.6 kPa（12 mmHg）。

（4）心脏核素检查：心血池核素扫描为评价左和右室整体收缩功能以及心肌灌注提供了简单方法。利用核素技术可以评价左室舒张充盈早期相。

（5）吸氧运动试验：运动耐量有助于评价病情的严重性并监测其进展。检测运动时最大氧摄入量和无氧代谢阈（AT）。

（二）诊断

1. 急性心力衰竭（AHF）

AHF 的诊断主要依靠症状和体征，辅以适当的检查，如心电图、胸部 X 线、生化标志物和超声心动图。

2. 慢性心力衰竭

（1）收缩性心力衰竭（SHF）：多指左侧心力衰竭，主要判定标准为心力衰竭的症状、左心腔增大、左心室收缩末容量增加和左室射血分数（LVEF）≤40%。研究发现 BNP 在心力衰竭诊断中具有较高的临床价值，其诊断心力衰竭的敏感性为 94%，特异性为 95%，为心力衰竭的现代诊断提供了重要的方法。

（2）舒张性心力衰竭（DHF）：是指以心肌松弛性、顺应性下降为特征的慢性充血性心力衰竭，往往发生于收缩性心力衰竭前，约占心力衰竭总数的 1/3，欧洲心脏病协会于 1998 年制定了原发性 DHF 的诊断标准，即必须具有以下 3 点：①有充血性心力衰竭的症状和体征。②LVEF≥45%。③有左心室松弛、充盈、舒张期扩张度降低或僵硬度异常的证据。这个诊断原则在临床上往往难以做到，因此 Zile 等经过研究认为只要患者满足以下 2 项就可以诊断为 DHF：①有心力衰竭的症状和体征。②LVEF >50%。

三、治疗要点

（一）急性心力衰竭

治疗即刻目标是改善症状和稳定血流动力学状态。

（二）慢性心力衰竭

慢性心力衰竭治疗原则：去除病因；减轻心脏负荷；增强心肌收缩力；改善心脏舒张功能；支持疗法与对症处理。治疗目的：纠正血流动力学异常，缓解症状；提高运动耐量，改善生活质量；防止心肌损害进一步加重；降低病死率。

1. 防治病因及诱因

如能应用药物和手术治疗基本病因，则心力衰竭可获改善。如高血压心脏病的降压治疗，心脏瓣膜病及先天性心脏病的外科手术矫治等。避免或控制心力衰竭的诱发因素，如感染、心律失常、操劳过度及甲状腺功能亢进纠正甲状腺功能。

2. 休息

限制其体力活动，保证有充足的睡眠和休息。较严重的心力衰竭者应卧床休息。

3. 控制钠盐摄入

减少钠盐的摄入，可减少体内水潴留，减轻心脏的前负荷，是治疗心力衰竭的重要措施。在大量利尿的患者，可不必严格限制食盐。

4. 利尿药的应用

可作为基础用药。应用利尿药是控制心力衰竭体液潴留的唯一可靠方法。用于所有伴有体液潴留的、有症状的心力衰竭患者。但对远期存活率、死亡率的影响尚无大宗试验验证。多与一种 ACEI 类或 β 受体阻滞药合用，旨在减轻症状和体液潴留的表现。

5. 血管扩张药的应用

是通过减轻前负荷和（或）后负荷来改善心脏功能。应用小动脉扩张药如肼屈嗪等，可以降低动脉压力，减少左心室射血阻力，增加心排血量。

6. 洋地黄类药物的应用

洋地黄可致心肌收缩力加强，可直接或间接通过兴奋迷走神经减慢房室传导。能改善血流动力学，提高左室射血分数，提高运动耐量，缓解症状；降低交感神经及肾素—血管紧张素—醛固酮（R-A-A）活性，增加压力感受器敏感性。地高辛为迄今唯一被证明既能改善症状又不增加死亡危险的强心药，地高辛对病死率呈中性作用。

7. 非洋地黄类正性肌力药物

虽有短期改善心力衰竭症状作用，但对远期病死率并无有益的作用。研究结果表明，该药不但不能使长期病死率下降，其与安慰剂相比反而有较高的病死率。

8. 血管紧张素转换酶抑制药（ACEI 类）

其作为神经内分泌拮抗药之一已广泛用于临床。可改善血流动力学，直接扩张血管；降低肾素、血管紧张素Ⅱ（AngⅡ）及醛固酮水平，间接抑制交感神经活性；纠正低血钾、低血镁，降低室性心律失常危险，减少心脏猝死（SCD）。

9. β 受体阻滞药

其作为神经内分泌阻断药的治疗地位日显重要。21 世纪以来，慢性心力衰竭的主要药物是 β 受体阻滞药，可拮抗交感神经及 R-A-A 活性，阻断神经内分泌激活；减缓心肌增生、肥厚及过度氧化，延缓心肌坏死与凋亡；上调 β_1 受体密度，介导信号传递至心肌细胞；通过减缓心率而提高心肌收缩力；改善心肌松弛，增强心室充盈；提高心电稳定性，降低室性心律失常及猝死率。

四、常见的护理诊断/问题

（一）有急性左侧心力衰竭发作的可能

1. 相关因素

左心房和（或）左心室衰竭引起肺瘀血、肺水肿。

2. 临床表现

突发呼吸困难，尤其是夜间阵发性呼吸困难明显，患者不能平卧，只能端坐呼吸。呼吸急促、频繁，可达 30～40 次/分钟，同时患者有窒息感，面色灰白、口唇发绀、烦躁不安、大汗淋漓、皮肤湿冷、咳嗽，咳出浆液性泡沫痰，严重时咳出大量红色泡沫痰，甚至出现呼吸抑制、窒息、神志障碍、休克、猝死等。

3. 护理措施

急性左侧心力衰竭发生后的急救口诀：坐位下垂降前荷，酒精高氧吗啡静，利尿扩管两并用，强心解痉激素添。

（二）心排血量下降

1. 相关因素

与心肌收缩力降低、心脏前后负荷的改变、缺氧有关。

2. 临床表现

左、右侧心力衰竭常见的症状和体征均可出现。

3. 护理措施

（1）遵医嘱给予强心、利尿、扩血管药物，注意药效和观察不良反应以及毒性反应。

（2）保持最佳体液平衡状态。遵医嘱补液，密切观察效果；限制液体和钠的摄入量；根据病情控制输液速度，一般每分钟 20～30 滴。

（3）根据病情选择适当的体位。

（4）根据患者缺氧程度予（适当）氧气吸入。

（5）保证患者身体和心理上得到良好的休息。限制活动减少氧耗量；为患者提供安静舒适的环境，限制探视。

（6）必要时每日测体重，记录 24 小时尿量。

（三）气体交换受损

1. 相关因素

与肺循环瘀血、肺部感染及不能有效排痰与咳嗽相关。

2. 临床表现

（1）劳力性呼吸困难、端坐呼吸、发绀（毛细血管血液内还原血红蛋白浓度超过 50 g/L，皮肤、黏膜出现青紫的颜色，以口唇、舌、口腔黏膜、鼻尖、颊部、耳垂和指、趾末端最为明显）。

（2）咳嗽、咳痰、咯血。

（3）呼吸频率和深度异常。

3. 护理措施

（1）休息：为患者提供安静、舒适的环境，保持病房空气新鲜，定时通风换气。

（2）体位：协助患者取有利于呼吸的卧位，如高枕卧位、半坐卧位、端坐卧位。

（3）根据患者缺氧程度给予（适当）氧气吸入。

（4）咳嗽与排痰方法：协助患者翻身、拍背，利于痰液排出，保持呼吸道通畅。

（5）教会患者正确咳嗽、深呼吸与排痰方法：屏气 3～5 秒，用力地将痰咳出来，连续 2 次短而有力地咳嗽。

1）深呼吸：首先，患者应舒服地斜靠在躺椅或床上，两个膝盖微微弯曲，垫几个枕头在头和肩部后作为支撑，练习深呼吸，也可以让患者坐在椅子上，以患者的手臂做支撑。其次，护理者将双手展开抵住患者最下面的肋骨，轻轻地挤压，挤压的同时，要求患者尽可能地用力呼吸，使肋骨突起，来对抗护理者手的挤压力。

2）年龄较大的心力衰竭患者排痰姿势：年龄较大、排痰困难的心衰患者，俯卧向下的姿势可能不适合他们，因为这样可能会压迫横膈膜，使得呼吸发生困难。可采取把枕头垫得很高，患者身体侧过来倚靠在枕头上，呈半躺半卧的姿势，这样将有助于患者排痰。

（6）病情允许时，鼓励患者下床活动，以增加肺活量。

（7）呼吸状况监测：呼吸频率、深度改变，有无呼吸困难、发绀。血气分析、血氧饱和度改变。

（8）向患者或家属解释预防肺部感染方法，如避免受凉、避免潮湿、戒烟等。

（四）体液过多

1. 相关因素

与静脉系统瘀血致毛细血管压增高，R-A-A 系统活性和血管升压素水平升高，使水、钠潴留，饮食不当相关。

2. 临床表现

（1）水肿：表现为下垂部位（如双下肢）水肿，起床活动者以足、踝内侧和胫前部较明显。仰卧者则表现为骶部、腰背部、腿部水肿，严重者可发展为全身水肿，皮肤绷紧而光亮。

（2）胸腔积液：全心心力衰竭者多数存在，右侧多见，主要与体静脉压增高及胸膜毛细血管通透性增加有关。

（3）腹腔积液：多发生在心力衰竭晚期，常并发有心源性肝硬化，由于腹腔内体静脉压及门静脉压增高引起。

（4）尿量减少，体重增加。

（5）精神差，乏力，焦虑不安。

（6）呼吸短促，端坐呼吸。

3. 护理措施

（1）水肿程度的评估：每日称体重，一般在清晨起床后排空大小便而未进食前穿同样的衣服、用同样的磅秤测量。如 1 ~ 2 天内体重快速增加，应考虑是否有水潴留，可增加利尿药的用量，应用利尿药后尿量明显增加，水肿消退。体重下降至正常时，体重又称干体重。同时为患者记出入水量。在急性期出量大于入量，出入量的基本平衡，有利于防止或控制心力衰竭。出量为每日全部尿量、大便量、引流量，加上呼吸及皮肤蒸发量 600 ~ 800 mL。入量为饮食、饮水量、水果、输液等，每日总入量为 1 500 ~ 2 000 mL。

（2）体位：尽量抬高水肿的双下肢，以利于下肢静脉回流，减轻水肿的程度。

（3）饮食护理：予低盐、高蛋白饮食，少食多餐。按病情限制钠盐及水分摄入，重度水肿盐摄入量为 1 g/d、中度水肿 3 g/d、轻度水肿 5 g/d；还要控制含钠高的食物摄入，如腊制品、发酵的点心、味精、酱油、皮蛋、方便面、啤酒、汽水等。每日的饮水量通常一半量在用餐时摄取，另一半量在两餐之间摄入，必要时可给患者行口腔护理，以减轻口渴感。

（4）用药护理：应用强心苷和利尿药期间，监测水、电解质平衡情况，及时补钾。控制输液量和速度。

（5）保持皮肤清洁干燥，保持衣着宽松舒适，床单、衣服干净平整。观察患者皮肤水肿消退情况，定时更换体位，避免水肿部位长时间受压，避免在水肿明显的下肢行静脉输液，防止皮肤破损和压疮形成。

（五）活动无耐力

1. 相关因素

与心排血量减少，组织缺血、缺氧及胃肠道瘀血引起食欲缺乏、进食减少有关。

2. 临床表现

（1）生活不能自理。

（2）活动持续时间短。

（3）主诉疲乏、无力。

3. 护理措施

（1）评估心功能状态。

（2）设计活动目标与计划，以调节其心理状况，促进活动的动机和兴趣。让患者了解活动无耐力原因及限制活动的必要性，根据心功能决定活动量。

（3）循序渐进为原则，逐渐增加患者的活动量，避免使心脏负荷突然增加。

（4）注意监测活动时患者心率、呼吸、面色，发现异常立即停止活动。

（5）在患者活动量允许范围内，让患者尽可能自理，为患者自理活动提供方便条件：①将常用物品放置在患者容易拿到的地方。②及时巡视病房，询问患者有无生活需要，及时满足其需求。③教会患者使用节力技巧。

（6）教会患者使用环境中的辅助设施，如床栏，病区走廊内、厕所内的扶手等，以增加患者的活动耐力。

（7）根据病情和活动耐力限制探视人次和时间。

（8）间断或持续鼻导管吸氧，氧流量2～3 L/min，严重缺氧时4～6 L/min为宜。

（六）潜在并发症——电解质紊乱

1. 相关因素

（1）全身血流动力学、肾功能及体内内分泌的改变。

（2）交感神经张力增高与R-A-A系统活性增高的代偿机制对电解质的影响。

（3）心力衰竭使Na^{+}-K^{+}-ATP酶受抑制，使离子交换发生异常改变。

（4）药物治疗可影响电解质：①袢利尿药及噻嗪类利尿药可导致低钾血症、低钠血症和低镁血症。②保钾利尿药如螺内酯可导致高钾血症。③血管紧张素转换酶抑制药（ACEI）可引起高钾血症，尤其肾功能不全的患者。

2. 临床表现

（1）低钾血症：轻度乏力至严重的麻痹性肠梗阻、肌肉麻痹、心电图的改变（T波低平、U波）、心律失常，并增加地高辛的致心律失常作用。

（2）低钠血症：轻度缺钠的患者可有疲乏、无力、头晕等症状，严重者可出现休克、昏迷，甚至死亡。

（3）低镁血症：恶心、呕吐、乏力、头晕、震颤、痉挛、麻痹，严重低镁可导致房性或室性心律失常。

（4）高钾血症：乏力及心律失常。高钾血症会引起致死性心律失常，出现以下ECG改变：T波高尖，P-R间期延长，QRS波增宽。

3. 护理措施

（1）密切监测患者的电解质，及时了解患者的电解质变化，尤其是血钾、血钠和血镁。

（2）在服用利尿药、ACEI 等药物期间，密切观察患者的尿量和生命体征变化，观察患者有无因电解质紊乱引起的胃肠道反应、神志变化、心电图改变。

（3）一旦出现电解质紊乱，应立即报告医生，给予相应的处理。

1）低钾血症：停用排钾利尿药及洋地黄制剂；补充钾剂，通常应用10%枸橼酸钾口服与氯化钾静脉应用，均可有效吸收。传统观念认为严重低钾者可静脉补钾，静滴浓度不宜超过40 mmol/L，速度最大为20 mmol/h（1.5 g/h），严禁用氯化钾溶液直接静脉推注。但新的观点认为在做好患者生命体征监护的情况下，高浓度补钾也是安全的。

高浓度静脉补钾有如下优点：能快速、有效地提高血钾的水平，防止低钾引起的心肌应激性及血管张力的影响；高浓度静脉补钾避免了传统的需输注大量液体，从而减轻了心脏负荷，尤其适合于心力衰竭等低钾血症患者。

高浓度补钾时的护理：①高浓度静脉补钾必须在严密的监测血清钾水平的情况下和心电监护下进行，需每1～2小时监测一次血气分析，了解血清钾水平并根据血钾提高的程度来调整补钾速度，一般心力衰竭患者血钾要求控制在4.0 mmol/L以上，>45 mmol/L需停止补钾。②严格控制补钾速度，最好用微泵调节，速度控制在20 mmol/h以内，补钾的通道严禁推注其他药物，避免因瞬间通过心脏的血钾浓度过高而致心律失常。③高浓度静脉补钾应在中心静脉管道内输注，严禁在外周血管注射，因易刺激血管的血管壁引起剧痛或静脉炎。④补钾期间应监测尿量>30 mL/h，若尿量不足可结合中心静脉压（CVP）判断血容量，如为血容量不足应及时扩容使尿量恢复。⑤严密观察心电图改变，了解血钾情况，如T波低平，ST段压低，出现U波，提示低钾可能，反之T波高耸则表示有高钾血症的可能。⑥补钾的同时也应补镁，因为细胞内缺钾的同时多数也缺镁，且缺镁也易诱发心律失常，甚至有人认为即使血镁正常也应适当补镁，建议监测血钾的同时也监测血镁的情况。

2）低钠血症：稀释性低钠血症患者对利尿药的反应很差，血浆渗透压低，因此选用渗透性利尿药甘露醇，利尿效果要优于其他利尿药，联合应用强心药和袢利尿药。甘露醇100～250 mL需缓慢静滴，一般控制在2～3小时内静滴，并在输注到一半时应用强心药（毛花苷C），10～20分钟后根据患者情况静脉注射呋塞米100～200 mg。

真性低钠血症利尿药的效果很差。应当采用联合应用大剂量袢利尿药和输注小剂量高渗盐水的治疗方法。补钠的量可以参照补钠公式计算：

补钠量（g）=（142 mmol/L-实测血清钠）×0.55×体重（kg）÷17

根据临床情况，一般第1天输入补充钠盐量的1/4～1/3，根据患者的耐受程度及血清钠的水平决定下次补盐量。具体方案为1.4%～3.0%的高渗盐水150 mL，30分钟内快速输入，如果尿量增多，应注意静脉给予10% KCl 20～40 mL/d，以预防低钾血症。入液量为1 000 mL，每天测定患者体重、24小时尿量、血电解质和尿的实验室指标。严密观察心肺功能等病情变化，以调节剂量和滴速，一般以分次补给为宜。

3）低镁血症：有症状的低镁血症，口服2～4 mmol/kg体重，每8～24小时服1次。补镁的过程中应注意不要太快，如过快会超过肾阈值，导致镁从尿液排出。无症状者也应口服补充。不能口服时，也可用50%硫酸镁20 mL溶于50%葡萄糖1 000 mL静滴，缓慢滴注。通常需连续应用3～5天才能纠正低镁血症。

4）高钾血症：出现高钾血症时，应立即停用保钾利尿药，纠正酸中毒；静注葡萄糖酸钙剂对抗高钾对心肌传导的作用，这种作用是快速而短暂的，一般数分钟起作用，但维持时间不足1小时。如ECG改变持续存在，5分钟后再次应用。为了增加钾向细胞内的转移，应用胰岛素10 U加入50%葡萄糖50 mL静滴可在10～20分钟内降低血钾，此作用可持续4～6小时；应用袢利尿药以增加钾的肾排出；肾功能不全的严重高血钾（>7 mmol/L）患者应当立即给予透析治疗。

（七）潜在的并发症——洋地黄中毒

1. 相关因素

与洋地黄类药物使用过量、低血钾等因素有关。

2. 临床表现

（1）胃肠道反应：一般较轻，常见食欲缺乏、恶心、呕吐、腹泻、腹痛。

（2）心律失常：服用洋地黄过程中，心律突然转变，是诊断洋地黄中毒的重要依据。如心率突然显著减慢或加速，由不规则转为规则或由规则转为有特殊规律的不规则。洋地黄中毒的特征性心律失常有：多源性室性期前收缩呈二联律，特别是发生在心房颤动基础上；心房颤动伴完全性房室传导阻滞与房室结性心律；心房颤动伴加速的交接性自主心律呈干扰性房室分离；心房颤动频发交界性逸搏或短阵交界性心律；室上性心动过速伴房室传导阻滞；双向性交界性或室性心动过速和双重性心动过速。洋地黄引起的不同程度的窦房和房室传导阻滞也颇为常见。应用洋地黄过程中出现室上性心动过速伴房室传导阻滞，是洋地黄中毒的特征性表现。

（3）神经系统表现：可有头痛、失眠、忧郁、眩晕，甚至神志错乱。

（4）视觉改变：可出现黄视或绿视以及复视。

（5）血清地高辛浓度>2.0ng/mL。

3. 护理措施

（1）遵医嘱正确给予洋地黄类药物。

（2）熟悉洋地黄药物使用的适应证、禁忌证和中毒反应，若用药前心率<60次/分，禁止给药。

1）用药适应证：心功能Ⅱ级以上各种心力衰竭，除非有禁忌证，心功能Ⅲ级、Ⅳ级收缩性心力衰竭，窦性心律的心力衰竭。

2）用药禁忌证：预激综合征并心房颤动，二度或三度房室传导阻滞，病态窦房结综合征无起搏器保护者，低血钾。

3）洋地黄中毒敏感人群：老年人；急性心肌梗死心肌炎、肺心病、重度心力衰竭；肝、肾功能不全；低钾血症、贫血、甲状腺功能减退症。

4）使地高辛浓度升高的药物：奎尼丁、胺碘酮、维拉帕米。

（3）了解静脉使用毛花苷C的注意事项：需稀释后才能使用，成人静脉注射毛花苷C洋地黄化负荷剂量为0.8 mg，首次给药0.2 mg或0.4 mg稀释后静脉推注，每隔2～4小时可追加0.2 mg，24小时内总剂量不宜超过0.8～1.2 mg。对于易于发生洋地黄中毒者及24小时内用过洋地黄类药物者应根据情况酌情减量或减半量给药。推注时间一般15～20分钟，推注过程中密切观察患者心律和心率的变化，一旦心律出现房室传导阻滞、长间歇，心率<60次/分，均应立即停止给药，并通知医生。

（4）注意观察患者有无洋地黄中毒反应的发生。

（5）一旦发生洋地黄中毒，及时处理洋地黄制剂的毒性反应：①临床中毒患者立即停药，同时停用排钾性利尿药，重者内服不久时立即用温水、浓茶或 1 ∶ 2 000 高锰酸钾溶液洗胃，用硫酸镁导泻。②内服通用解毒药或鞣酸蛋白 3 ~ 5 g。③发生少量期前收缩或短阵二联律时可口服 10% 氯化钾液 10 ~ 20 mL，每日 3 ~ 4 次，片剂有发生小肠炎、出血或肠梗阻的可能，故不宜用。如中毒较重，出现频发的异位搏动，伴心动过速、室性心律失常时，可静脉滴注氯化钾，注意用钾安全。④如有重度房室传导阻滞、窦性心动过缓、窦房传导阻滞、窦性停搏、心室率缓慢的心房颤动及交界性逸搏心律等，根据病情轻重酌情采用硫酸阿托品静脉滴注、静脉注射或皮下注射。⑤当出现洋地黄引起的各种快速心律失常时，如伴有房室传导阻滞的房性心动过速和室性期前收缩等患者，苯妥英钠可称为安全有效的良好药物，可用 250 mg 稀释于 20 mL 的注射用水或生理盐水中（因其强碱性，不宜用葡萄糖液稀释），于 5 ~ 15 分钟内注射完，待转为窦性心律后，用口服法维持，每次 0.1 g，每日 3 ~ 4 次。⑥出现急性快速型室性心律失常，如频发室性期前收缩、室性心动过速、心室扑动及心室颤动等，可用利多卡因 50 ~ 100 mg 溶于 10% 葡萄糖溶液 20 mL，在 5 分钟内缓慢静脉注入，若无效可取低限剂量重复数次，间隔 20 分钟，总量不超过 300 mg，心律失常得以控制后，继以 1 ~ 3 mg/min 静脉滴注维持。

除上述方法外，电起搏对洋地黄中毒诱发的室上性心动过速和引起的完全性房室传导阻滞且伴有阿—斯综合征者是有效而适宜的方法。前者利用人工心脏起搏器发出的电脉冲频率，超过或接近心脏的异位频率，通过超速抑制而控制异位心律；后者是采用按需型人工心脏起搏器进行暂时性右室起搏。为避免起搏电极刺激诱发严重心律失常，应同时合用苯妥英钠或利多卡因。

（八）焦虑

1. 相关因素

与疾病的影响、对治疗及预后缺乏信心、对死亡的恐惧有关。

2. 临床表现

精神萎靡、消沉、失望；容易激动；夜间难以入睡；治疗、护理欠合作。

3. 护理措施

（1）患者出现呼吸困难、胸闷等不适时，守候患者身旁，给患者以安全感。

（2）耐心解答患者提出的问题，给予健康指导。

（3）与患者和家属建立融洽关系，避免精神应激，护理操作要细致、耐心。

（4）尽量减少外界压力刺激，创造轻松和谐的气氛。

（5）提供有关治疗信息，介绍治疗成功的病例，注意正面效果，使患者树立信心。

（6）必要时寻找合适的支持系统，如单位领导和家属对患者进行安慰和关心。

五、健康指导

（一）心理指导

急性心力衰竭发作时，患者因不适而烦躁。护士要以亲切语言安慰患者，告知患者尽量做缓慢深呼吸，采取放松疗法，稳定情绪，配合治疗及护理，才能很快缓解症状。长期反复发病患者，需保持情绪稳定，避免焦虑、抑郁、紧张及过度兴奋，以免诱发心力衰竭。

（二）饮食指导

（1）提供令患者愉快、舒畅的进餐环境，避免在进餐时间进行治疗。饮食宜少食多餐，不宜过饱，在食欲最佳的时间进食，宜进食易消化、营养丰富的食物。控制钠盐的摄入，每日摄入食盐 5 g 以下。对使用利尿药患者，由于在使用利尿药的同时常伴有体内电解质的排出，容易出现低血钾、低血钠等电解质紊乱，并容易诱发心律失常、洋地黄中毒等，可指导患者多食香蕉、菠菜、苹果、橙子等钾含量高的食物。

（2）适当控制主食和含糖零食，多吃粗粮、杂粮，如玉米、小米、荞麦等；禽肉、鱼类，以及核桃仁、花生、葵花子等坚果类含不饱和脂肪酸较多，可多用；多食蔬菜和水果，不限量，尤其是超体重者，更应多选用带色蔬菜，如菠菜、油菜、番茄、茄子和带酸味的新鲜水果，如苹果、橘子、山楂，提倡吃新鲜蔬菜；多用豆油、花生油、菜油及香油等植物油；蛋白质按 2 g/kg 供给，蛋白尽量多用黄豆及其制品，如豆腐、豆干、百叶等，其他如绿豆、赤豆。

（3）禁忌食物。限制精制糖，包括蔗糖、果糖、蜂蜜等单糖类；最好忌烟酒，忌刺激性食物及调味品，忌油煎、油炸等烹调方法；少用猪油、黄油等动物油烹调；禁用动物脂肪高的食物，如猪肉、牛肉、羊肉及含胆固醇高的动物内脏、动物脂肪、蛋黄等；食盐不宜多用，每天 2 ~4 g；含钠味精也应适量限用。

（三）作息指导

减少干扰，为患者提供休息的环境，保证睡眠时间。有呼吸困难者，协助患者采取适当的体位。教会患者放松疗法如局部按摩、缓慢有节奏的呼吸或深呼吸等。根据不同的心功能采取不同的活动量。在患者活动耐力许可范围内，鼓励患者尽可能生活自理。教会患者保存体力，减少氧耗的技巧，在较长时间活动中穿插休息，日常用品放在易取放位置。部分自理活动可坐着进行，如刷牙、洗脸等。心力衰竭症状改善后增加活动量时，首先是增加活动时间和频率，然后才考虑增加运动强度。运动方式可采取半坐卧、坐起、床边摆动肢体、床边站立、室内活动、短距离步行。

（四）出院指导

（1）避免诱发因素，气候转凉时及时添加衣服，预防感冒。

（2）合理休息，体力劳动不要过重，适当的体育锻炼可提高活动耐力。

（3）进食富含维生素、粗纤维食物，保持大便通畅。少量多餐，避免过饱。

（4）强调正确按医嘱服药，不随意减药或撤换药。

（5）定期门诊随访，防止病情发展。

（王永余）

第二节　感染性心内膜炎

感染性心内膜炎是心内膜表面的微生物感染，伴赘生物形成。赘生物是大小不等、形状不一的血小板和纤维素团块，内有微生物和炎症细胞。瓣膜是最常受累部位，间隔缺损部位、腱索或心壁内膜也可发生感染。而动静脉瘘、动脉瘘（如动脉导管未闭）、主动脉缩窄部位的感染虽然属于动脉内膜炎，但临床与病理均类似于感染性心膜炎。

感染性心内膜炎根据病程可分为急性和亚急性。①急性感染性心内膜炎特点：中毒症状明显；病情发展迅速，数天或数周引起瓣膜损害；迁移性感染多见；病原体主要是金黄色葡萄球菌。②亚急性感染性心内膜炎特点：中毒症状轻；病程长，可数周至数月；迁移性感染少见；病原体多见草绿色链球菌，其次为肠球菌。

感染性心内膜炎又可分为自体瓣膜心内膜炎、人工瓣膜心内膜炎和静脉药瘾者的心内膜炎。本节主要阐述自体瓣膜心内膜炎。

一、病因与发病机制

（一）病因

感染性心内膜炎主要是由链球菌和葡萄球菌感染。急性感染性心内膜炎主要由金黄色葡萄球菌引起，少数患者由肺炎球菌、淋球菌、A 族链球菌和流感杆菌等所致。亚急性感染性心内膜炎由草绿色链球菌感染最常见，其次为 D 族链球菌（牛链球菌和肠球菌）、表皮葡萄球菌，其他细菌较少见。真菌、立克次体和衣原体等是感染性心内膜炎少见的致病微生物。

（二）发病机制

1. 急性感染性心内膜炎

发病机制目前尚不明确，由来自皮肤、肌肉、骨骼、肺等部位的活动性感染灶的病原菌，细菌量大，细菌毒力强，具有很强的侵袭性和黏附于心内膜的能力。主要累及正常心瓣膜，主动脉瓣常受累。

2. 亚急性感染性心内膜炎

亚急性感染性心内膜炎临床上至少占据病例的 2/3，其发病与以下因素有关。

（1）血流动力学因素：亚急性感染性心内膜炎患者约有 3/4 主要发生于器质性心脏病，多为心脏瓣膜病，主要是二尖瓣和主动脉瓣，其次是先天性心血管病，如室间隔缺损、动脉导管未闭、法洛四联症和主动脉狭窄。赘生物常位于二尖瓣关闭不全的瓣叶心房面、主动脉瓣关闭不全的瓣叶心室面和室间隔缺损的间隔右心室侧，可能与这些部位的压力下降和内膜灌注减少，利于微生物沉积和生长有关。高速射流冲击心脏或大血管内膜处可使局部损伤，如二尖瓣反流面对的左心房壁、主动脉反流面对的二尖瓣前叶有关腱索和乳头肌，未闭动脉导管射流面对的肺动脉壁的内皮损伤，并容易感染。在压差小的部位，发生亚急性感染性心内膜炎少见，如房间隔缺损和大室间隔缺损或血流缓慢时，如房颤和心力衰竭时少见，瓣膜狭窄时比关闭不全少见。

近年来，随着风湿性心脏病发病率的下降，风湿性瓣膜心内膜炎发生率也随之下降。由于超声心动图诊断技术的普遍应用，主动脉瓣二叶瓣畸形、二尖瓣脱垂和老年性退行性瓣膜病的诊断率提高和风湿性瓣膜病心内膜炎发病率的下降，而非风湿性瓣膜病的心内膜炎发病率有所升高。

（2）非细菌性血栓性心内膜病变：研究证实，当内膜的内皮受损暴露内皮下结缔组织的胶原纤维时，血小板聚集，形成血小板微血栓和纤维蛋白沉积，成为结节样无菌性赘生物，称为非细菌性血栓性心内膜病变，是细菌定居瓣膜表面的重要因素。无菌性赘生物最常见于湍流区域、瘢痕处（如感染性心内膜炎后）和心脏外因素所致内膜受损。正常瓣膜可偶见。

（3）短暂性菌血症感染无菌性赘生物：各种感染或细菌寄居的皮肤黏膜的创伤（如手术、器械操作等）导致暂时性菌血症。皮肤和心脏外其他部位葡萄球菌感染的菌血症；口腔创伤常致草绿色链球菌菌血症；消化道和泌尿生殖道创伤或感染常引起肠球菌和革兰阴性杆菌菌血症，循环中的细菌如定居在无菌性赘生物上，会迅速繁殖，促使血小板进一步聚集和纤维蛋白沉积，感染性赘生物增大。纤维蛋白层覆盖在赘生物外，阻止吞噬细胞进入，为细菌生存繁殖提供良好的庇护所，即发生感染性心内膜炎。

细菌感染无菌性赘生物需要有 3 个因素：①发生菌血症的频度。②循环中细菌的数量，这与感染程度和局部寄居细菌的数量有关。③细菌黏附于无菌性赘生物的能力。草绿色链球菌从口腔进入血流的机会频繁，黏附性强，因而成为亚急性感染性心内膜炎最常见致病菌；虽然大肠埃希菌的菌血症常见，但黏附性差，极少引起心内膜炎。

二、临床表现

从短暂性菌血症的发生至症状出现之间的时间多在 2 周以内，但有不少患者无明确的细菌进入途径可寻。

（一）症状

1. 发热

发热是感染性心内膜炎最常见的症状，除有些老年或心、肾衰竭重症患者外，几乎均有发热，常伴有头痛、背痛和肌肉关节痛的症状。亚急性感染性心内膜炎起病隐匿，可伴有全身不适、乏力、食欲缺乏和体重减轻等症状，可有弛张性低热，一般 $<39℃$，午后和晚上高。急性感染性心内膜炎常有急性化脓性感染，呈暴发性败血症过程，有高热、寒战。常可突发心力衰竭。

2. 非特异性症状

（1）脾大：占 15% ~50%，病程 >6 周的患者可出现。急性感染性心内膜炎少见。

（2）贫血：贫血较为常见，尤其多见于亚急性感染性心内膜炎，伴有苍白无力和多汗。多为轻、中度贫血，晚期患者有重度贫血。主要由于感染骨髓抑制所致。

（3）杵状指（趾）：部分患者可见。

3. 动脉栓塞

多发生于病程后期，但也有少部分患者为首发症状。赘生物引起动脉栓塞可发生在机体的任何部位，如脑、心脏、脾、肾、肠系膜及四肢。脑栓塞的发生率最高。在由左向右分流的先天性心血管病或右心内膜炎时，肺循环栓塞常见。如三尖瓣赘生物脱落引起肺栓塞，表现为突然咳嗽、呼吸困难、咯血或胸痛等症状。肺栓塞还可发展为肺坏死、空洞，甚至脓气胸。

（二）体征

1. 心脏杂音

80% ~85% 的患者可闻心脏杂音，是基础心脏病和（或）心内膜炎导致瓣膜损害所致。

2. 周围体征

可能是微血管炎或微栓塞所致，多为非特异性，包括：①瘀点，多见病程长者，可出现于任何部位，以锁骨、皮肤、口腔黏膜和睑结膜常见。②指、趾甲下线状出血。③Roth 斑，多见于亚急性感染性心内膜炎，表现为视网膜的卵圆形出血斑，其中心呈白色。④Osler 结节，为指和趾垫出现豌豆大的红或紫色痛性结节，较常见于亚急性感染性心内膜炎。⑤Janeway损害，是手掌和足底处直径 1 ~ 4 mm，无痛性出血红斑，主要见于急性感染性心内膜炎。

（三）并发症

1. 心脏

（1）心力衰竭：为最常见并发症，主要由瓣膜关闭不全所致，以主动脉瓣受损患者最多见。其次为二尖瓣受损的患者，三尖瓣受损的患者也可发生。各种原因的瓣膜穿孔或腱索断裂导致急性瓣膜关闭不全时，均可诱发急性左心衰竭。

（2）心肌脓肿：常见于急性感染性心内膜炎患者，可发生于心脏任何部位，以瓣膜周围特别在主动脉瓣环多见，可导致房室和室内传导阻滞。可偶见心肌脓肿穿破。

（3）急性心肌梗死：多见于主动脉瓣感染时，出现冠状动脉细菌性动脉瘤，引起冠状动脉栓塞，发生急性心肌梗死。

（4）化脓性心包炎：主要发生于急性感染性心内膜炎患者，但不多见。

（5）心肌炎。

2. 细菌性动脉瘤

多见于亚急性感染性心内膜炎患者，发生率为 3% ~5%。一般见于病程晚期，多无自觉症状。受累动脉多为近端主动脉及主动脉窦、脑、内脏和四肢，可扪及的搏动性肿块，发生周围血管时易诊断。如果发生在脑、肠系膜动脉或其他深部组织的动脉时，常到动脉瘤出血时才可确诊。

3. 迁移性脓肿

多见于急性感染性心内膜炎患者，亚急性感染性心内膜炎患者少见，多发生在肝、脾、骨髓和神经系统。

4. 神经系统

神经系统受累表现，约有 1/3 的患者发生。

（1）脑栓塞：占其中的 1/2。最常受累的是大脑中动脉及其分支。

（2）脑细菌性动脉瘤：除非破裂出血，多无症状。

（3）脑出血：由脑栓塞或细菌性动脉瘤破裂所致。

（4）中毒性脑病：可有脑膜刺激征。

（5）化脓性脑膜炎：不常见，主要见于急性感染性心内膜炎患者，尤其是金黄色葡萄球菌性心内膜炎。

（6）脑脓肿。

5. 肾

大多数患者有肾损害：①肾动脉栓塞和肾梗死，多见于急性感染性心内膜炎患者。②局灶性或弥漫性肾小球肾炎，常见于亚急性感染性心内膜炎患者。③肾脓肿，但少见。

三、辅助检查

（一）常规项目

1. 尿常规

显微镜下常有血尿和轻度蛋白尿。肉眼血尿提示肾梗死。红细胞管型和大量蛋白尿提示弥漫性肾小球性肾炎。

2. 血常规

白细胞计数正常或轻度升高，分类计数轻度左移。可有“耳垂组织细胞”现象，即揉耳垂后穿刺的第一滴血液涂片时可见大单核细胞，是单核—吞噬细胞系统过度受刺激的表现。急性感染性心内膜炎常有血白细胞计数增高，并有核左移。红细胞沉降率升高。亚急性感染性心内膜炎患者常见正常色素型正常细胞性贫血。

（二）免疫学检查

80% 的患者血清出现免疫复合物，25% 的患者有高丙种球蛋白血症。亚急性感染性心内膜炎在病程 6 周以上的患者中有 50% 类风湿因子阳性。当并发弥漫性肾小球肾炎的患者，血清补体可降低。免疫学异常表现在感染治愈后可消失。

（三）血培养

血培养是诊断菌血症和感染性心内膜炎的最有价值的重要方法。近期未接受过抗生素治疗的患者血培养阳性率可高达 95% 以上。血培养的阳性率降低，常为 2 周内用过抗生素或采血、培养技术不当所致。

（四）X 线检查

肺部多处小片状浸润阴影，提示脓毒性肺栓塞所致的肺炎。左心衰竭时可有肺瘀血或肺水肿征。主动脉增宽可为主动脉细菌性动脉瘤所致。细菌性动脉瘤有时需经血管造影协助诊断。CT 扫描有助于脑梗死、脓肿和出血的诊断。

（五）心电图

心肌梗死心电图表现可见于急性感染性心内膜炎患者。主动脉瓣环或室间隔脓肿的患者可出现房室、室内传导阻滞的情况。

（六）超声心动图

超声心动图发现赘生物、瓣周并发症等支持心内膜炎的证据，对明确感染性心内膜炎诊断有重要价值。经食管超声（TTE）可以检出 <5 mm 的赘生物，敏感性高达 95% 以上。

四、治疗要点

（一）抗微生物药物治疗

抗微生物药物治疗是治疗本病最重要的措施。用药原则为：①早期应用。②充分用药，选用灭菌性抗微生物药物，大剂量和长疗程。③静脉用药为主，保持稳定、高的血药浓度。④病原微生物不明时，急性感染性心内膜炎应选用针对金黄色葡萄球菌、链球菌和革兰阴性杆菌均有效的广谱抗生素，亚急性感染性心内膜炎应用针对链球菌、肠球菌的抗生素。⑤培养出病原微生物时，应根据致病菌对药物的敏感程度选择抗微生物药物。

1. 经验治疗

病原菌尚未培养出时，对急性感染性心内膜炎患者，采用萘夫西林、氨苄西林和庆大霉素静脉注射或滴注。亚急性感染性心内膜炎患者，按常见的致病菌链球菌的用药方案，以青霉素为主或加庆大霉素静脉滴注。

2. 已知致病微生物时的治疗

（1）青霉素敏感的细菌治疗：至少用药4周。对青霉素敏感的细菌如草绿色链球菌、牛链球菌、肺炎球菌等：①首选大剂量青霉素分次静脉滴注。②青霉素加庆大霉素静脉滴注或肌内注射。③青霉素过敏时可选择头孢曲松或万古霉素静脉滴注。

（2）青霉素耐药的链球菌治疗：①青霉素加庆大霉素，青霉素应用4周，庆大霉素应用2周。②万古霉素剂量同前，疗程4周。

（3）肠球菌心内膜炎治疗：①大剂量青霉素加庆大霉素静脉滴注。②氨苄西林加庆大霉素，用药4～6周，治疗过程中酌减或撤除庆大霉素，防其不良反应。③治疗效果不佳或不能耐受者可改用万古霉素，静脉滴注，疗程4～6周。

（4）对金黄色葡萄球菌和表皮葡萄球菌的治疗：①萘夫西林或苯唑西林，静脉滴注，用药4～6周，治疗开始3～5天加用庆大霉素，剂量同前。②青霉素过敏或无效患者，可用头孢唑林，静脉滴注，用药4～6周，治疗开始3～5天，加用庆大霉素。③如青霉素和头孢菌素无效时，可用万古霉素4～6周。

（5）耐药的金黄色葡萄球菌和表皮葡萄球菌治疗：应用万古霉素治疗4周。

（6）对其他细菌治疗：用青霉素、头孢菌素或万古霉素，加或不加氨基糖苷类药物，疗程4～6周。革兰阴性杆菌感染，可用氨苄西林、哌拉西林、头孢噻肟或头孢拉定，静脉滴注。加庆大霉素，静脉滴注。环丙沙星，静脉滴注也可有效。

（7）真菌感染治疗：用两性霉素B，静脉滴注。首日1 mg，之后每日递增3～5 mg，总量3～5 g。在用药过程中，应注意两性霉素的不良反应。完成两性霉素疗程后，可口服氟胞嘧啶，用药需数月。

（二）外科治疗

有严重心脏并发症或抗生素治疗无效的患者，应考虑手术治疗。

五、护理措施

（一）一般护理

要保持室内环境清洁整齐，定时开窗通风，保持空气新鲜。注意防寒保暖，保持口腔、皮肤清洁，预防呼吸道、皮肤感染。

（二）饮食护理

给予高热量、高蛋白、高维生素、易消化的半流食或软食，注意补充蔬菜、水果，变换膳食花样和口味，促进食欲，补充高热引起的机体消耗。

（三）发热护理

观察体温和皮肤黏膜，每4～6小时测量1次并准确记录，以判断病情进展和治疗效果。观察患者皮肤情况，检查有无指、趾甲下线状出血、指和趾垫出现豌豆大的红或紫色痛性结节、手掌和足底无痛性出血红斑等周围体征。

高热患者应卧床休息，给予物理降温如温水擦浴、冰袋等，及时记录降温后体温变化。及时更换被汗浸湿的床单、被套，为避免患者因大汗频繁更换衣服而受凉，可在患者出汗多的时候，在衣服与皮肤之间衬以柔软的毛巾，以便及时更换，增加舒适感。

患者高热、大汗时要及时补充水分，必要时注意补充电解质，记录出入量，保证水及电解质的平衡。注意口腔护理，防止感染，增加食欲。

（四）正确采集血标本

正确留取合格的血培养标本，对于本病的诊断、治疗十分重要，而采血方法、培养技术及应用抗生素的时间，都可影响血培养阳性率。告诉患者暂时停用抗生素和反复多次抽取血的必要性，以取得患者的理解和配合。留取血培养标本方法如下：

对于未开始治疗的亚急性感染性心内膜炎患者，应在第 1 天每间隔 1 小时采血 1 次，共 3 次。如次日未见细菌生长，重复采血 3 次后，开始抗生素治疗。

已用过抗生素患者，应停药 2 ~ 7 天后采血。急性感染心内膜炎患者应在入院后 3 小时内，每隔 1 小时 1 次共取 3 个血标本后开始治疗。

每次取静脉血 10 ~ 20 mL，做需氧和厌氧培养，至少应培养 3 周，并周期性做革兰染色涂片和次代培养。必要时培养基需补充特殊营养或采用特殊培养技术。

（五）病情观察

严密观察体温及生命体征的变化；观察心脏杂音的部位、强度、性质有无变化，新杂音出现、杂音性质的改变往往与赘生物导致瓣叶破损、穿孔或腱索断裂有关；注意观察脏器动脉栓塞有关症状，当患者发生可疑征象，尽早报告医师及时处理。

（六）用药护理

遵医嘱给予抗生素治疗，告诉患者病原菌隐藏在赘生物内和内皮下，需要坚持大剂量、全疗程、长时间的抗生素治疗才能杀灭，要严格按时间、剂量准确地用药，以确保维持有效的血药浓度。注意保护患者静脉血管，有计划地使用，以保证完成长时间的治疗。在用药过程中要注意观察用药效果和可能出现的不良反应，如有发生及时报告医师，调整抗生素应用方案。

（七）健康指导

1. 提高患者依从性

帮助患者及家属认识本病的病因、发病机制，坚持足够疗程的治疗意义。

2. 就诊注意事项

告诉患者就诊时应向医师讲明本人有心内膜炎病史，在实施口腔内手术如拔牙、扁桃体摘除，上呼吸道手术或操作及生殖、泌尿、消化道侵入性检查或其他外科手术前，应预防性使用抗生素。

3. 预防感染

嘱咐患者平时要注意防寒、保暖，保持口腔及皮肤清洁，不要挤压痤疮、疖、痈等感染病灶，减少病原菌侵入机会。

4. 病情观察

帮助患者掌握病情自我观察方法，如自测体温，观察体温变化，观察有无栓塞表现等，定期门诊随诊，有病情变化及时就诊。

5. 家属支持

教育患者家属要在长时间疾病诊治过程中，注意给患者生活照顾和心理支持，鼓励协助患者积极治疗。

（刘晓雪）

第三节 心包炎

国内临床资料统计表明，心包疾病占心脏疾病住院患者的1.5%～5.9%。心包炎按病因分类，分为感染性心包炎和非感染性心包炎。非感染性心包炎多由肿瘤、代谢性疾病、自身免疫性疾病、尿毒症等所致。按病情进展可分为急性心包炎（伴或不伴心包积液）、亚急性渗出性缩窄性心包炎、慢性心包积液、粘连性心包炎、慢性缩窄性心包炎等。临床上以急性心包炎和慢性缩窄性心包炎为最常见。

一、急性心包炎

急性心包炎是心包脏层与壁层间的急性炎症，可由细菌、病毒、自身免疫、物理、化学等因素引起。心包炎也常是某种疾病的一部分表现或为某种疾病的并发症，为此常被原发病掩盖，但也可独立表现。根据急性心包炎病理变化，可以分为纤维蛋白性或渗出性两种。

（一）病因、病理与病理生理

1. 病因

急性心包炎的病因有：①原因不明者，称为急性非特异性。②病毒、细菌、真菌、寄生虫、立克次体等感染。③自身免疫反应，风湿热、结缔组织疾病，如系统性红斑狼疮、类风湿关节炎、结节性多动脉炎、白塞病、艾滋病；心肌梗死后综合征、心包切开后综合征；某药物引发如普鲁卡因胺、青霉素等。④肿瘤性，原发性如间皮瘤、脂肪瘤、纤维肉瘤，继发性如乳腺癌、肺癌、白血病、淋巴瘤等。⑤内分泌、代谢性疾病，如尿毒症、痛风、甲状腺功能减退、淀粉样变。⑥物理因素，如放射性、外伤如心肺复苏后、穿透伤、钝伤、介入治疗操作相关等。⑦邻近器官疾病引发，如急性心肌梗死、胸膜炎、主动脉夹层、肺梗死等。

常见病因为风湿热、结核、细菌感染，近年来病毒感染、肿瘤、尿毒症性和心肌梗死性心包炎发病率显著增多。

2. 病理

在急性期心包壁层、脏层上有纤维蛋白、白细胞和少量内皮细胞的渗出，无明显液体积聚，此时称为纤维蛋白性心包炎。以后如果液体增加，则为渗出性心包炎，液体多为黄而清的，偶可混浊不清、化脓性或呈血性，渗出量为0.1～3 L不等，一般积液在数周至数月内吸收，可伴随发生壁层与脏层的粘连、增厚、缩窄。

液体也可较短时间内大量积聚引起心脏压塞。急性心包炎心外膜下心肌有炎性变化，如范围较广可称为心肌心包炎。炎症也可累及纵隔、横膈和胸膜。

3. 病理生理

心包腔正常时平均压力接近于零或低于大气压，吸气时呈轻度负压，呼气时近于正压。急性纤维蛋白性心包炎或积液少量不致引起心包内压力增高，故不影响血流动力学。如果液体迅速增多，心包无法伸展或来不及伸展以适应其容量的变化，造成心包内压力急剧上升，引起心脏受压，致使心室舒张期充盈受阻，周围静脉压也升高，使心排血量降低，血压下降，导致急性心脏压塞临床表现发生。

（二）临床表现

1. 症状

（1）胸痛：心前区疼痛是纤维蛋白性心包炎主要症状，如急性非特异性心包炎、感染性心包炎。疼痛常位于心前区或胸骨后，可放射到颈部、左肩、左臂及左肩胛骨，也可达上腹部，疼痛性质呈压榨样或锐痛，也可闷痛，常与呼吸有关，常因咳嗽、深呼吸、变换体位或吞咽而加重。

（2）呼吸困难：呼吸困难是心包积液时最突出的症状。严重的呼吸困难患者可呈端坐呼吸，身躯前倾、呼吸浅速、面色苍白、发绀。

（3）全身症状：可有干咳、声音嘶哑及吞咽困难等症状，常因压迫气管、食管而产生。也可有发冷、发热、乏力、烦躁、心前区或上腹部闷胀等。大量渗液可影响静脉回流，出现体循环淤血表现，如颈静脉怒张、肝大、腹腔积液及下肢水肿等。

（4）心脏压塞：心包积液快速增加可引起急性心脏压塞，出现气促、心动过速、血压下降、大汗淋漓、四肢冰凉，严重者可意识恍惚，发生急性循环衰竭、休克等。

如积液积聚较慢，可出现亚急性或慢性心脏压塞，表现为颈静脉怒张、静脉压升高、奇脉。

2. 体征

（1）心包摩擦音：心包摩擦音是纤维蛋白性心包炎的典型体征，多位于心前区，以胸骨左缘第 3、第 4 肋间，坐位时身体前倾，深吸气最为明显，心包摩擦音可持续数小时或持续数天、数周，当积液增多将二层心包分开时，摩擦音即消失，如有部分心包粘连仍可闻及。心前区听到心包摩擦音就可做出心包炎的诊断。

（2）心包积液：心浊音界向两侧增大，皆为绝对浊音区；心尖冲动弱，且位于心浊音界的内侧或不能扪及；心音低钝、遥远；积液大量时可出现心包积液征（Ewart 征），即在左肩胛骨下叩诊浊音和闻及因左肺受压引起的支气管呼吸音。

（3）心脏压塞：除有体循环淤血体征外。按心脏压塞程度，脉搏可表现为正常、减弱或出现奇脉。奇脉是大量积液患者，触诊时桡动脉搏动呈吸气性显著减弱或消失，呼气时又复原的现象。也可通过血压测量来诊断，即吸气时动脉收缩压下降 10 mmHg 或更多。急性心脏压塞可因动脉压极度降低，而使奇脉难以察觉出来。

3. 并发症

（1）复发性心包炎：复发性心包炎是急性心包炎最难处理的并发症，在初次发病后数月至数年反复发病并伴严重的胸痛。发生率 20% ~30% ，多见于急性非特异性心包炎、心脏损伤后综合征。

（2）缩窄性心包炎：缩窄性心包炎常见于结核性心包炎、化脓性心包炎、创伤性心包炎。

（三）辅助检查

1. 化验检查

由原发病决定，如感染性心包炎常有白细胞计数增加、血沉增快等。

2. X 线检查

对渗出性心包炎有一定价值，可见心影向两侧增大，心脏搏动减弱或消失；尤其是肺部无明显充血而心影显著增大是心包积液的 X 线表现特征。但成人液体量少于 250 mL、儿童少于 150 mL 时，X 线难以检出。

3. 心电图

急性心包炎时，来自心包下心肌的心电图异常表现为：①常有窦性心动过速。②ST 段抬高，呈弓背向下，见于除 aVR 导联以外的所有导联，aVR 导联中 ST 段压低。③一至数日后，ST 段回到基线，T 波低平或倒置，持续数周至数月后 T 波逐渐恢复正常。④心包积液时有 QRS 低电压。⑤包膜下心房肌受损时可有除 aVR 和 V_1 导联外 P-R 段压低。

4. 超声心动图

对诊断心包积液迅速可靠。M 型或二维超声心动图中均可见液性暗区以确定诊断。心脏压塞的特征为：右心房及右心室舒张期塌陷；吸气时室间隔左移，右心室内径增大，左心室内径减小等。

5. 心包穿刺

抽取的积液做生物学、生化、细胞分类、查瘤细胞的检查等，确定病因；缓解心脏压塞症状；必要时在心包腔内给予抗菌或化疗药物等。

6. 心包镜及心包活检

有助于明确病因。

（四）治疗要点

1. 病因治疗

根据病因给予相应治疗，如结核性心包炎给予规范化抗结核治疗，化脓性心包炎应用敏感抗生素治疗等。

2. 非特异性心包炎的治疗

（1）应用非甾体类抗炎药物治疗：可应用数月的时间，缓慢减量直至停药。

（2）应用糖皮质激素药物治疗：如果应用非甾体类抗炎药物治疗无效，则可应用糖皮质激素治疗，常用泼尼松 40～60 mg/d，1～3 周，症状严重者可静脉应用甲泼尼龙。须注意当激素减量时，症状常可反复。

3. 复发性心包炎的治疗

秋水仙碱 0.5～1 mg/d，至少 1 年，缓慢减量停药。但终止治疗后部分患者有复发倾向。对顽固性复发性心包炎伴严重胸痛患者，可考虑外科心包切除术治疗。

4. 心包积液、心脏压塞的治疗

①结核性或化脓性心包炎要充分、彻底引流，提高治疗效果和减少心包缩窄发生率。②心包积液量较多，将要发生心脏压塞的患者，行心包穿刺引流。③已发生心脏压塞患者，无论积液量多少都要紧急心包穿刺引流。④由于积液中有较多凝块、纤维条索状物，会影响引流效果或风险大的患者，可行心包开窗引流。

二、缩窄性心包炎

缩窄性心包炎是心脏被纤维化或钙化的心包致密厚实地包围，使心室舒张期充盈受限而引发一系列循环障碍的疾病。

（一）病因、病理与病理生理

1. 病因

缩窄性心包炎继发于急性心包炎，病因以结核性心包炎为最常见，其次为化脓或创伤性心包炎。少数患者与急性非特异性心包炎、心包肿瘤及放射性心包炎等有关，也有部分患者其病因不明。

2. 病理

急性心包炎随着渗液逐渐吸收，心包出现弥漫的或局部的纤维组织增生、增厚粘连、壁层与脏层融合钙化，使心脏及大血管根部受限。心包长期缩窄，心肌可萎缩。如心包显微病理示为透明样变性组织，提示为非特异性，如为结核性肉芽组织或干酪样病变，则提示为结核性。

3. 病理生理

纤维化、钙化的心包使心室舒张期扩张受阻，心室舒张期充盈减少，使心搏量下降。为维持心排血量，心率增快。上、下腔静脉也因心包缩窄而回流受阻，出现静脉压升高，颈静脉怒张、肝大、腹腔积液、下肢水肿，出现 Kussmaul 征。Kussmaul 征表现为，吸气时周围静脉回流增多而已缩窄的心包使心室失去适应性扩张的能力，致静脉压增高，吸气时颈静脉更明显扩张。

（二）临床表现

1. 症状

常见症状为劳力性呼吸困难、疲乏、食欲缺乏、上腹胀满或疼痛。可因肺静脉压高而导致症状如咳嗽、活动后气促。也可有心绞痛样胸痛。

2. 体征

有颈静脉怒张、肝大、腹腔积液、下肢水肿、心率增快，可见 Kussmaul 征。腹腔积液常较皮下水肿出现得早、明显得多，这情况与心力衰竭中所见相反。

窦性心律，有时可有房颤。脉搏细弱无力，动脉收缩压降低，脉压变小。心尖冲动不明显，心音减低，少数患者在胸骨左缘第 3、第 4 肋间可闻及心包叩击音。

（三）辅助检查

1. X 线检查

心影偏小、正常或轻度增大；左右心缘变直，主动脉弓小而右上纵隔增宽（上腔静脉扩张），有时可见心包钙化。

2. 心电图

窦性心律，常有心动过速，有时可有房颤。QRS 波群低电压、T 波低平或倒置。

3. 超声心动图

对缩窄性心包炎的诊断价值远不如对心包积液诊断价值，可见心包增厚、僵硬、钙化，室壁活动减弱，舒张早期室间隔向左室侧移动等，但均非特异而恒定的征象。

4. 右心导管检查

右心导管检查的特征性表现：肺毛细血管压力、肺动脉舒张压力、右心室舒张末期压力、右心房压力均升高且都在相同或相近高水平，右心房压力曲线呈 M 或 W 波形，右心室收缩压轻度升高，舒张早期下陷及高原形曲线。

（四）治疗要点

1. 外科治疗

应尽早施行心包剥离术。但通常在心包感染、结核被控制，即应手术并在术后继续用药1年。

2. 内科辅助治疗

应用利尿药和限盐缓解机体液体潴留，水肿症状；对于房颤伴心室率快的患者，可首选地高辛，之后再应用β受体阻滞药和钙拮抗药。

三、护理措施

（一）体位与休息

对于呼吸困难患者要根据病情帮助患者采取半卧位或前倾坐位，依靠床桌，保持舒适体位。协助患者满足生活需要。对于有胸痛的患者，要卧床休息，保持情绪稳定，不要用力咳嗽、深呼吸或突然改变体位，以免使疼痛加重。

（二）呼吸观察与给氧

观察呼吸困难的程度，有无呼吸浅快、发绀，观察血气变化。根据缺氧程度调节氧流量，观察吸氧效果。

（三）预防感染

嘱患者加强营养，给予高热量、高蛋白、高维生素的易消化饮食，限制钠盐摄入，增强机体抵抗力。避免受凉，防止呼吸道感染，以免加重呼吸困难症状。

（四）输液护理

控制输液速度，防止加重心脏负担。

（五）用药护理

遵医嘱给予非甾体抗炎药，注意有无胃肠道反应、出血等不良反应。遵医嘱给予糖皮质激素、抗生素、抗结核、抗肿瘤等药物治疗。

（六）健康指导

1. 增强抵抗力

告诉患者注意充分休息，加强营养，给予高热量、高蛋白、高维生素的易消化饮食，限制钠盐摄入。注意防寒保暖，预防呼吸道感染。

2. 坚持药物治疗

指导患者必须坚持足够疗程的药物治疗，不能擅自停药，防止复发。注意药物不良反应，定期随访。

3. 积极治疗

对缩窄性心包炎的患者说明行心包剥离术的重要性，解除心理障碍，尽早接受手术治疗。

（唐美玲）

第六章

消化系统疾病护理

第一节　消化性溃疡

一、概述

（一）概念

消化性溃疡是指发生在胃和（或）十二指肠的慢性溃疡，即胃溃疡（GU）和十二指肠溃疡（DU）。因溃疡的形成与胃酸和胃蛋白酶的消化作用有关，故称为消化性溃疡。本病是消化系统疾病中的常见病、多发病，我国总发病率为10%～12%。十二指肠溃疡比胃溃疡多见，两者发病率之比为3∶1。本病可见于任何年龄，十二指肠溃疡多见于青壮年，胃溃疡多见于中老年人，后者发病高峰较前者约晚10年。男性略多于女性。

（二）病因与发病机制

1. 幽门螺杆菌感染

大量研究表明，幽门螺杆菌感染是消化性溃疡的主要病因。多数消化性溃疡黏膜可检出幽门螺杆菌，而杀灭幽门螺杆菌可促进溃疡愈合，并降低复发率。

2. 胃酸、胃蛋白酶

消化性溃疡的最终形成是由于胃酸/胃蛋白酶对黏膜的自身消化作用所致，在损害因素中，胃蛋白酶的蛋白水解作用和胃酸对胃和十二指肠的黏膜有侵袭作用，胃酸的作用占主导地位。胃酸分泌增多在十二指肠的发病机制中起主导作用，是起决定性作用的因素。

3. 非甾体消炎药（NSAID）

阿司匹林、吲哚美辛和布洛芬等除具有直接损伤胃和十二指肠黏膜的作用外，还能通过抑制前列腺素合成，从而削弱后者对黏膜的保护作用。

4. 其他因素

①吸烟是不可忽视的重要因素之一，尤其是在十二指肠溃疡的发病中。②饮食因素，如无规律饮食、暴饮暴食、高盐饮食、长期食用过冷、过热、过硬和刺激性强的食物及嗜酒等可引起黏膜的物理性或化学性损伤。③持久或过度精神紧张、情绪激动等因素可引起大脑皮质功能紊乱，使迷走神经兴奋和肾上腺皮质激素分泌增加，导致胃酸和胃蛋白酶分泌增多，促使溃疡形成。④遗传因素，研究表明胃溃疡有家庭聚集现象。

消化性溃疡的病因和发病机制较为复杂，基本原理是由于黏膜自身防御—修复因素与黏膜侵袭因素之间失去平衡。

二、护理评估

（一）健康史

询问患者有无溃疡病家族史；有无不良的饮食和生活习惯，如饮食无规律、长期食用过冷、过热、过硬、刺激性食物及烟酒嗜好等；有无长期服用阿司匹林类药物和糖皮质激素等；有无慢性充血性心力衰竭、肝硬化等慢性疾病；有无精神刺激、过度疲劳、气候变化等诱因。

（二）身体状况

典型的消化性溃疡以慢性病程、周期性发作、节律性上腹痛为特点，一般春、秋季节易发作。

1. 症状

（1）上腹痛：反复发作的慢性、周期性及节律性上腹痛是消化性溃疡具有特征性的主要症状。①疼痛部位，胃溃疡疼痛多位于上腹部，剑突下正中或偏左，十二指肠溃疡疼痛则位于上腹正中或偏右。②性质，胃溃疡和十二指肠溃疡疼痛性质相似，可为灼痛、胀痛或有饥饿样不适感。③疼痛的节律性，胃溃疡的疼痛常在餐后 0.5 ~1 小时出现，至下次进餐前自行消失，即进食—疼痛—缓解；十二指肠溃疡的疼痛多在餐后 3 ~4 小时出现，若不服药或进食则持续至下次进餐后才缓解或消失，呈疼痛—进餐—缓解规律，故又称空腹痛、饥饿痛。约半数患者于半夜发生疼痛，称为“夜间痛”。

（2）胃肠道症状：表现为反酸、嗳气、恶心、呕吐等消化不良的症状。

（3）全身症状：表现为失眠、多汗、消瘦、贫血等症状。

2. 体征

溃疡活动期上腹正中偏右或偏左有轻度压痛，缓解期无明显特征。

3. 并发症

（1）出血：出血是本病最常见的并发症。大出血的溃疡多位于胃小弯或十二指肠后壁，由于溃疡侵蚀大血管所致，主要表现为呕血与黑便，常伴有头晕、无力和心悸等症状，当失血量超过 800 mL 时出现失血性休克征象。

（2）穿孔：急性穿孔是本病最严重的并发症，常发生于饮食过饱和饭后剧烈运动，表现为骤起的上腹部刀割样剧痛并迅速向全腹弥散的持续性腹痛，患者疼痛难忍，可有面色苍白，出冷汗，脉搏细速，血压下降等表现，腹式呼吸减弱或消失；弥漫性腹部压痛、反跳痛、肌紧张呈板样强直；叩诊肝浊音消失，可有移动性浊音；站立位 X 线检查可见膈下新月状游离气体影；腹腔穿刺可抽出黄色浑浊液体。

（3）幽门梗阻：主要由十二指肠溃疡或幽门管溃疡引起。呕吐为主要症状，患者可感到上腹饱胀不适，餐后加重，呕吐量大，呕吐物为发酵酸性宿食，不含胆汁，有腐败酸臭味，重者出现失水和低钾、低氯性碱中毒。腹部检查有胃蠕动波、振水音等。

（4）癌变：少数胃溃疡可发生癌变，此时上腹痛的节律性消失，溃疡顽固不愈，粪便隐血试验持续阳性。

（三）辅助检查

1. 胃镜及黏膜活组织检查

胃镜及黏膜活组织检查是确诊消化性溃疡首选的检查方法，可直接观察溃疡的部位、大小和性质，并可取活组织做病理检查和幽门螺杆菌检查。

2. X线钡餐检查

龛影为溃疡的X线直接征象，是诊断溃疡病的可靠依据之一；十二指肠球部激惹和变形、胃大弯侧痉挛性切迹等为溃疡的间接征象。

3. 幽门螺杆菌检测

可做^{13}C-尿素呼气试验，测量血中抗幽门螺杆菌抗体或检测活组织标本确定有无幽门螺杆菌感染。此检查为常规检查项目，检测结果可作为指导治疗方案的依据。

4. 胃液分析

十二指肠溃疡患者常有胃酸分泌增高，胃溃疡患者胃酸分泌正常或低于正常。

5. 粪便隐血试验

消化性溃疡活动期粪便隐血试验可为阳性，持续阳性提示有癌变的可能。

（四）心理—社会状况

消化性溃疡有周期性发作和节律性疼痛的特点，患者易产生焦虑、抑郁等心理反应，当消化性溃疡合并出现消化道出血时，患者会有紧张、恐惧等心理反应，另外癌变也是某些溃疡患者经常考虑的问题，患者也可因此有负面情绪的改变。

（五）治疗要点

治疗原则是祛除病因、缓解症状、促进溃疡愈合、防止复发和避免并发症的发生。

1. 降低胃酸

常用药物：①抗酸药，使胃内酸度降低，常用药物有氢氧化铝、碳酸氢钠、铝碳酸镁等。②H_2受体拮抗剂，能阻止组胺与H_2受体结合，使壁细胞分泌胃酸减少。常用药物有西咪替丁、雷尼替丁和法莫替丁等。③质子泵抑制剂，以奥美拉唑为代表，是目前最强的胃酸分泌抑制药，作用时间长，作用机制是抑制壁细胞分泌胃酸的关键酶H^+-K^+-ATP酶失去活性，从而阻滞壁细胞内的H^+转移至胃腔而抑制胃酸分泌。

2. 保护黏膜

常用药物有枸橼酸铋钾、硫糖铝等。

3. 根除幽门螺杆菌治疗

目前推荐以质子泵抑制剂或胶体铋剂为基础，加上两种抗生素组成的三联治疗方案，即奥美拉唑或枸橼酸铋钾加上克林霉素和阿莫西林或甲硝唑。

4. 手术治疗

适用于大量出血经内科治疗无效、并发急性穿孔、并发瘢痕性幽门梗阻、顽固性溃疡及胃溃疡有癌变的患者。

三、常见的护理诊断/问题

1. 疼痛

上腹痛，与胃酸刺激溃疡面或胃酸作用于溃疡引起化学性炎症有关。

2. 营养失调

低于机体需要量，与疼痛或食后饱胀不适致摄入量减少及消化吸收障碍有关。

3. 焦虑

与疾病反复发作，病程迁延等有关。

4. 潜在并发症

出血、穿孔、幽门梗阻、癌变。

5. 知识缺乏

缺乏自我护理和防治的相关知识。

四、护理目标

疼痛减轻或消失；恶心、呕吐减轻，食欲改善，体重增加；情绪稳定，焦虑减轻或消失。

五、护理措施

（一）一般护理

1. 休息与活动

溃疡活动期或粪便隐血试验阳性时患者应卧床休息，症状较轻的患者可边工作边治疗，注意劳逸结合，避免过度劳累、紧张，保持良好的心情。

2. 饮食护理

（1）溃疡病急性发作期：应给予温软、半流质且含蛋白质、糖类、维生素较高的食物，如大米粥、小米粥、蛋花汤、蒸鸡蛋、藕粉、烂挂面、蜂蜜、果汁等清淡易于消化的饮食，每日进食6~7次，使食物与胃酸经常保持结合状态，以缓解症状，促进溃疡愈合。此期应严格限制对胃黏膜有机械性刺激的食物，如生、硬、油炸、煎炒的食物等和有化学刺激的食物和药物，如酒类、酸性饮食、浓茶、咖啡、辛辣食物、过冷过热食物等，以保护胃黏膜。此期应适当限制肉汤、鸡汤、鱼汤，因含氮高的饮食能强烈刺激胃酸分泌，增加胃的代谢负担。

（2）好转恢复期：以清淡和无刺激性的易消化饮食为主，原则是定时定量、细嚼慢咽、少食多餐。每日进食5~6次，主食以面食为主，如馒头、面包、面条、面片等，不习惯面食者可用软米饭或米粥代替，两餐之间可摄取适量牛奶，因牛奶中的钙质可刺激胃酸分泌，不宜多饮。此期可适当增加蛋白质、糖、脂肪和食盐量。

（二）病情观察

注意观察疼痛的规律和特点，呕吐物及粪便性状，以尽早发现出血、幽门梗阻等并发症的出现；突发腹部疼痛时，应注意有无腹膜刺激征等穿孔迹象；注意监测患者的生命体征。

（三）疼痛的护理

疼痛患者要了解其疼痛特点，如有典型的节律，可按其特点指导缓解疼痛的方法，如十二指肠溃疡为空腹痛或午夜痛，指导患者准备碱性食物（如苏打饼干）在疼痛前进食或遵医嘱服用抗酸药物防止疼痛发生。局部热敷或针灸止痛均可采用。

（四）心理护理

忧虑、恐惧可刺激迷走神经兴奋导致胃酸分泌增多，从而加重对胃黏膜的损伤，因此，护士要稳定患者的情绪，保持病室安静，分散患者的注意力，并帮助患者通过精神放松法、呼吸控制训练法、气功松弛法、自我睡眠等消除患者的紧张感，告知患者情绪反应与疾病的发展及转归密切相关，提高患者情绪的自我调控能力及心理应急能力。向患者讲解消化性溃疡的有关知识，使患者消除恐惧心理，避免情绪波动，告诉患者及家属经过正规治疗，溃疡是可以痊愈的，让患者树立战胜疾病的信心，保持乐观的情绪，主动配合医生治疗。

（五）用药护理

1. 抗酸药

如氢氧化铝凝胶等，应在饭后 1 ~2 小时和睡前服用，应避免与奶制品及酸性食物或饮料同时服用。

2. H_2 受体拮抗剂

应在餐中或餐后即刻服用，若需同时服用抗酸药时，则两药应间隔 1 小时以上。静脉给药时应注意控制滴注速度，以免引起低血压和心律失常。常见的副作用有乏力、粒细胞减少、皮疹等。

3. 质子泵抑制剂

奥美拉唑可引起头晕，特别是用药初期，因此应嘱患者用药期间应避免从事高度集中注意力的工作。兰索拉唑的主要不良反应包括荨麻疹、皮疹、瘙痒及头痛等。

4. 其他药物

硫糖铝宜在餐前 1 小时服用，可有便秘、口干、皮疹、眩晕、嗜睡等不良反应。枸橼酸铋钾在酸性环境中方起作用，故也在餐前 30 分钟服用，不可与抗酸药同服，因其可使齿、舌变黑，应用吸管直接吸入，部分患者服药后出现便秘或大便呈黑色，停药后可自行消失。服用阿莫西林时，应询问患者有无青霉素过敏史，服用过程中应注意是否有迟发性过敏反应。甲硝唑可引起恶心、呕吐等胃肠道反应，口腔金属味、舌炎和排尿困难等不良反应。

（六）并发症的护理

如出现急性穿孔和瘢痕性幽门梗阻，应遵医嘱做好各项术前准备，做好呕吐物的观察与处理，指导患者禁饮食，行胃肠减压，保持口腔清洁。同时迅速建立静脉通道，输液，做好解痉药与抗生素的用药护理。

（七）健康指导

1. 疾病知识指导

向患者及家属介绍疾病基本知识、导致溃疡复发与加重的诱因。对嗜烟酒的患者说明烟酒对消化性溃疡的危害性，并与患者共同制订切实可行的戒烟酒计划，帮助其戒烟酒。合理安排休息与活动，睡眠充足，劳逸结合，精神放松，心态良好。

2. 饮食指导

合理饮食，纠正不良饮食习惯，定时进食，少食多餐，细嚼慢咽，避免餐间零食和睡前进食。忌暴饮暴食，忌过冷、过热饮食，禁辛辣、浓茶、咖啡、过酸或油炸食品。

3. 用药指导

指导患者按医嘱用药，学会识别药物的不良反应，避免应用使溃疡加重或复发的药物。

4. 及时识别并发症征象，定期复查

若上腹部疼痛节律发生改变或加剧、出现呕血或黑便时，应立即就诊。

六、护理评价

疼痛有无减轻或消失，食欲有无改善，体重是否增加，情绪是否稳定。

（杨丽娟）

第二节 肝硬化

一、概述

（一）概念

肝硬化是由于一种或多种原因造成的肝组织慢性、进行性、弥漫性损害，引起以肝功能障碍和门静脉高压为主要表现的一种常见的慢性肝病。发病高峰年龄在 35～48 岁，男女比例为（3.6～8）：1。

（二）病因

引起肝硬化的原因很多，在国内以病毒性肝炎最为常见，国外为酒精中毒多见。

1. 病毒性肝炎

主要是乙型病毒性肝炎，其次是丙型病毒性肝炎，而甲型、戊型病毒性肝炎一般不会发展为肝硬化。

2. 乙醇中毒

长期大量饮酒（每日摄入乙醇 80 g 达 10 年以上），乙醇及中间代谢产物（乙醛）的毒性作用，引起酒精性肝炎，继而发展为肝硬化。

3. 胆汁淤积

持续肝内淤胆或肝外胆管阻塞时，可引起原发性或继发性胆汁性肝硬化。

4. 药物或化学毒物

长期服用某些药物如双醋酚丁、甲几多巴等，或长期接触某些化学毒物如磷、砷、四氯化碳等。

5. 其他

血吸虫病、循环障碍、营养失调等因素均可引起肝硬化。

（三）发病机制

肝硬化的发展过程有 4 个方面：①广泛肝细胞变性坏死、肝小叶纤维支架塌陷。②不规则结节状肝细胞团（再生结节）的形成。③大量纤维结缔组织增生，假小叶的形成。④上述病理改变，使肝内血管缩小、闭塞、扭曲；肝内门静脉、肝静脉、肝动脉小支三者失去正常关系，出现吻合支。这既是形成门静脉高压的病理基础，也加重了肝细胞的营养障碍，促使肝硬化进一步发展。

二、护理评估

（一）健康史

询问患者有无病毒性肝炎史；是否长期大量饮酒、长期服用对肝脏有损害的药物；有无慢性充血性心力衰竭、胆汁淤积、长期或反复感染血吸虫等病史。

（二）身体状况

肝硬化起病隐匿，病程进展较缓慢。临床上分为肝功能代偿期和失代偿期。

1. 代偿期

代偿期症状较轻，无特异性，甚至无任何不适，乏力、食欲减退出现较早且较突出，可伴有腹胀、恶心、厌油腻、上腹隐痛、轻度腹泻等，多呈间歇性，因劳累出现，经休息或治疗后可缓解。肝轻度肿大、质地较硬，脾轻或中度肿大。

2. 失代偿期

失代偿期主要为肝功能减退和门静脉高压所致的临床表现。

（1）肝功能减退的表现。

1）全身表现：患者一般情况及营养状况差，消瘦乏力，精神不振，皮肤干而粗糙，面色灰暗无光泽（肝病病容），常有不规则低热、夜盲及水肿等。

2）消化道症状：食欲减退甚至厌食，上腹饱胀不适、恶心、呕吐，对脂肪和蛋白质耐受性差，进油腻肉食易引起腹泻。这是因门静脉高压时胃肠道淤血水肿、消化吸收障碍和肠道菌群失调所致。半数以上患者有轻度黄疸，少数有中、重度黄疸，提示肝细胞有进行性或广泛性坏死。

3）出血倾向和贫血：轻者可有鼻出血、牙龈出血、皮肤紫癜，重者胃肠道出血引起黑便。与肝合成凝血因子减少、脾功能亢进等有关。营养不良、肠道吸收障碍、失血和脾功能亢进等因素可致不同程度的贫血。

4）内分泌失调：由于肝功能减退，肝脏对雌激素灭活能力减弱，使雌激素增多，通过负反馈抑制垂体前叶分泌功能，致雄激素、肾上腺糖皮质激素减少。男性患者表现为乳房发育、毛发脱落、性欲减退、睾丸萎缩等；女性患者有月经失调、闭经、不孕等；部分患者面部、颈、上胸、肩背和上肢等上腔静脉回流区出现蜘蛛痣；在手掌大鱼际、小鱼际等部位有充血发红，称为肝掌；面部皮肤可有色素沉着。肝功能减退也使肝对醛固酮和抗利尿激素的灭活作用减弱，致继发性醛固酮和抗利尿激素增多，促使水肿和腹腔积液形成。

（2）门静脉高压症表现。

1）脾大和脾功能亢进：脾因长期淤血而肿大，多为轻、中度肿大。晚期出现脾功能亢进可有红细胞、白细胞、血小板计数减少。

2）侧支循环建立与开放：由于门静脉压力增高，导致门静脉与腔静脉吻合支逐渐扩张，形成门—体侧支循环。主要的侧支循环如下：①食管下段和胃底静脉曲张，常因门静脉压力突然增高、粗硬食物机械损伤或腹内压突然升高而使曲张静脉破裂发生上消化道大出血，出现呕血、黑便及休克等症状。②腹壁和脐周静脉曲张，在脐周与腹壁可见纡曲的静脉。③痔静脉曲张，形成痔核，破裂时可引起便血。

3）腹腔积液：肝硬化最突出的临床表现。患者常有腹胀，大量腹腔积液时腹部膨隆，呈蛙腹状，膈肌抬高，可出现呼吸困难、心悸。腹腔积液形成是多种因素作用的结果，主要有：①门静脉高压，组织液回流减少而进入腹腔。②低蛋白血症，血浆胶体渗透压降低，导致使血浆外渗。③肝淋巴液生产过多，超过胸导管的引流能力，使淋巴液渗出至腹腔。④继发抗利尿激素、醛固酮增多，水、钠重吸收增加。⑤有效循环血容量不足，肾血流量减少，致肾小球滤过降低所致。

（3）肝脏体征：早期肝脏肿大，表面光滑，质地稍硬；晚期缩小，表面可呈结节状，质地硬；一般无压痛。

3. 并发症

（1）上消化道出血：肝硬化最常见的并发症，食管胃底静脉曲张破裂可导致失血性休克或诱发肝性脑病。

（2）肝性脑病：本病最严重的并发症，也是最常见的死亡原因。

（3）感染：肝硬化患者抵抗力低下易并发感染，如肺炎、胆道感染、大肠杆菌败血症及自发性腹膜炎等。

（4）原发性肝癌：患者短期内出现肝脏迅速增大、肝表面出现肿块、持续性肝区疼痛或腹腔积液呈血性应考虑并发原发性肝癌，需作进一步检查。

（5）肝肾综合征：肝硬化失代偿期大量腹腔积液时，由于有效循环血容量不足可发生功能性肾衰竭，又称肝肾综合征。表现为自发性少尿或无尿、氮质血症、稀释性低钠血症和低尿钠。

（6）水、电解质和酸碱平衡紊乱：常见低钠血症，与长期钠摄入不足、利尿和大量放腹腔积液有关；也常出现低钾、低氯血症和代谢性碱中毒，与摄入不足、呕吐和腹泻、利尿及继发性醛固酮增多有关。

（三）辅助检查

1. 血常规

失代偿期有轻重不等的贫血。当脾功能亢进时，红细胞、白细胞、血小板均见减少。

2. 肝功能检查

代偿期正常或轻度异常；失代偿期血清总蛋白正常、降低或增高，但白蛋白降低、球蛋白升高，白/球蛋白比例降低或倒置，丙氨酸氨基转移酶、天门冬氨酸氨基转移酶常轻度或中度增高。凝血酶原时间延长。

3. 腹腔积液检查

腹腔积液一般为漏出液，如并发自发性腹膜炎，则为渗出液。

4. 影像学检查

B 超、CT 检查可显示脾静脉和门静脉增宽、肝脾大小和质地的改变以及腹腔积液情况。食管吞钡 X 线检查显示食管胃底静脉曲张呈现虫蚀样充盈缺损。

（四）心理—社会状况

肝硬化患者常因疾病带来工作和生活上的限制，易产生角色适应不良；因病情重或病程漫长需长期住院治疗，经济负担重，常使患者出现悲观绝望、焦虑、恐惧等心理；家属对患者关心和支持不足或医疗费用保障不足，会使患者产生紧张、烦躁，甚至不配合治疗。

（五）治疗要点

肝硬化应采取综合治疗措施使病情缓解并延长其代偿期。首先针对病因治疗，注意休息和饮食。代偿期患者可服用抗纤维化的药物（如秋水仙碱）及中药，不宜滥用护肝药，避免使用对肝脏有损害的药物；失代偿期患者主要是对症治疗，改善肝功能和防治并发症；有手术适应证者进行手术治疗，晚期肝硬化患者可行肝移植术。

三、常见的护理诊断/问题

1. 营养失调

低于机体需要量，与肝功能减退引起食欲减退、消化和吸收障碍有关。

2. 体液过多

与肝功能减退、门静脉高压引起水、钠潴留有关。

3. 活动无耐力

与肝功能减退致营养障碍和大量腹腔积液有关。

4. 有感染的危险

与营养障碍、白细胞减少致机体抵抗力降低有关。

5. 有皮肤完整性受损的危险

与营养障碍、水肿、皮肤干燥及长期卧床有关。

6. 潜在并发症

上消化道出血、肝性脑病。

四、护理目标

患者能按饮食计划增加摄入，营养状态改善；腹腔积液、水肿减轻；能遵循休息和活动计划，增加活动耐力；无皮肤破损或感染。

五、护理措施

（一）休息与活动

休息可减轻患者能量消耗，减轻肝脏代谢的负担，增加肝脏的血流量，有助于肝细胞修复。代偿期患者可参加轻体力工作，减少活动量；失代偿期患者应以卧床休息为主。

（二）饮食护理

给予患者高热量、高蛋白、高维生素、易消化的饮食，并随病情变化及时调整。热量以碳水化合物为主；蛋白质（肝性脑病除外）1～1.5 g/（kg·d），应以鸡蛋、牛奶、鱼、鸡肉、猪瘦肉为主，蛋白质是肝细胞修复和维持血白蛋白正常水平的重要物质基础，应保证其摄入量，但肝功能显著损害或有肝性脑病先兆时，应限制蛋白质，待病情好转后再逐渐增加蛋白质的摄入量，并应选择植物蛋白；多食新鲜蔬菜和水果，如西红柿、柑橘等富含维生素C，以保证维生素需求；必要时遵医嘱静脉补充足够的营养，如高渗葡萄糖液、复方氨基酸、白蛋白或新鲜血。戒烟酒，避免进食刺激性强、粗纤维多和较硬的食物，食物应以菜泥、肉末、汤类等为主，进食时应细嚼慢咽，以避免损伤曲张的静脉；食欲不振、恶心呕吐的患者，应于进食前给予口腔护理以促进食欲，在允许范围内尽量照顾患者的饮食习惯和口味。

（三）病情观察

准确记录每日液体出入量，定期测量腹围和体重，以观察腹腔积液消长情况。密切监测血清电解质和酸碱变化，如有水、电解质和酸碱平衡紊乱，及时报告医生。注意有无呕血、黑便，有无精神异常，有无腹痛、腹胀、发热及短期内腹腔积液迅速增加，有无少尿、无尿等表现，及时发现上消化道出血、肝性脑病、自发性腹膜炎及肝肾综合征，若发现上述异常，立即报告医生并协助处理。

（四）腹腔积液患者的护理

1. 体位

轻度腹腔积液尽量取平卧位，以增加肝肾血流量，提高肾小球滤过率。大量腹腔积液患者取半卧位，以使横膈下降，增加肺活量，减轻呼吸困难和心悸，同时应避免腹内压突然剧增的因素，如剧烈咳嗽、打喷嚏、便秘等。抬高下肢，以减轻下肢水肿。阴囊水肿者可用托带托起阴囊，以利于水肿消退。

2. 限制钠、水摄入

钠限制在每天 500～800 mg（氯化钠 1.2～2.0 g）。进水量限制在约每天 1 000 mL，如有显著低血钠，应限制在每天 500 mL 之内。嘱患者少食高钠食物如咸肉、酱菜、酱油、罐头食品、含钠味素等。限钠饮食常使患者感到食物无味，可适量添加橘汁、食醋等，以增进食欲。

3. 加强皮肤的护理

保持床铺干燥、平整，指导和协助患者定时变换体位，臀部、足部及其他水肿部位可用棉垫，并给予热敷和按摩，预防压疮的发生。黄疸患者皮肤瘙痒时，外用炉甘石洗剂止痒，嘱患者不搔抓皮肤以免引起皮肤破损、出血和感染。

4. 用药护理

主要使用利尿剂螺内酯和呋塞米，利尿前可输注白蛋白以增加腹腔积液消退。利尿速度不宜过猛，每日体重减轻以不超过 0.5 kg 为宜。注意观察有无钾的紊乱。

5. 协助腹腔穿刺放腹腔积液或腹腔积液浓缩回输

对大量腹腔积液引起呼吸困难、心悸，且利尿效果不佳者，可酌情放腹腔积液和腹腔积液浓缩回输，后者可避免蛋白质丢失。

（五）心理护理

鼓励患者说出其内心感受和忧虑，增加与患者交谈的时间，与患者一起讨论其可能面对的问题，给予精神上的安慰和支持。向患者及家属介绍治疗有效的病例，增加治疗信心，勿过多考虑病情，遇事豁达开朗。引导患者家属在情感上关心支持患者，使之能从情感宣泄中减轻沉重的心理压力。对表现出严重焦虑和抑郁的患者，应加强观察并及时进行干预，以免发生意外。可帮助家属与相关机构联系，为患者争取社会的经济支持和援助。

（六）健康指导

1. 生活指导

合理安排休息时间，保证身心两方面的休息，睡眠充足，心情愉快，把护理计划落实到日常生活中。向患者和家属说明饮食治疗的重要意义及原则，切实遵循饮食治疗的原则和计划，严格限制饮酒和吸烟，少进食粗糙食物并防止便秘。患者因皮肤干燥、水肿、黄疸时出现皮肤瘙痒，又因长期卧床等因素，易发生皮肤破损和继发感染。沐浴时应避免水温过高，勿用有刺激性的皂类和浴液，沐浴后可使用性质柔和的润肤品；皮肤瘙痒者给予止痒处理，嘱患者勿用手抓挠，以免皮肤破损。

2. 用药指导

嘱患者遵医嘱用药，指导其认识常用的对肝脏有害的药物，告知患者勿滥用“保肝药物”，以免服药不当而加重肝脏负担和肝功能损害，介绍患者所用药物的不良反应，如服用利尿剂者出现软弱无力、心悸等症状时，提示低钠血症、低钾血症，应及时就医。

3. 疾病知识指导

肝硬化为慢性病程，护士应向患者和家属介绍肝硬化的基本知识，帮助他们掌握本病的防治知识和自我护理方法。指导家属理解和关心患者，给予精神支持和生活照顾。让家属和患者学会识别各种并发症的征兆，及早发现病情变化，如患者出现性格、行为改变等肝性脑病的前驱症状或呕血、黑便等消化道出血表现时，应及时就诊。

六、护理评价

患者营养状况是否改善；腹腔积液、水肿是否减轻；活动耐力和生活自理能力是否增加；有无皮肤损伤和感染；有无并发症发生及发生后患者恢复的情况。

（赵　蕾）

第三节　上消化道出血

一、概述

（一）概念

上消化道出血是指十二指肠悬韧带以上的消化器官，包括食管、胃、十二指肠或胰胆等病变及胃空肠吻合术后的空肠病变引起的出血。大量出血是指在短期内的失血量超出 1 000 mL 或循环血容量的 20%。上消化道出血为临床常见急症，其主要表现为呕血和（或）黑粪，常伴血容量减少引起的急性周围循环衰竭，病情严重者可危及生命。

（二）病因

上消化道疾病及全身性疾病均可引起上消化道出血。临床上常见的病因首先是消化性溃疡，其次为食管胃底静脉曲张破裂、急性糜烂出血性胃炎和胃癌。

1. 上消化道疾病

①食管疾病，食管炎、食管癌、食管的物理化学因素损伤，以及食管黏膜撕裂症等。②胃、十二指肠疾病，消化性溃疡、胃泌素瘤、急性糜烂出血性胃炎、胃癌、急性胃扩张、胃手术后病变等。

2. 门静脉高压

肝硬化、门静脉阻塞出现门静脉高压引起食管胃底静脉曲张破裂出血。

3. 上消化道邻近器官或组织的疾病

见于胆道出血及胰腺疾病。

4. 全身性疾病

见于白血病、再生障碍性贫血、血小板减少性紫癜、尿毒症等。

二、护理评估

（一）健康史

评估患者有无消化性溃疡、肝硬化、胃癌、胰腺、胆道疾病病史及消化道手术史；有无饮食不当、过度劳累、精神紧张、长期嗜酒或服用损害胃黏膜的药物（阿司匹林、吲哚美辛、保泰松、肾上腺糖皮质激素等）；有无创伤、颅脑手术、休克、严重感染等应激史。了解呕血及黑便发生时间、次数与颜色，可能引起的诱发因素；有无头晕、心慌、四肢无力、口渴、尿少等表现。

（二）身体状况

上消化道出血的临床表现主要取决于出血量及出血速度及出血前的全身状态。

1. 黑粪与呕血

黑粪与呕血是上消化道出血的特征性表现。呕血与黑便的颜色、性质与出血部位、出血量和速度有关。出血部位在幽门以上者常有呕血与黑便，在幽门以下者可仅表现为黑便。但出血量少而速度慢的幽门以上病变也可仅见黑便，而出血量大、速度快的幽门以下病变可因血液返流入胃引起呕血。胃内储积血量在 250 ~ 300 mL 可引起呕血。呕血为棕褐色，呈咖啡渣样，提示血液在胃内停留时间长，血液经胃酸作用形成正铁血红素所致。呕血呈鲜红色或有血块，提示血液量大、速度快，在胃内停留时间短，未经胃酸充分混合即呕血。黑便出现提示每日出血量 >60 mL。柏油样黑便，黏稠而发亮，是血红蛋白中铁经肠内硫化物作用形成硫化铁所致。当出血量大且速度快时，血液在肠内推进较快，可排出暗红色或鲜红色血便。

2. 失血性周围循环衰竭

急性大量失血由于循环血容量迅速减少而导致周围循环衰竭。一般表现为头晕、心慌、乏力，突然起立发生晕厥、肢体冷感、心率加快、血压偏低等，严重者呈休克状态。

3. 发热

上消化道大量出血后，多数患者在 24 小时内出现低热，多不超过 38℃，持续 3 ~ 5 天后降至正常。

4. 氮质血症

上消化道大量出血后，由于大量血液蛋白质的分解产物在肠道被吸收，血中尿素氮浓度可暂时增高，称为肠源性氮质血症，常于出血后数小时血尿素氮开始上升，24 ~ 48 小时可达高峰，3 ~ 4 天后降至正常。

5. 贫血

大量出血可致贫血，多为正细胞正色素性贫血。

（三）辅助检查

1. 实验室检查

红细胞计数、血细胞比容、血红蛋白浓度、白细胞和血小板计数、肝肾功能检查、大便隐血试验等，对失血量和有无活动性出血的估计有重要价值，对治疗效果的判断和协助病因诊断有参考价值。

2. 胃镜检查

胃镜检查是目前诊断上消化道出血病因的首选检查方法。多主张在出血后 24～48 小时内进行检查，不但可以明确病因，还可行紧急内镜止血治疗。

3. 影像学检查

X 线钡餐检查主要适用于有胃镜检查禁忌证或不愿进行胃镜检查者。检查一般在出血停止数天后进行。

4. 其他检查

选择性腹腔动脉造影、放射性核素扫描、胶囊内镜及小肠镜检查等，主要适用于不明原因的消化道出血。

（四）治疗要点

上消化道大量出血病情急、变化快，严重者可危及生命，应采取积极措施进行抢救。抗休克、迅速补充血容量治疗，应放在一切治疗措施的首位，同时应积极有效止血、去除病因。

1. 补充血容量

立即查血型和配血，尽快建立有效的静脉输液通道，尽快补充血容量。在配血过程中，可用平衡液或葡萄糖盐水、右旋糖酐或其他血浆代用品，严重活动性大出血尽早输入全血。

2. 止血

（1）食管胃底静脉曲张破裂大出血常用的药物有两类：①血管升压素，通过对内脏血管的收缩作用，降低门静脉及其侧支循环的压力，从而控制食管胃底静脉曲张出血。②生长抑素类药物如奥曲肽，可明显减少门脉及其侧支循环血流量，止血效果肯定。该类药物已成为近年治疗食管胃底静脉曲张出血的最常用药物。经上述措施不能控制出血时，可用三腔二囊管压迫止血，必要时内镜直视下止血。大量出血内科治疗无效时，应考虑外科手术治。

（2）非曲张静脉上消化道大出血以消化性溃疡所致出血最为常见。常用 H_2 受体拮抗剂或质子泵抑制剂，如西咪替丁、雷尼替丁及奥美拉唑等。如见活动性出血或暴露血管的溃疡应进行内镜止血。

三、常见的护理诊断及问题

1. 体液不足

与上消化道出血有关。

2. 活动无耐力

与失血后贫血、急性期禁食等因素有关。

3. 有受伤的危险

与气囊长时间压迫食管胃底黏膜、气囊阻塞气道、血液或分泌物反流入气管有关。

4. 恐惧

与呕血、黑粪等因素有关。

5. 潜在并发症

失血性休克。

四、护理目标

患者组织灌注量改善，生命体征平稳；乏力改善，活动耐力增加；食管、胃底黏膜未因气囊压迫而损伤，无窒息、误吸、休克发生。

五、护理措施

（一）一般护理

1. 休息与体位

减轻精神紧张和减少身体活动有利于出血停止。少量出血者应卧床休息，安置患者于适宜体位，协助患者做好日常生活护理。大出血者绝对卧床休息，取平卧位并将下肢略抬高。呕血时，头偏向一侧，以防窒息或误吸，必要时用负压吸引器清除气道内的分泌物、血液或呕吐物。呕血停止后协助患者漱口，保持口腔清洁。

2. 饮食

少量出血者，可适当进食温凉、清淡、无刺激性的流质饮食。出血停止后，可逐渐改为半流质食物、软食，少量多餐，逐步过渡到正常饮食。大量呕血时应暂禁食，一般在出血停止 2 ~ 4 小时后，方可开始给予少量的流质饮食。食管胃底静脉曲张出血急性期应禁食，出血停止后 48 ~ 72 小时可给予高热量、高维生素流质饮食，限制蛋白质和钠摄入，避免诱发肝性脑病和加重腹腔积液。避免过硬、粗糙、刺激性的食物，应细嚼慢咽，避免损伤食管及胃黏膜而再次出血。禁食期间应保持热量补充，静脉输入液体和高营养，补充电解质，维持水、电解质平衡，积极预防和纠正体液不足。

（二）病情观察

1. 病情监测

对大出血患者每 5 ~ 20 分钟测量一次血压、脉搏、心率，注意观察生命体征、神志、皮肤色泽、尿量变化，记录 24 小时出入液量，必要时进行心电监护。一旦发现休克征象，及时报告医生并配合抢救。

2. 出血量估计

密切观察呕血、黑便的性状、出血量、次数，注意出血方式，以便估计出血量和出血速度。出血量在 400 mL 以下时，一般不出现全身症状；出血量超过 400 ~ 500 mL 时，出现头晕、心悸及乏力等症状；出血量超过 1 000 mL 即出现周围循环衰竭的表现。

3. 继续或再次出血的判断

观察过程中有下列迹象者，提示有活动性出血或再出血：①反复呕血或黑便次数增加，粪质稀薄，血色转为鲜红或暗红，肠鸣音亢进。②周围循环衰竭的表现经足量补容后未见明显改善或又恶化，经快速补充血容量，中心静脉压仍有波动。③红细胞计数、血红蛋白与血细胞比容继续下降，网织细胞计数持续增高。④足量补液与尿量正常的情况下，血尿素氮持续或再次增高。

（三）治疗配合

（1）迅速建立静脉通道，遵医嘱尽快补充血容量，尽可能用大号针头输液以备输血应用，但要密切观察，防止输液过多、过快而发生急性肺水肿。认真核查血型并做好输血准备，门静脉高压所致食管胃底静脉曲张破裂出血者，宜输新鲜血液，因库存血含氨量高，易诱发肝性脑病。

（2）用血管升压素止血时，注意观察有无恶心、腹痛、便意、心悸及面色苍白等不良反应，应注意控制滴速，有高血压和冠心病者禁用。

（四）心理护理

在患者大量呕血时，护士可陪伴患者，使患者有安全感。要耐心解释出血的原因，各项检查的意义和方法、治疗措施，以消除患者和家属的顾虑，配合治疗。关爱患者，给予心理支持。精神过度紧张者，可遵医嘱适当给予镇静剂。

（五）健康指导

（1）向患者和家属介绍上消化道出血的病因和诱因、治疗和护理知识。

（2）教会患者和家属正确识别早期出血征象，指导应急治疗措施。

（3）指导患者养成良好的饮食卫生和生活习惯，合理饮食，保证营养，戒烟、戒酒，心态稳定，保证身心健康。

（4）遵医嘱用药，定期复查原发病。

六、护理评价

患者出血是否停止，生命体征是否平稳，活动耐力是否增加，食管胃底静脉是否因气囊受压而损伤，有无窒息、误吸发生。

（尹　娜）

第四节　功能性消化不良

功能性消化不良（FD）是临床上最常见的一种功能性胃肠病，是指具有上腹痛、上腹胀、早饱、嗳气、食欲不振、恶心、呕吐等上腹不适症状，经检查排除了引起这些症状的胃肠、肝胆及胰腺等器质性疾病的一组临床综合征，症状可持续或反复发作，病程一般超过1个月或在1年中累计超过12周。

根据临床特点，FD分为3型：①运动障碍型，以早饱、食欲不振及腹胀为主。②溃疡型，以上腹痛及反酸为主。③反流样型。

一、临床表现

1. 症状

FD有上腹痛、上腹胀、早饱、嗳气、食欲不振、恶心、呕吐等症状，常以某一个或某一组症状为主，至少持续或累积4周/年以上，在病程中症状也可发生变化。

FD起病多缓慢，病程常经年累月，呈持续性或反复发作，不少患者由饮食、精神等因素诱发。部分患者伴有失眠、焦虑、抑郁、头痛、注意力不集中等精神症状，有贫血、消瘦等消耗性疾病表现。

2. 体征

FD 的体征多无特异性，多数患者中上腹有触痛或触之不适感。

二、辅助检查

（1）三大常规检查和肝、肾功能均正常，血糖及甲状腺功能正常。

（2）胃镜、B 超、X 线钡餐检查。

（3）胃排空试验近 50% 的患者出现胃排空延缓。

三、治疗原则

主要是对症治疗，个体化治疗和综合治疗相结合。

1. 一般治疗

避免烟、酒及服用非甾体抗感染药，建立良好的生活习惯。注意心理治疗，对失眠、焦虑患者适当予以镇静药物。

2. 药物治疗

（1）抑制胃酸分泌药：H_2 受体阻滞剂或质子泵抑制剂，适用于以上腹痛为主要症状的患者。症状缓解后不需要维持治疗。

（2）促胃肠动力药：常用多潘立酮、西沙必利和莫沙必利，以后二者疗效为佳，适用于以上腹胀、早饱、嗳气为主要症状患者。

（3）胃黏膜保护剂：常用枸橼酸铋钾。

（4）抗幽门螺杆菌治疗：疗效尚不明确，对部分有幽门螺杆菌感染的 FD 患者可能有效，以选用铋剂为主的三联为佳。

（5）镇静剂或抗抑郁药：适用于治疗效果欠佳且伴有精神症状明显的患者，宜从小剂量开始，注意观察药物的不良反应。

四、护理诊断

1. 舒适的改变

与腹痛、腹胀、反酸有关。

2. 营养失调

低于机体需要量，与消化不良、营养吸收障碍有关。

3. 焦虑

与病情反复、迁延不愈有关。

五、护理措施

1. 心理护理

本病为慢性反复发作的过程，应做好心理疏导工作，尽量避免各种刺激及不良情绪，详细讲解疾病的性质，鼓励患者，提高认知水平，帮助患者树立战胜疾病的信心。教会患者稳定情绪，保持心情愉快，培养广泛的兴趣爱好。

2. 饮食护理

建立良好的生活习惯，避免烟、酒及服用非甾体抗感染药。强调饮食规律性，进食时勿做其他事情，睡前不要进食，利于胃肠道的吸收及排空。避免高脂油炸食物，忌坚硬食物及刺激性食物，注意饮食卫生。饮食适量，不宜极渴时饮水，一次饮水量不宜过多。不能因畏凉食而进食热烫食物。进食适量新鲜蔬菜水果，保持低盐饮食。少食易产气的食物及寒、酸性食物。

3. 合理活动

参加适当的活动，如打太极拳、散步或练习气功等，以促进胃肠蠕动及消化腺的分泌。

4. 用药指导

对于焦虑、失眠的患者可适当给予镇静剂，从小剂量开始使用，严密观察使用镇静剂后的不良反应。

六、健康教育

1. 一般护理

功能性消化不良患者在饮食中应避免油腻及刺激性食物、戒烟、戒酒，养成良好的生活习惯，避免暴饮暴食及睡前进食过量；可采取少食多餐的方法；加强体育锻炼；要特别注意保持愉快的心情和良好的心境。

2. 预防护理

（1）进餐时应保持轻松的心情，不要匆促进食，也不要囫囵吞食，更不要站着或边走边吃。

（2）不要泡饭或和水进食，饭前或饭后不要立即大量饮用液体。

（3）进餐时不要讨论问题或争吵，讨论应在饭后1小时以后进行。

（4）不要在进餐时饮酒，进餐后不要立即吸烟。

（5）不要穿着束紧腰部的衣裤就餐。

（6）进餐应定时。

（7）避免大吃大喝，尤其是辛辣和富含脂肪的饮食。

（8）有条件可在两餐之间喝1杯牛奶，避免胃酸过多。

（9）少食过甜、过咸食品，摄入过多糖果会刺激胃酸分泌。

（10）进食不要过冷或过烫。

（桑立珠）

第五节　病毒性肝炎

一、概述

（一）概念

病毒性肝炎是由几种不同的嗜肝病毒（肝炎病毒）引起的以肝脏炎症和坏死病变为主的一组感染性疾病。它是法定乙类传染病，具有传染性较强、传播途径复杂、流行面广泛、发病率高等特点。目前已确定的有甲型、乙型、丙型、丁型及戊型病毒性肝炎5种类型，部分乙型、丙型和丁型肝炎患者可发展为肝硬化和原发性肝细胞癌，对健康危害甚大。

（二）病原学

甲型肝炎病毒（HAV）属于小 RNA 病毒科的嗜肝病毒属，感染后在肝细胞内复制，随胆汁经肠道排出，对外界抵抗力较强，能耐受56℃ 30 分钟或室温一周。在干燥粪便中25℃能存活 30 天，在贝壳类动物、樗水、淡水、海水、泥土中能存活数月。这种稳定性对 HAV 通过水和食物传播十分有利。高压蒸汽（121℃，20 分钟）、煮沸 5 分钟、紫外线照射 1 小时可灭活，70% 乙醇 25℃ 3 分钟也可有效灭活 HAV。

乙型肝炎病毒（HBV）属于嗜肝 DNA 病毒科，在肝细胞内合成后释放入血，还可存在于唾液、精液、阴道分泌物等各种体液中。完整的 HBV 病毒分包膜和核心两部分，包膜含乙肝表面抗原（HBsAg），核心部分含有环状双股 DNA、DNA 聚合酶（DNAP）、核心抗原（HBcAg）和 e 抗原（HBeAg），是病毒复制的主体，具有传染性。HBV 抵抗力很强，对高温、低温、干燥、紫外线及一般浓度的消毒剂均能耐受，但煮沸 10 分钟、高压蒸汽消毒、2% 戊二醛、5% 过氧乙酸等可使之灭活。

丙型肝炎病毒（HCV）属于黄病毒科，为单股正链 RNA 病毒，易发生变异，不易被机体清除，但对有机溶剂敏感，煮沸 5 分钟、氯仿（10% ~20%）、甲醛（1 ∶ 1 000）6 小时、高压蒸汽和紫外线等可使之灭活。

丁型肝炎病毒（HDV）为一种缺陷的 RNA 病毒，位于细胞核内，其生物周期的完成要依赖于乙型肝炎病毒的帮助，因此丁型肝炎不能单独存在，必须在 HBV 存在的条件下才能感染和引起疾病，以 HBsAg 作为病毒外壳，与 HBV 共存时才能复制、表达。

戊型肝炎病毒（HEV）属萼状病毒科，为单股正链 RNA 病毒，感染后在肝细胞内复制，经胆管随粪便排出，发病早期可在感染者的粪便和血液中存在，碱性环境下较稳定，对热、氯仿敏感。

（三）发病机制

病毒性肝炎发病机制较复杂，不同类型的病毒引起疾病的机制也不尽相同。目前认为 HAV 可能通过免疫介导引起肝细胞损伤；HBV 并不直接引起肝细胞损伤，肝细胞损伤主要由病毒诱发的免疫反应引起，乙型肝炎慢性化可能与免疫耐受有关；HCV 引起肝细胞损伤的机制与 HCV 直接致病作用及免疫损伤有关，而 HCV 易慢性化的特点可能与病毒在血中水平低，具有泛嗜性、易变性等有关；复制状态的 HDV 与肝损害关系密切，免疫应答可能是导致肝损害的主要原因；戊型肝炎的发病机制与甲型肝炎相似。

（四）流行病学

1. 传染源

①甲型和戊型肝炎：急性期患者和亚临床感染者在发病前 2 周至起病后 1 周传染性最强。②乙型、丙型和丁型肝炎为急、慢性患者，亚临床感染者和病毒携带者，其中慢性患者和病毒携带者是主要传染源。乙型肝炎有家庭聚集现象。

2. 传播途径

①粪—口传播：甲型和戊型肝炎的主要传播途径。②血液传播、体液传播乙型，丙型和丁型肝炎的主要传播途径。③母婴传播：乙型肝炎感染的一种重要传播途径。

3. 人群易感性

普遍易感，各型肝炎之间无交叉免疫力。包括：①甲型肝炎：成人抗-HAV IgG 阳性率达 80%，感染后免疫力可持续终身。②乙型肝炎：我国成人抗-HBs 阳性率达 50%。③丙型肝炎：抗 HCV 并非保护性抗体。④丁型肝炎：目前仍未发现对 HDV 的保护性抗体。⑤戊型肝炎：普遍易感，尤以孕妇易感性较高。感染后免疫力不持久。

4. 流行特征

甲型肝炎以秋、冬季为发病高峰，戊型肝炎多发生于雨季，其他型肝炎无明显的季节性。我国是乙型肝炎的高发区，一般人群无症状携带者占 10% ~15%；丁型肝炎以南美洲、中东为高发区，我国以西南地区感染率较高；戊型肝炎主要流行于亚洲和非洲。

二、护理评估

评估时重点询问有无家人患病史及与肝炎患者密切接触史，近期有无进食过污染的水和食物（如水生贝类）；近期有无血液和血制品应用史、血液透析、有创性检查治疗等，有无静脉药物依赖、意外针刺伤、不安全性接触等，是否接种过疫苗。

（一）身体状况

潜伏期：甲型肝炎为 5 ~45 天，平均为 30 天；乙型肝炎为 30 ~180 天，平均为 70 天；丙型肝炎为 15 ~150 天，平均为 50 天；丁型肝炎为 28 ~140 天，平均为 30 天；戊型肝炎为 10 ~70 天，平均为 40 天。

1. 症状

甲型和戊型肝炎主要表现为急性肝炎。乙型、丙型和丁型肝炎除表现为急性肝炎外，慢性肝炎更常见。

（1）急性肝炎：急性肝炎又分为急性黄疸型肝炎和急性无黄疸型肝炎。

1）急性黄疸型肝炎典型的表现分为三期：①黄疸前期：平均 5 ~7 天，甲、戊型肝炎起病较急，乙、丙、丁型肝炎起病较缓慢，表现为畏寒、发热、疲乏、全身不适等病毒血症和食欲减退、厌油、恶心、呕吐、腹胀、腹痛、腹泻等消化系统症状，本期快结束时可出现尿黄。②黄疸期：可持续 2 ~6 周，黄疸前期的症状逐渐好转，但尿色加深如浓茶样，巩膜和皮肤黄染，约 2 周达到高峰。部分患者伴有粪便颜色变浅、皮肤瘙痒、心动过缓等肝内阻塞性黄疸的表现。③恢复期平均持续 4 周，症状逐渐消失，黄疸逐渐减退，肝脾回缩，肝功能逐渐恢复正常。

2）急性无黄疸型肝炎：较黄疸型肝炎多见，症状也较轻，主要表现为消化道症状常不易被发现而成为重要的传染源。

（2）慢性肝炎：病程超过半年者称为慢性肝炎，见于乙型、丙型和丁型肝炎。部分患者发病日期不确定或无急性肝炎病史，但临床有慢性肝炎表现，即反复出现疲乏、厌食、恶心、肝区不适等症状，晚期可出现肝硬化和肝外器官损害的表现。

（3）重型肝炎：重型肝炎是肝炎中最严重的一种类型。各型肝炎均可引起，常可因劳累、感染、饮酒、服用肝损药物、妊娠等诱发。预后差，病死率高。

1）急性重型肝炎：又称暴发性肝炎。起病急，初期表现似急性黄疸型肝炎，10 天内病情迅速进展，出现肝功能衰竭，主要表现为黄疸迅速加深、肝脏进行性缩小、肝臭、出血倾向、腹腔积液、中毒性鼓肠、肝性脑病和肝肾综合征。病程一般不超过 3 周，常因肝性脑病、继发感染、出血、肝肾综合征等并发症而死亡。

2）亚急性重型肝炎：又称亚急性肝坏死。发病 10 天后出现上述表现，易转化为肝硬化。病程多为 3 周至数月。出现肝肾综合征者，提示预后不良。

3）慢性重型肝炎：在慢性肝炎或肝硬化的基础上发生的重型肝炎，同时具有慢性肝病和重型肝炎的表现。预后差，病死率高。

（4）淤胆型肝炎：以肝内胆汁淤积为主要表现的一种特殊类型的肝炎，又称为毛细胆管型肝炎。临床表现类似于急性黄疸型肝炎，有黄疸深、消化道症状轻，同时伴全身皮肤瘙痒、粪便颜色变浅等梗阻性特征。病程较长，可达 2 ~4 个月或较长时间。

（5）肝炎后肝硬化：在肝炎基础上发展为肝硬化，表现为肝功能异常及门静脉高压症。

2. 体征

（1）急性肝炎：黄疸，肝大、质地软、轻度压痛和叩击痛，部分患者有轻度脾大。

（2）慢性肝炎：肝病面容，肝大、质地中等，伴有蜘蛛痣、肝掌、毛细血管扩张和进行性脾大。

（3）重型肝炎：肝脏缩小、肝臭、腹腔积液等。

（二）实验室和其他检查

1. 肝功能检查

（1）血清酶检测：谷氨酸氨基转移酶（ALT）是判定肝细胞损害的重要标志，急性黄疸型肝炎常明显升高，慢性肝炎可持续或反复升高，重型肝炎时因大量肝细胞坏死，ALT 随黄疸加深反而迅速下降，称为胆—酶分离。此外，部分肝炎患者天门冬氨酸氨基转移酶（AST）、碱性磷酸酶（ALP）、谷氨酰转肽酶（γ-GT）也升高。

（2）血白蛋白检测：慢性肝病可出现白蛋白下降，球蛋白升高，白/球比值下降。

（3）血清和尿胆红素检测：黄疸型肝炎时，血清直接和非结合胆红素均升高，尿胆原和胆红素明显增加；淤胆型肝炎时，血清结合胆红素升高，尿胆红素增加，尿胆原减少或为阴性。

（4）凝血因子活动度（PTA）检查：PTA 与肝损害程度成反比，重型肝炎 PTA 常小于 40%，PTA 越低，预后越差。

2. 肝炎病毒病原学（标记物）检测

（1）甲型肝炎：血清抗 HAV IgM 阳性提示近期有 HAV 感染，是确诊甲型肝炎最主要的标记物；血清抗 HAV IgG 是保护性抗体，见于甲型肝炎疫苗接种后或既往感染 HAV 的患者。

（2）乙型肝炎。

1）血清病毒标记物的临床意义。

乙型肝炎表面抗原（HBsAg）：阳性提示为 HBV 感染者，急性感染可自限，慢性感染者 HBsAg 阳性可持续多年，若无临床表现而 HBsAg 阳性持续 6 个月以上为慢性乙型肝炎病毒携带者。本身不具有传染性，但因其常与 HBV 同时存在，常作为传染性标志之一。

乙型肝炎表面抗体（抗-HBs）：此为保护性抗体，阳性表示对 HBV 有免疫力，见于乙型肝炎恢复期乙肝疫苗接种后或既往感染者。

乙型肝炎 e 抗原（HBeAg）：阳性提示 HBV 复制活跃，表明乙型肝炎处于活动期，传染性强，持续阳性则易转为慢性，如转为阴性表示病毒停止复制。

乙型肝炎 e 抗体（抗-HBe）：阳性提示 HBV 大部分被消除，复制减少，传染性减低，如急性期即出现阳性则易进展为慢性肝炎，慢性活动性肝炎出现阳性者则可进展为肝硬化。

乙型肝炎核心抗体（抗 HBc）：抗-HBc IgG 阳性提示受检者过去感染或近期低水平感染，抗-HBc IgM 阳性提示目前有活动性复制。

2）HBV-DNA 和 DNA 聚合酶检测阳性提示体内有 HBV 复制，传染性强。

（3）丙型肝炎：HCV-RNA 阳性提示有 HCV 病毒感染。抗-HCV 为非保护性抗体，其阳性是 HCV 感染的标志，抗 HCV IgM 阳性提示丙型肝炎急性期，高效价的抗-HCV IgG 常提示 HCV 的现症感染，而低效价的抗-HCV IgG 提示丙型肝炎恢复期。

（4）丁型肝炎：血清或肝组织中的 HDVAg 和 HDV RNA 阳性有确诊意义，抗-HDV IgG 是现症感染的标志，效价增高提示丁型肝炎慢性化。

（5）戊型肝炎：抗-HEV IgM 和抗-HEV IgG 阳性可作为近期 HEV 感染的标志。

（三）心理—社会状况

患者因住院治疗担心影响工作和学业而出现紧张、焦虑情绪，疾病反复和久治不愈易产生悲观、消极、怨恨、愤怒情绪。部分患者因隔离治疗和疾病的传染性限制了社交而情绪低落。病情严重者因疾病进展、癌变、面临死亡而出现恐惧和绝望。

（四）治疗要点

肝炎目前尚无特效治疗方法，治疗原则为综合治疗，以休息、营养为主，辅以适当的药物进行治疗，避免使用肝脏损害的药物。

1. 急性肝炎

以一般治疗和对症、支持治疗为主，强调早期卧床休息，辅以适当的护肝药物，除急性丙型肝炎的早期可使用干扰素外，一般不主张抗病毒治疗。

2. 慢性肝炎

除了适当休息和营养外，还需要保肝、抗病毒、对症及防治肝纤维化等综合治疗。常用护肝药物有维生素类药物（如 B 族维生素及维生素 C、维生素 E、维生素 K 等）、促进解毒功能的药物（如葡醛内酯、维丙胺等）、促进能量代谢的药物（如肌苷、ATP、辅酶 A 等）、促进蛋白代谢的药物（如肝安）等；抗病毒药物有干扰素和核苷类药物（如拉米夫定、阿德福韦、恩替卡韦等）。

3. 重型肝炎

以支持、对症治疗为基础，促进肝细胞再生，预防和治疗并发症，有条件者可采用人工肝支持系统，争取肝移植。

三、主要护理诊断

1. 活动无耐力

与肝功能受损、能量代谢障碍有关。

2. 营养失调

营养低于机体需要量，与食欲下降、呕吐、腹泻、消化和吸收功能障碍有关。

3. 焦虑

与隔离治疗、病情反复、久治不愈、担心预后等有关。

4. 知识缺乏

缺乏肝炎预防和护理知识。

5. 潜在并发症

肝硬化、肝性脑病、出血、感染、肝肾综合征。

四、护理目标

患者体力恢复，补充营养以改善营养失调，减轻或消除顾虑，无并发症发生。

五、护理措施

（一）一般护理

1. 乙型、丙型肝炎患者

自发病之日起实行消化道隔离3周，急性乙型肝炎实行血液（体液）隔离至HBsAg转阴，慢性乙型和丙型肝炎按病原携带者管理。

2. 休息与活动

急性肝炎、慢性肝炎活动期、重型肝炎均应卧床休息，待症状好转、黄疸减轻、肝功能改善后，逐渐增加活动量，以不感到疲劳为度。

3. 饮食护理

急性期患者应进食清淡、易消化、富含维生素的流质饮食，多食蔬菜和水果，保证足够热量，糖类为250~400 g/d、适量蛋白质（动物蛋白为主）1.0~1.5 g/（kg·d），适当限制脂肪的摄入，腹胀时应减少牛奶、豆制品等产气食品的摄入，食欲差时可遵医嘱静脉补充葡萄糖、脂肪乳和维生素，食欲好转后应少食多餐，避免暴饮暴食。慢性肝炎患者宜进食适当高蛋白、高热量、高维生素、易消化的食物，蛋白质（优质蛋白为主）1.5~2.0 g/（kg·d），但应避免长期摄入高糖、高热量饮食和饮酒。重型肝炎患者宜进食低盐、低脂高热量、高维生素饮食，有肝性脑病倾向者应限制或禁止蛋白质摄入。

（二）病情观察

观察患者消化道症状、黄疸、腹腔积液等的变化和程度，观察患者的生命体征和神志变化，有无并发症的早期表现和危险因素。一旦发现病情变化及时报告医生，积极配合处理。

（三）用药护理

遵医嘱用药，注意观察药物疗效和不良反应。使用干扰素前应向患者受家属解释使用干扰素治疗的目的和不良反应，嘱患者一定要按医嘱用药，不可自行停药或加量。常见的不良反应如下：①发热反应：一般在最初3~5次注射时发生，以第1次注射后的2~3小时最明显，可伴有头痛，肌肉、骨骼酸痛，疲倦无力等，随治疗次数增加反而不断减轻。发热时应嘱患者多饮水，卧床休息，必要时对症处理。②脱发：1/3~1/2的患者在疗程中后期出现脱发，停药后可恢复。③骨髓抑制：患者会出现白细胞计数减少，若白细胞计数 $>3\times10^9/L$ 应坚持治疗，可遵医嘱给予升白细胞药物；若白细胞计数 $<3\times10^9/L$。或血小板计数 $<40\times10^9/L$ 可减少干扰素的剂量甚至停药。此外，部分患者会出现胃肠道症状、肝功能损害和神经精神症状，一般对症处理，严重者应停药。

（四）心理护理

应向患者及其家属解释疾病的特点、隔离的意义和预后，鼓励患者多与医务人员、家属、病友等交谈，说出自己心中的感受，给予患者精神上的安慰和支持，对患者所关心的问题耐心解答。此外，还需与其家属取得联系，使其消除对肝炎患者和肝炎传染性的恐惧，安排探视时日，给患者家庭温暖和支持，同时积极协助患者取得社会支持。

（五）健康指导

1. 疾病知识指导

应向患者及家属宣传病毒性肝炎的家庭护理和自我保健知识，特别是慢性患者和无症状携带者：①正确对待疾病，保持乐观情绪。生活规律，劳逸结合，恢复期患者可参加散步、体操等轻体力活动，肝功能正常 1～3 个月后可恢复日常活动及工作，但应避免过度劳累和重体力劳动。②加强营养，适当增加蛋白质摄入，但要避免长期高热量、高脂肪饮食，戒烟酒。③不滥用保肝药物和其他损害肝脏的药物，如吗啡、苯巴比妥、磺胺药、氯丙嗪等，以免加重肝损害。④实施适当的家庭隔离，患者的食具用品、洗漱用品、美容美发用品、剃须刀等应专用，患者的排泄物、分泌物可用 3% 漂白粉消毒后弃去，防止污染环境。家中密切接触者应进行预防接种。⑤出院后定期复查，HBsAg、HBeAg、HBV DNA 和 HCV RNA 阳性者，应禁止献血和从事托幼、餐饮业工作。

2. 疾病预防指导

甲型和戊型肝炎应预防消化道传播，重点加强粪便管理，保护水源，饮用水严格消毒，加强食品卫生和食具消毒。乙、丙、丁型肝炎重点防止血液和体液传播，做好血源监测，凡接受输血、应用血制品、大手术等的人，定期检测肝功能及肝炎病毒标记物，推广应用一次性注射用具，重复使用的医疗器械要严格消毒，个人生活用具应专用，接触患者后用肥皂和流动水洗手。

3. 易感人群指导

甲型肝炎易感者可接种甲型肝炎疫苗，接触者可在 10 天内注射人血清免疫球蛋白以防止发病。HBsAg 阳性患者的配偶、医护人员、血液透析者等和抗 HBs 均阴性的易感人群及未受 HBV 感染的对象可接种乙型肝炎疫苗。HBsAg 阳性母亲的新生儿应在出生后立即注射乙肝免疫球蛋白，2 周后接种乙肝疫苗。乙肝疫苗需接种 3 次（0 个月、1 个月、6 个月），接种后若抗-HBs > 10 IU/L，显示已有保护作用，保护期为 3～5 年。

（李英姿）

第七章

泌尿系统疾病护理

第一节　IgA 肾病

IgA 肾病是肾小球系膜区以 IgA 为主的免疫复合物沉积，以肾小球系膜增生为基本组织学改变，是一种常见的原发性肾小球疾病。其临床表现多种多样，主要表现为血尿，可伴有不同程度的蛋白尿、高血压和肾脏功能受损，是导致终末期肾脏病的常见的原发性肾小球疾病之一。

一、常见病因

IgA 肾病的病因不明，目前尚未发现与 IgA 抗体反应的稳定抗原。IgA 肾病通常呈散发性，一般不认为是一种家族性疾病，但有些家族性聚集的报道，提示免疫遗传因素可能在 IgA 肾病的发病中起到一定的作用。近年来，对 IgA 肾病发病机制的研究有了不少新的进展，主要归纳为两点：黏膜免疫缺陷和 IgA 分子异常。

二、临床表现

1. 起病前多有感染

常为上呼吸道感染（24 ~ 27 小时，偶可更短）。

2. 发作性肉眼血尿

肉眼血尿持续数小时至数日不等。肉眼血尿有反复发生的特点，发作间隔随年龄增长而延长。肉眼血尿常继发于咽炎与扁桃体炎后，也可以在受凉、过度劳累、预防接种、肺炎、胃肠炎等影响下出现。

3. 无症状镜下血尿伴或不伴蛋白尿

30% ~ 40% 的 IgA 肾病患者表现为无症状性尿检异常，多为体检时发现。

4. 蛋白尿

多数患者表现为轻度蛋白尿，10% ~ 24% 的患者出现大量蛋白尿，甚至肾病综合征。

5. 高血压

成年 IgA 肾病患者高血压的发生率为 9.1%，儿童 IgA 肾病患者中仅占 5%。IgA 肾病患者可发生恶性高血压，多见于青壮年男性。

三、辅助检查

1. 尿常规检查

持续镜下血尿和蛋白尿。

2. 肾功能检查

肌酐清除率降低，血尿素氮和肌酐逐渐升高，血尿酸常增高。

3. 免疫学检查

血清中 IgA 水平增高。有些患者血清存在抗肾小球基底膜、抗系膜细胞、抗内皮细胞的抗体和 IgA 类风湿因子。IgG、IgM 与正常对照相比无明显变化，血清 C_3、CH_{50}正常或轻度升高。

四、治疗原则

1. 一般治疗

（1）注意保暖，感冒要及时治疗。

（2）避免剧烈运动。

（3）控制感染：感染刺激可诱发 IgA 肾病。因此，积极治疗和去除口咽部（咽炎、扁桃体炎）、上颌窦感染灶，对减少肉眼血尿反复发作有益。

（4）控制高血压：控制高血压是 IgA 肾病长期治疗的基础，目标血压控制在 17.29/10.64 kPa 以下；若蛋白尿 >1 g/24 h，目标血压控制在 16.63/9.98 kPa 以下；血管紧张素转化酶抑制药（ACEI）或血管紧张素Ⅰ型受体拮抗药（ARB）为首选降压药物。应用降压药的同时，适当限制钠盐摄入，可改善和增强抗高血压药物的作用。

（5）饮食疗法：避免过度钠摄入及过量蛋白质摄入，保证足够热量供应。

2. 调整异常的免疫反应

（1）糖皮质激素：包括泼尼松和甲泼尼龙等。糖皮质激素和免疫抑制药在 IgA 肾病的应用。激素和免疫抑制药对肾脏有明显的保护作用。

（2）免疫抑制药：包括环磷酰胺和环孢素 A 等。激素联合细胞毒性药物在 IgA 肾病治疗中的应用。可明显延缓 IgA 肾病肾功能的进展，降低尿蛋白，改善病理损伤。

3. 清除循环免疫复合物

血浆置换能迅速清除 IgA 免疫复合物，主要用于急进性 IgA 肾病患者。

4. 减轻肾小球病理损害，延缓其进展

（1）抗凝、抗血小板聚集及促纤溶药物：IgA 肾病患者除系膜区有 IgA 沉积外，常并发有 C_3、IgM、IgG 沉积，部分还伴有纤维蛋白原沉积，故大多数主张用抗凝、抗血小板聚集及促纤溶药物治疗，如肝素、尿激酶、华法林、双嘧达莫等。

（2）血管紧张素转化酶抑制药（ACEI）：该类药物的作用主要是扩张肾小球出球小动脉，降低肾小球内高灌注及基底膜的通透性，抑制系膜增生，对于减少 IgA 肾病患者尿蛋白，降血压，保护肾功能有较肯定的疗效。ACEI/ARB 在 IgA 肾病治疗中的应用。可明显减少患者蛋白尿的排出或改善和延缓肾功能进展。

（3）鱼油：鱼油含有丰富的多聚不饱和脂肪酸，可减轻肾小球损伤和肾小球硬化。

五、护理

1. 护理评估

（1）水肿：患者眼睑及双下肢水肿。

（2）血尿：肉眼血尿或镜下血尿。

（3）蛋白尿：泡沫尿，尿蛋白。

（4）上呼吸道感染：扁桃体炎、咽炎等。

（5）高血压。

2. 护理要点及措施

（1）病情观察。

1）意识状态、呼吸频率、心率、血压、体温。

2）肾穿刺术后观察患者的尿色、尿量，腰痛、腹痛，有无出血。

3）自理能力和需要，有无担忧、焦虑、自卑等异常心理。

4）观察患者水肿变化：详细记录24小时出入量，每天记录腹围、体重，每周送检尿常规2～3次。

5）严重水肿和高血压时需卧床休息，一般无须严格限制活动，根据病情适当安排文娱活动，使患者精神愉快。

（2）症状护理。

1）监测生命体征、血压及用药反应。注意观察有无出血及感染现象。

2）观察疼痛的性质、部位、强度、持续时间等，解释疼痛的原因。协助患者变换体位以减轻疼痛。让患者听音乐，与人交谈来分散注意力以减轻疼痛。遵医嘱给予镇痛药并观察疗效及不良反应。

3）长时间卧床休息时注意皮肤的护理，预防压疮的出现，肾穿刺后4～6小时，在医师允许的情况下可翻身侧卧。

4）观察尿色，如有血尿，立即告知医师，遵医嘱给予止血药物。

5）观察患者排尿情况，对床上排尿困难的患者先给予诱导排尿，如仍排不出，可给予导尿。

（3）一般护理。

1）患者要注意休息：卧床休息可以松弛肌肉，有利于疾病的康复。剧烈活动可见血尿，因剧烈活动时，肾脏血管收缩，导致肾血流量减少，氧供应暂时不足，导致肾小球毛细血管的通透性增加，从而引起血尿，使原有血尿加重。

2）每日监测血压：密切观察血压、水肿、尿量变化；一旦血压上升，尿量减少时，应警惕慢性肾衰竭。

3）观察疼痛的性质、部位、强度、持续时间等。疼痛严重时可局部热敷或理疗。

4）加强锻炼：锻炼身体，增强体质，预防感冒，积极预防感染和疮疖等皮肤疾病。

5）注意扁桃体的变化：急性扁桃体炎能诱发血尿的发作，扁桃体摘除后血尿明显减少，蛋白尿降低，血清中的IgA水平也降低。

6）注意病情的变化：一要观察水肿的程度、部位、皮肤情况；二要观察水肿的伴随症状，如倦怠，乏力，高血压、食欲减退、恶心呕吐；三要观察尿量、颜色、饮水量的变化，经常监测尿镜检或尿沉渣分析的指标。

7）注意避免使用对肾脏有损害的药物：有很多中成药和中草药对肾脏有一定的毒性，可损害肾功能，应注意。

3. 健康教育

（1）患者出院后避免过度劳累及外伤，保持情绪稳定，按时服药，避免受凉感冒及各种感染。在呼吸道感染疾病流行期，尽量少到公共场所。

（2）在医师的指导下合理使用糖皮质激素（包括泼尼松和甲泼尼龙）免疫抑制药等药物，不得私自减药，必须在医师的指导下，方可减药。

（3）注意可适量运动，锻炼身体增强体质，但不能运动过量，特别注意腰部不要过度受力，以免影响肾穿部位，导致出血。患者要根据自己的情况选择一些有助于恢复健康的运动。

（4）定期复查，随时门诊就医看诊。

（5）不能过于劳累，作息有规律，要保持健康、宽容的心态；季节交换时，注意加减衣服，以避免感冒；少食辛辣、高蛋白食物等。通过综合调节，达到治愈或延缓疾病进展的目的。

（王莎莎）

第二节　狼疮性肾炎

系统性红斑狼疮是一种多因素参与的系统性自身免疫性疾病。其临床特征是由自身抗体引起的免疫炎症反应，最终导致细胞、器官的损伤和破坏。肾脏是系统性红斑狼疮侵袭的主要器官之一，肾脏受累后引起的肾小球肾炎称为狼疮性肾炎。目前，我国狼疮性肾炎是继发性肾小球疾病中的主要疾病。系统性红斑狼疮多发病于育龄女性，北京统计的男性女性之比，在14～39岁组为1∶13，40～59岁组为1∶4。

一、常见病因

目前，引发狼疮性肾炎的病因、发病机制尚未明确，可能与机体的遗传背景、内分泌、代谢紊乱、环境（如感染、药物、毒物）及机体免疫异常等因素有关。

1. 遗传因素

本病患者近亲发病率高达5%～12%。单卵双胎发病率24%～57%。

2. 内分泌因素

本病女性显著高于男性，且多在生育期发病，均提示雌激素与本病发生有关。

3. 环境因素

（1）病毒感染：可能与慢病毒-C病毒感染有关或与麻疹病毒，副流感病毒Ⅰ型、Ⅱ型，EB病毒，风疹病毒和黏病毒等感染有关。

（2）药物因素：药物可诱发（如青霉素、磺胺类、保泰松等）或引起（如肼屈嗪、普鲁卡因胺、氯丙嗪、苯妥英钠、异烟肼）狼疮样综合征。

（3）物理因素：紫外线照射加重本病见于40%患者。紫外线可使DNA转化为胸腺嘧啶二聚体，而使抗原性增强，促发本病。寒冷、强烈电光照射均可诱发或加重本病。

4. 机体免疫异常

①体液免疫的变化：本病是机体对内源性（自身）抗原所发生的免疫复合物性疾病，并伴有T细胞功能紊乱。②细胞免疫：抑制性T细胞功能及数量下降，使机体体液免疫（抗体生成）旺盛。

二、临床表现

1. 全身表现

间断发热；颧部红斑，由于形状似蝴蝶，狼疮性肾炎又称蝶形红斑；无痛性口腔溃疡；多个关节肿痛；发生癫痫或精神异常；狼疮性肾炎患者手足遇冷变得苍白，温暖后转为紫红，继之恢复常色，又称雷诺现象。

2. 肾脏表现

蛋白尿和（或）肾病综合征是狼疮肾炎常见的表现，约1/4的系统性红斑狼疮患者表现为肾病综合征范围的蛋白尿。与狼疮肾炎相关的临床表现还包括高血压、水电解质和酸碱平衡紊乱、高血脂等。

三、辅助检查

1. 尿常规检查

尿蛋白，镜下白细胞、红细胞及管型尿。

2. 血常规

多数有中度贫血，偶呈溶血性贫血、血白细胞下降，血小板多数少于$100\times10^9/L$，血沉较快。

3. 免疫学检查

血清多种自身抗体阳性，γ-球蛋白显著增高，血循环免疫复合物阳性，低补体血症，尤其在活动期。血红斑狼疮细胞阳性，皮肤狼疮带试验阳性。

4. 肾功能

重型活动性狼疮性肾炎伴有可逆性的Ccr不同程度下降、血尿素氮和肌酐升高、血白蛋白降低或肝功转氨酶增高；终末期狼疮性肾炎Ccr明显下降和血肌酐、尿素氮显著升高。

5. 影像学检查

B超示双肾增大提示急性病变；部分患者并发肝、脾大或心包炎。

6. 肾活检

可了解病理类型、病变活动性从而决定治疗方案。以肾脏损害为首发表现的系统性红斑狼疮，肾活检有助于确诊。

四、治疗原则

1. 一般治疗

活动期患者应注意卧床休息，慢性期或病情稳定者可适当活动，但要注意劳逸结合；注意预防感染，一旦感染应积极治疗；夏天穿长袖衣服，减少暴露部位，避免日晒。

2. 药物治疗

（1）免疫抑制治疗：主要以糖皮质激素为基本药物。糖皮质激素用量：病情较轻的患者采用泼尼松口服；病情较重者用大剂量甲泼尼龙冲击治疗。冲击治疗后泼尼松用量为每日 40 mg（体重在 50 ~60 kg 的患者）。

（2）细胞毒类药物：环磷酰胺。

（3）新型细胞毒类药物：包括环孢霉素 A、骁悉及中药雷公藤制剂等。

（4）抗血栓治疗：双嘧达莫、小分子量肝素、尿激酶等。

（5）血浆置换治疗。

（6）透析或肾移植。

五、护理

1. 护理评估

（1）80% 的患者有皮肤黏膜的损害，常见于暴露部位出现对称的皮疹，典型者在双面颊和鼻梁部有深红色及蝶形红斑。

（2）90% 的患者有关节受累，大多数关节肿痛是首发症状，受累的关节常是近端指间关节、腕、足部、膝和踝关节。呈对称分布，较少引起畸形。

2. 护理要点及措施

（1）密切观察病情：观察生命体征，观察皮肤黏膜情况，观察各组织器官功能等情况。

（2）皮肤黏膜护理：避免紫外线，保持清洁卫生，避免刺激，忌用碱性肥皂、化妆品及化学药品。忌染发、烫发、卷发。忌刺激性饮食。户外活动时面部可拭氯喹冷霜，穿长袖衣裤，戴宽边帽，减少阳光照射，以免皮肤损害加重。室内应有窗帘。做好口腔护理，出现溃疡、破溃时用呋喃西林溶液漱口；出现真菌感染时用制霉菌素、碳酸氢钠漱口，每日 3 ~4 次；必要时给予口腔护理。对指、趾、鼻尖、耳垂等部位广泛小动脉炎并发雷诺现象者，应给予保暖以免肢体末梢冻伤和坏死。

（3）用药护理：一旦出现感染应及时大量应用抗生素。狼疮性肾炎患者在家护理时，要时刻防治感冒，注意御寒保暖；如果感冒后，要遵照医嘱，服用肾毒性小的感冒药，如维 C 银翘片、双黄连日服液、板蓝根冲剂等。应用糖皮质激素的患者，病情控制后可采取每日或隔日上午 7：00 ~8：00 服药，以减少药物对肾上腺皮质的抑制作用，且采取逐量减药的方法，以免引起“反跳”现象。

（4）日常护理。

1）饮食护理：狼疮肾炎患者应摄取足够的营养，如蛋白质、维生素、矿物质，以清淡为宜。水分、盐分宜做适度限制。避免大量的烟、酒或刺激性食物。骨质疏松可以使用维生素 D。

2）休息活动：狼疮性肾炎患者要有充足的睡眠，以减轻疲劳，同时可适当参加各种活动、家务劳动和丰富的文娱活动，可进行轻体力劳动。运动可以促进血液循环，增进心肺功能，保持肌肉、骨骼的韧性，对任何人都有助益，狼疮患者也不例外，注意不要过度疲劳。

3）心理护理：疾病以及服用激素可引起患者体态、相貌变化、不能生育，严重患者的部分功用丧失，使患者心情低落，心理负担过重，对生活失去信心，甚至拒绝医治。家人应多关心患者，让患者感觉到社会的温暖和周围人的爱心，增加对医治的信心，并说明药物反应是可逆的。

3. 健康指导

（1）介绍疾病知识：提醒避免诱因，指导自我护理，保持良好心态，劳逸结合，避免劳累，定期门诊复查。

（2）介绍药物知识：告知患者药物的作用、不良反应及服用方法，嘱患者遵医嘱服药。

（3）介绍预防感染的方法：告知患者如何预防皮肤、口腔及其他部位的感染，嘱患者避免阳光直射，禁止日光浴，同时避免疲劳、预防接种及服用诱发本病的药物等。

（4）介绍生育知识：狼疮性肾炎好发于女性，患者应避孕，病情稳定及肾功能正常者可受孕，并在医师指导下妊娠。

（何文杰）

第三节 尿毒症

一、概述

指急性或慢性肾功能不全发展到严重阶段时，由于代谢物蓄积和水、电解质和酸碱平衡紊乱以致内分泌功能失调而引起机体出现的一系列自体中毒症状称为尿毒症。

尿毒症时含氮代谢产物和其他毒性物质不能排出乃在体内蓄积，除造成水、电解质和酸碱平衡紊乱外，并可引起多个器官和系统的病变。病因如下。

1. 各型原发性肾小球肾炎

膜增殖性肾炎、急进性肾炎、膜性肾炎、局灶性肾小球硬化症等，如果得不到积极有效治疗，最终导致尿毒症。

2. 继发于全身性疾病

如高血压及动脉硬化、系统性红斑狼疮、过敏性紫癜肾炎、糖尿病、痛风等，可引发尿毒症。

3. 慢性肾脏感染性疾患

如慢性肾盂肾炎，也可导致尿毒症。

4. 慢性尿路梗阻

如肾结石、双侧输尿管结石，尿路狭窄，前列腺肥大、肿瘤等，也是尿毒症的病因之一。

5. 先天性肾脏疾病

如多囊肾，遗传性肾炎及各种先天性肾小管功能障碍等，也可引起尿毒症。

6. 其他原因

如服用肾毒性药物，以及盲目减肥等均有可能引发尿毒症。

二、临床表现

在尿毒症病期，除水、电解质、酸碱平衡紊乱，以及出血倾向、高血压等进一步加重外，还可出现各器官系统功能障碍以及物质代谢障碍所引起的临床表现，分述如下。

1. 神经系统症状

是尿毒症的主要症状。在尿毒症早期，患者往往有头晕、头痛、乏力、理解力及记忆力减退等症状。随着病情的加重可出现烦躁不安、肌肉颤动、抽搐；最后可发展到表情淡漠、嗜睡和昏迷。

2. 消化系统症状

最早症状是食欲缺乏或消化不良，很多患者会以为这个是胃病的症状；病情加重时可出现厌食、恶心、呕吐或腹泻。患者常并发胃肠道出血。此外恶心、呕吐也与中枢神经系统的功能障碍有关。

3. 心血管系统症状

慢性肾功能衰竭者由于肾性高血压、酸中毒、高钾血症、水钠潴留、贫血及毒性物质等的作用，可发生心力衰竭、心律失常和心肌受损等。由于尿素（可能还有尿酸）的刺激作用，还可发生无菌性心包炎，患者有心前区疼痛，体检时闻及心包摩擦音。严重时心包腔中有纤维素及血性渗出物出现。

4. 呼吸系统症状

酸中毒时患者呼吸慢而深，严重时可见到酸中毒的特殊性 Kussmaul 呼吸（库斯莫尔呼吸，又称酸中毒大呼吸）。患者呼出的气体有尿味，这是由于细菌分解唾液中的尿素形成氨的缘故。严重患者可出现肺水肿、纤维素性胸膜炎或肺钙化等病变，肺水肿与心力衰竭、低蛋白血症、水钠潴留等因素的作用有关。纤维素性胸膜炎是尿素刺激引起的炎症；肺钙化是磷酸钙在肺组织内沉积所致。

5. 皮肤症状

皮肤瘙痒是尿毒症患者常见的症状，可能是毒性产物对皮肤感受器的刺激引起的；此外，患者皮肤干燥、脱屑并呈黄褐色。

6. 物质代谢障碍

（1）糖耐量降低：尿毒症患者对糖的耐量降低，其葡萄糖耐量曲线与轻度糖尿病患者相似，但这种变化对外源性胰岛素不敏感。

（2）负氮平衡：负氮平衡可造成患者消瘦、恶病质和低白蛋白血症。低白蛋白血症是引起肾性水肿的重要原因之一。

（3）高脂血症：尿毒症患者主要由于肝脏合成三酰甘油所需的脂蛋白（前 β-脂蛋白）增多，故三酰甘油的生成增加；同时还可能因脂蛋白脂肪酶活性降低而引起三酰甘油的清除率降低，故易形成高三酰甘油血症。

7. 辅助检查

（1）尿常规：尿比重下降或固定，尿蛋白阳性，有不同程度血尿和管型。

（2）血常规：血红蛋白和红细胞计数减少，血细胞比容和网织红细胞计数减少，部分患者血三系细胞减少。

（3）生化检查、核医学（ECT）：①国内慢性肾功能衰竭分期：GFR 50～80 mL/min，血尿素氮、肌酐正常，为肾功能不全代偿期；GFR 50～25 mL/min，血肌酐 186～442 μmol/L，尿素氮超过 7.1 mmol/L，为肾功能不全失代偿期；GFR 25～10 mL/min，血肌酐 451～707 μmol/L，尿素氮 17.9～28.6 mmol/L 为肾功能衰竭期。②GFR 小于 10 mL/min，血肌酐高于 707 μmol/L，尿素氮 28.6 mmol/L 以上，为肾功能衰竭尿毒症期。肾功能衰竭时，常伴有低钙高磷血症、代谢性酸中毒等。

（4）影像学检查：B 超示双肾体积缩小，肾皮质回声增强；核素肾动态显像示肾小球滤过率下降及肾脏排泄功能障碍；核素骨扫描示肾性骨营养不良征；胸部 X 线可见肺淤血或肺水肿、心胸比例增大或心包积液、胸腔积液等。

（5）肾活检：可能有助于早期慢性肾功能不全原发病的诊断。

（6）肾功能测定：①肾小球滤过率、内生肌酐清除率降低。②酚红排泄试验及尿浓缩稀释试验均减退。③纯水清除率测定异常。④核素肾图、肾扫描及闪烁照相也有助于了解肾功能。

三、治疗原则

1. 透析疗法

是利用半渗透膜去除血液中的代谢废物和多余水分并维持酸碱平衡的一种治疗方法。透析疗法并不能治愈尿毒症或肾功能衰竭，它的作用是尽量以人工肾来取代已失去功能的肾脏，从而维持生命。

2. 中医特征疗法

详细内容见于中医辨证治疗相关内容，在此不多介绍。

3. 肾移植疗法

肾移植是指将肾脏作为移植物在两个个体间进行的移植。肾移植可使慢性肾脏患者脱离透析治疗的痛苦，并能改善生活质量。目前被公认为是治疗慢性肾功能衰竭尿毒症的最佳治疗方法。

4. 术前准备

（1）供者。

1）供者的种类。

a. 活体供者：在不明显损害供者身体及不影响其未来生活的前提下，用手术方法取出自愿捐献的肾脏组织称为活体供者。包括亲属活体供者和非亲属活体供者两种。b. 尸体供者：脑死亡者或无呼吸、无心搏的捐献器官死亡者称为尸体供者。

2）供者的选择。

a. 免疫学方面的选择：血型鉴定、组织相容性试验、淋巴细胞度性试验等。b. 实验室检查：血液生化检查、凝血功能测定、各种传染性疾病检测等。c. 其他方面的选择：供者年龄应在 60 岁以下，行全身体格检查，无心血管、肝、肾等疾病，要求无全身性感染和局部化脓性疾病。d. 排除恶性肿瘤。

3）供者的禁忌证：HIV 感染者、肝炎病毒携带者、颈静脉怒张、近期心肌梗死、房性或室性期前收缩、主动脉瓣狭窄或全身情况欠佳者，禁忌作为供者。

（2）受者。

1）受者的禁忌证：HIV 感染者、肝炎病毒携带者、有活动性结核、患恶性肿瘤者、近期心肌梗死、顽固性心力衰竭、慢性呼吸功能衰竭、进展性肝脏疾病等。

2）受者的常规检查。

a. 实验室检查：血常规，出凝血功能，血糖，肝肾功能，尿、便常规，乙肝、丙肝抗原抗体，巨细胞病毒等。b. 体格检查：心电图、X 线胸片、腹部 B 超等。c. 感染的评估：因术后应用免疫抑制药会降低患者的抗病毒和细菌感染的能力，故移植前需检查患者呼吸系统及泌尿系统有无感染病灶存在，如有感染应予以治愈。

（3）病室准备。

1）术前彻底清洁病室，用消毒液擦拭门窗、桌椅、床及各种用物，紫外线空气消毒早晚各 1 次，每次 30 分钟，定时开窗通风。

2）床单位用经过高压蒸汽灭菌的床单、被罩铺好麻醉床，病床周围空间宽敞，有利于抢救和护理。

四、护理评估

1. 术前评估

（1）健康史：了解患者肾病的原因、病程及治疗的经过、行血液透析治疗的频率及效果等；了解其他器官的功能状况；了解患者的既往史，有无心血管、呼吸、泌尿系统的病史。

（2）身心状况：患者的生命体征是否平稳、营养状况、有无并发症及伴随症状。各种辅助检查。

（3）心理—社会评估：患者及家属对肾移植手术、术后治疗、康复相关知识的了解及接受程度，以及对所需高额医药费用的经济承受能力。

2. 术后评估

（1）术中情况：了解术中血管吻合、出血、补液及尿量的情况等。

（2）生命体征：是否平稳。

（3）移植肾功能：移植肾的排泄功能及体液代谢变化。

（4）心理认知状况：肾移植术后患者对移植肾的认同程度，患者及其家属对肾移植术后知识的了解及掌握情况。

五、护理要点及措施

1. 术前护理要点及措施

（1）按泌尿外科疾病术前护理常规。

（2）全面评估患者：包括健康史及其相关因素、身体状况、生命体征，以及神志、精神状态、行动能力等。

（3）心理护理：由于患者担心手术失败，害怕排斥反应，担心移植肾的功能恢复等而产生一系列紧张焦虑情绪，在患者住院期间多与其沟通，讲解有关肾移植的知识，尽可能减少患者的精神压力，应主动询问患者有何不适及要求，并及时解决患者的心理问题，多鼓励安慰患者，做好患者的思想工作，说明术后用药的重要意义，告诉患者不可随意减量或停药，并帮助患者掌握正确使用方法。

（4）做好术前护理：备皮，如果在晚 7：00 前大便尚未排干净，应于睡前进行清洁灌肠。

（5）做好术前指导：嘱患者保持情绪稳定，避免过度紧张焦虑，备皮后洗头、洗澡、更衣，准备好术后需要的各种物品如一次性尿垫、痰杯等，术前晚 9：00 以后禁食、禁水，术晨取下义齿，贵重物品交由家属保管等。

2. 术后护理要点及措施

（1）按泌尿外科一般护理常规及全身麻醉手术后护理常规护理。

（2）严密监测生命体征：测血压、脉搏、呼吸，每小时1次。如手术成功，患者的血压、脉搏应逐步得到改善，血压降至正常，脉搏平稳、有力。

（3）尿量的观察：留置导尿管保持1周左右，应妥善固定，保持引流通畅，长短适宜，防止扭曲受压。不鼓励患者久坐，因会使移植的输尿管折叠。每小时记录尿液的色、质、量。如尿量<100 mL/h，应及时报告医生。

（4）观察伤口及引流管的情况：术中移植肾放于髂窝内，在移植肾周围放置引流管，以防肾周积液。

（5）注意观察伤口有无红、肿、热、痛及分泌物，保持敷料干燥，渗出较多时及时通知医生给予换药，预防感染，对有出血情况者应及时处理。注意观察引流液的色、质、量。妥善固定引流管，防止滑脱、扭曲。若短时间内出现较多血性液体，提示有活动性出血的可能；若引流出尿液样液体且量较多，提示有尿瘘的可能，应及时向医生报告。

（6）预防感染：十分重要，关系到手术的成败。患者术后住隔离间1周，禁止探视。房间内每日用有效氯擦拭门窗、桌椅、床及地面2次。以紫外线消毒进行空气消毒，每日2次，每次30分钟。医护人员进行各项操作时应严格遵守无菌操作原则，防止发生感染。患者术后卧床期间，护士应为其做好晨晚间护理，坚持每日早、晚刷牙，三餐后用漱口水含漱2~3分钟，预防口腔溃疡的发生。背部护理每日2次，雾化吸入每日2次，鼓励患者做深呼吸，翻身及有效咳嗽，以减少肺部并发症。保持床单位清洁、干燥、无渣，防止压疮的发生。引流袋每日更换1次，女患者每日进行会阴冲洗，男患者清洁尿道口，防止发生泌尿系统感染。

（7）加强生活护理：患者卧床期间，协助其洗漱、进食等个人卫生活动。协助患者翻身，更换体位，床头置呼叫器并教会患者使用方法，将常用的生活物品放在患者容易拿到的地方。

（8）饮食的护理：术后肠蠕动恢复肛门排气后，即可进半流质饮食，应遵循少食多餐的原则。饮食应以清淡易消化，富有营养为宜，但忌食各种补品，以免诱发排斥反应。

（9）排斥反应的观察与护理：主要表现为体温升高，关节痛，全身不适，食欲减退，血压升高，移植肾肿大伴局部疼痛，尿量显著减少，血肌酐及尿素氮升高，内生肌酐清除率降低，尿蛋白及红白细胞增多，B超显示移植肾区血流缓慢。主要分为以下几种。

1）超急性排斥反应：一般发生于开放循环后的数分钟至数小时内，表现为开放循环后突然少尿或无尿，手术时可见移植肾呈花斑状、发绀、变硬、变大。

2）加速性排斥反应：一般发生在术后2~7天，临床表现为体温高，突然尿少或停止，移植肾区肿胀，病情呈进行性发展。

3）急性排斥反应：一般发生在术后7天~6个月，是一种全身明显的炎症性变化。临床长出现低热、尿少、血压升高、移植肾肿大、质硬、轻微的疼痛和胀痛，还常见伴有全身症状，如关节肌肉酸痛等。

4）慢性排斥反应：发生于肾移植6个月以后，是急性排斥反应反复的结果，也可是隐匿性缓慢发展，表现为肌酐升高、蛋白尿、血压及血红蛋白升高、进行性贫血等。

（10）做好心理护理：解释发生排斥反应的原因，药物治疗的效果。预防感染的重要性，消除其紧张恐惧的心理，积极配合治疗，使其增强信心。发热患者要及时给予物理降温或遵医嘱应用解热药，及时更换衣服被褥。加强消毒隔离工作，严格限制陪伴人员，加强口腔护理、皮肤护理，预防感染的发生。正确执行抗排异药物的治疗。准确记录24小时液体出入量。急性排斥反应恢复的指标：体温下降至正常，尿量增多，体重稳定，移植肾肿胀消退，压痛消失，血清肌酐、尿素氮指标下降。

六、健康教育

1. 心理指导

（1）指导患者正确认识疾病，告知患者肾移植术后6个月可从事正常社交、轻度娱乐活动，可重新恢复原来的工作。

（2）合理安排休息制度，劳逸结合，可进行适当户外活动。

（3）告知患者长期服用免疫抑制药的重要性，注意发生慢性排斥反应的临床表现。

（4）服用激素的患者易激怒，应告诉家属体贴、理解、关心患者，保持心情愉快。

2. 用药指导

（1）指导患者正确、准时服用各种药物，并强调按时服药的重要性。

（2）讲解并指导患者学会观察各种药物的不良反应。

3. 饮食指导

良好合理的饮食，对肾移植术后的恢复、伤口愈合，保持肾移植患者肾功能正常，有着重要的意义。多食蔬菜水果，不吃不洁净食物，禁食葡萄。禁止服用增加免疫功能的滋补品，以减少排斥反应的发生。

4. 自我保健

（1）指导患者学会自我监测，每天按时测体重、体温、血压、尿量。控制体重，如有异常及时就诊。

（2）告知患者预防感染的重要性，注意保暖，预防感冒，适当锻炼身体，增加抵抗力。

（3）定期门诊随访。

（李海珠）

第四节　前列腺癌

一、概述

前列腺癌是男性生殖系最常见的恶性肿瘤，发病率随年龄增长而增加，我国以前发病率较低，但由于人口老龄化，近年来发病率有所增加，同时由于对前列腺癌的诊断方法的不断改进，如酸性磷酸酶的放射免疫测定、前列腺液的乳酸脱氢酶的测定、经直肠的超声显像、CT检查以及前列腺穿刺针改进等，使前列腺癌得以早期诊断，也使前列腺癌的发病率有所增加。前列腺癌的病理检出率和临床上的发病率有很大差异。

病因尚未完全查明，可能与种族、遗传、性激素、食物、环境有关。有前列腺癌家族史的人群有较高的前列腺患病危险性。前列腺癌常从腺体外周带发生，很少单纯发生于中心区域。约95%的前列腺癌为腺癌，其余的5%中又有90%是移行细胞癌、10%为神经内分泌癌和肉瘤。

二、临床表现

1. 阻塞症状

可以有排尿困难、尿潴留、疼痛、血尿或尿失禁。

2. 局部浸润性症状

膀胱直肠间隙常被最先累及，这个间隙内包括前列腺精囊、输精管、输尿管下端等脏器结构，如肿瘤侵犯并压迫输精管会引起患者腰痛以及患侧行睾丸疼痛，部分患者还诉说射精痛。

3. 其他转移症状

前列腺癌容易发生骨转移，开始可无症状，也有因骨转移引起神经压迫或病理骨折。

4. 体征

直肠指检可触及前列腺结节。淋巴结转移时，患者可出现下肢水肿。脊髓受压可出现下肢痛、无力。

5. 辅助检查

（1）直肠指检：应在抽血检查 PSA 后进行，可触及前列腺结节。

（2）影像学检查。

1）经直肠超声检查（TRUS）：在 TRUS 上典型的前列腺癌的征象是在外周带的低回声结节。目前 TRUS 的最主要的作用是引导进行前列腺的系统性穿刺活检。

2）CT 检查：目的主要是协助肿瘤的临床分期。

3）MRI 检查：可以显示前列腺包膜的完整性、是否侵犯前列腺周围组织及器官，还可以显示盆腔淋巴结受侵犯的情况及骨转移的病灶，在临床分期中具有重要作用。

4）全身核素骨显像检查（ECT）：显示骨转移情况。

（3）实验室检查：血清前列腺特异性抗原（PSA）的测定可作为前列腺癌筛选检查方法。

（4）病理检查：前列腺穿刺活检取病理学检查是诊断前列腺癌最可靠的检查。

三、治疗原则

1. 非手术治疗

即观察等待，指主动监测前列腺癌的进程，在出现肿瘤进展或临床症状明显时给予治疗。

2. 手术治疗

前列腺癌根治性手术治疗，用于可能治愈的前列腺癌。国内推荐开放式耻骨后前列腺癌根治术和腹腔镜前列腺癌根治术，有条件的可开展机器人辅助腹腔镜前列腺癌根治术。

3. 前列腺癌内分泌治疗

内分泌治疗的方法包括去势和抗雄治疗。

4. 试验性前列腺癌局部治疗

包括前列腺癌的冷冻治疗、前列腺癌的高能聚焦超声、组织内肿瘤射频消融。

四、护理评估

1. 健康史及相关因素

包括患者一般情况，家族中有无前列腺癌发病者，初步判断前列腺癌的发生时间，患者有无排尿困难、尿潴留、刺激症状，有无骨痛、排便失禁。本次发病是体检时无意发现还是出现排尿困难、尿潴留而就医。不适是否影响患者的生活质量。

2. 身体状况

肿块位置、大小、是否局限在前列腺内。有无骨转移、肿瘤是否侵及周围器官。

五、护理要点及措施

1. 术前护理要点及措施

（1）按泌尿外科疾病术前护理常规。

（2）全面评估患者：包括健康史及其相关因素、身体状况、生命体征，以及神志、精神状态、行动能力等。

（3）心理护理：前列腺癌患者早期多无症状，多数是体检时无意发现，患者多数难以接受，要多与患者沟通，解释病情，对患者给予同情、理解、关心、帮助，告诉患者前列腺癌恶性程度属中等，经有效治疗后疗效尚可，5 年生存率较高。减轻患者思想压力，稳定情绪，使之更好地配合治疗和护理。

（4）饮食护理：由于前列腺癌患者多为年老体弱者，且患者就医时多属中晚期，多有不同程度的机体消耗。对这类患者在有效治疗的同时，需给予营养支持，告知患者保持丰富的膳食营养，尤其多食富含多种维生素的食物，多饮绿茶。必要时给予肠外营养支持。

（5）协助患者做好术前相关检查工作：如影像学检查、心电图检查、血液检查、尿便检查等。

（6）遵医嘱做好各项术前准备及术前指导。

2. 术后护理要点及措施

（1）按泌尿外科一般护理常规及全身麻醉手术后护理常规护理。

（2）严密观察患者生命体征的变化，包括体温、血压、脉搏、呼吸。观察并记录生命体征，每 4 h 一次。

（3）切口引流管的护理。

1）引流期间保持引流通畅，定时挤压引流管，避免因引流不畅而造成感染、积液等并发症。活动、翻身时要避免引流管打折、受压、扭曲、脱出等。

2）维持引流装置无菌状态，防止污染，每天定时更换引流袋。

3）每日准确记录和观察引流液的颜色、性质和量，如在短时间内引流出大量血性液体（一般 >200 mL/h），应警惕发生继发性大出血的可能，同时密切观察血压和脉搏的变化，发现异常及时报告医师给予处理。前列腺癌根治术后患者会出现漏尿现象，表现为引流液突然增多，颜色为清亮的尿液颜色，此为正常现象，随术后恢复，会逐渐消失。

（4）尿管的护理。

1）术后患者留置尿管时间较长，留置尿管期间每日用 0.05% 复合碘消毒尿道外口，保持会阴部清洁，更换尿袋每周 2 次。

2）给予妥善固定尿管，活动、翻身时要避免引流管打折、受压、扭曲、脱出等。

3）要及时排空尿液并观察尿液的颜色：行前列腺癌根治术后患者尿色初为淡红色，数日后恢复为清亮。若尿色突然转为鲜红色，应警惕出血，需及时报告医师，并密切观察生命体征。

（5）胃管的护理：行机器人辅助腹腔镜下前列腺癌根治术后，患者需胃肠减压 1 ~ 3 天，直到胃肠蠕动恢复，持续胃肠减压期间要保持胃管通畅，每日记录胃液的量、颜色、性质。

（6）基础护理。

1）患者术后清醒后，可改为半卧位，以利于伤口引流及减轻腹压，减轻疼痛。

2）患者卧床期间，应协助其保持床单位整洁和卧位舒适，定时翻身，按摩骨突处，防止皮肤发生压疮。

3）满足患者生活上的合理需求。

4）晨晚间护理。

（7）并发症预防及护理。

1）下肢静脉血栓：行机器人辅助腹腔镜前列腺癌根治术的患者，术后需穿抗血栓压力袜，预防下肢静脉血栓形成。

2）出血：遵医嘱给予止血药物并密切观察引流液颜色、量、性质。行睾丸切除术患者，遵医嘱给予阴囊部位沙袋压迫。

3）肺部感染：协助患者翻身、扣背，指导患者床上活动，遵医嘱给予雾化吸入及消炎药物治疗。

（8）术后活动：行腹腔镜前列腺根治术 24 ~ 48 小时即可离床活动。行机器人辅助腹腔镜下前列腺癌根治术患者适当延长卧床时间。

（9）心理护理：告知患者术后体温可略升高，属于外科吸收热，2 天后逐渐恢复正常。麻醉作用消失后，患者开始感觉切口疼痛，告知患者 24 小时内疼痛最剧烈，3 天后会逐渐减轻。根据患者的文化程度、个性，给予患者关于疾病恢复的知识，解答患者恢复过程中的疑问，给予心理疏导，增强患者战胜疾病的信心。

六、健康教育

（1）出院前向患者及其家属详细介绍出院后有关事项，并将有关资料交给患者或家属，告知患者出院后 1 个月来院复诊。

（2）行前列腺癌根治术后患者：每月检测 PSA，预防生化复发，若有骨痛，应即查骨扫描。患者出院时通常未拔除尿管，指导患者学会尿管的护理，每日饮水需超过 2 500 mL，每日至少做盆底肌功能锻炼 30 ~ 45 次，每次持续 10 秒左右，可以由每次 2 ~ 3 秒开始，逐步达到 10 秒。并告知拔尿管的时间。

（3）嘱患者避免高脂肪饮食：特别是动物脂肪，红色肉类是前列腺癌的危险因素；豆类、谷物、蔬菜、水果、绿茶对预防本病有一定作用。

（4）告知患者术后注意劳逸结合：避免过度劳累，适当进行户外活动及轻度体育锻炼，以增强体质，防止感冒及其他并发症，戒烟、禁酒。

（5）告知患者如有异常情况应及时来院就诊。

（姜　艳）

第八章

血液系统疾病护理

第一节　非霍奇金淋巴瘤

非霍奇金淋巴瘤（NHL）是具有很强异质性的一组独立疾病的总称。在常见恶性肿瘤排位中在前10位。NHL病变主要发生在淋巴结、脾脏、胸腺等淋巴器官，也可发生在淋巴结外的淋巴组织和器官的淋巴造血系统。依据细胞来源将其分为三种基本类型：B细胞、T细胞和NK/T细胞NHL。临床大多数NHL为B细胞型，占总数70%～85%。NHL在病理学分型、临床表现与治疗个体化分层上都比较复杂，是一种有可能高度治愈的肿瘤。

非霍奇金淋巴瘤患者，男性比女性更多见，白种人比其他种族更多见，其具体原因不明，可能是因为遗传因素种族差异在某些NHL亚型中非常明显，如网状组织淋巴瘤在西方国家占很大比例而在发展中国家很少见。在美国，每年约有5万例NHL发病，在所有肿瘤中占4%，而且每年在所有肿瘤引起的死亡的比例中NHL占4%。在过去的几十年中，NHL的发病率呈持续稳定性升高，每年约增长3%，比大部分肿瘤增长快，部分原因与AIDS流行有关，另外也可能与其他未知的原因有关。

一、病因

大多数情况下，非霍奇金淋巴瘤为散发疾病，病因不明。但是，流行病学研究揭示非霍奇金淋巴瘤主要的风险因素与环境因素、化学物质、饮食因素、免疫状态、病毒感染和细菌感染有关。①免疫功能异常：不论是先天性或后天性免疫功能失调均是相关因素。如后天自身免疫性疾病患者、干燥综合征、系统性红斑狼疮等常伴有T淋巴细胞功能受损，从而影响机体对病毒感染和新生恶性细胞的免疫应答，在这部分患者中NHL发病率上升了数倍。②病毒感染：多种病毒与NHL有关，包括EB病毒、嗜人T淋巴细胞Ⅰ型病毒、人疱疹病毒8型等。③细菌感染：细菌并不能直接刺激肿瘤细胞，但可通过刺激肿瘤特定区域内的细胞，促使细胞恶性增生，而导致肿瘤的发生。目前已知NHL中的胃黏膜相关组织淋巴瘤的发生90%以上与幽门螺杆菌感染有关。④遗传因素：家族中近亲患有某种血液/淋巴系统恶性疾病史者，NHL发病风险可能会增加2～4倍。⑤其他因素：化学物质的应用增多、放射线暴露增多、不良生活方式等。如染发剂就可能是发病的危险因素。

二、诊断

1. 症状

（1）以淋巴结肿大为首发症状：多数见于浅表淋巴结，NHL 较 HL 少见。受累淋巴结以颈部最多见，其次是腋窝、腹股沟。一般多表现为无痛性、进行性淋巴结肿大，早期可活动，晚期多个肿大淋巴结，易发生粘连并融合成块。

部分 NHL 患者为深部淋巴结起病，以纵隔淋巴结肿大较常见，如纵隔大 B 细胞淋巴瘤。肿大的淋巴结可压迫上腔静脉，引起上腔静脉综合征；也可压迫气管、食管、喉返神经产生相应的症状如呼吸困难、吞咽困难和声音嘶哑等，原发于腹膜后淋巴结的恶性淋巴瘤也以 NHL 多见，可引起长期不明原因发热，临床诊断比较困难。

韦氏环也是发生结外淋巴瘤的常见部位，NHL 多见，发生部位最多在软腭、扁桃体，其次为鼻腔、鼻窦，鼻咽部和舌根较少见，常伴随膈下侵犯，患者可表现为咽痛、咽部异物感、呼吸不畅和声音嘶哑等。原发于脾和肝脏的 NHL 较少见，但 NHL 合并肝、脾浸润者较常见，尤以脾脏受累更为多见，临床表现为肝脾肿大、黄疸等，少数患者可发生门静脉高压，需与肝硬化鉴别。

（2）器官受累的表现：除淋巴组织外，NHL 可发生于身体任何部位，其中以原发于胃肠道 NHL 最为常见，累及胃、十二指肠时，患者可表现为上腹痛、呕吐等；发生于小肠、结肠等部位时，患者常伴有慢性腹泻、脂肪泻、肠梗阻等表现；累及肾脏导致肾炎。

原发于皮肤的 NHL 并不常见（如蕈样真菌病），但 NHL 累及皮肤较常见，包括特异性和非特异性两种表现。特异性表现有皮肤肿块、结节、浸润斑块、溃疡、丘疹等；非特异性表现有酒精痛、皮肤瘙痒、带状疱疹、获得性鱼鳞癣、干皮症、剥脱性红皮病、结节性红斑、皮肤异色病等。

（3）全身症状：淋巴瘤患者常有全身无力、消瘦、食欲减退、盗汗及不规则发热等全身症状。临床上也有少数患者仅表现为持续性发热，较难诊断。

2. 体征

非霍奇金淋巴瘤体征早期不明显，中晚期常有不明原因浅表淋巴结、持续性体温等体征。

3. 检查

（1）实验室检查：①外周血：早期患者血象多正常，继发自身免疫性溶血或肿瘤累及骨髓可发生贫血、血小板减少及出血。9% ~16% 的患者可出现白血病转化，常见于弥漫型小淋巴细胞性淋巴瘤、滤泡型淋巴瘤、淋巴母细胞性淋巴瘤及弥漫型大细胞淋巴瘤等。②生化检查：可有血沉血清乳酸脱氢酶、β_2-微球蛋白及碱性磷酸酶升高，单克隆或多克隆免疫球蛋白升高，以上改变常可作为肿瘤负荷及病情检测指标。③血沉：血沉在活动期增快缓解期正常，为测定缓解期和活动期较为简单的方法。④骨髓象：早期正常，晚期浸润骨髓时，骨髓象可发生变化如找到淋巴瘤细胞，此时可称为淋巴瘤白血病。

（2）病理活检：是诊断 NHL 及病理类型的主要依据。

（3）免疫学表型检测：①单克隆抗体免疫表型检查可识别淋巴瘤细胞的细胞谱系及分化水平，用于诊断及分型，常用的单克隆抗体标记物包括 CD45（白细胞共同抗原），可用于鉴定其白细胞来源。②CD19、CD20、CD22、CD45RA、CD5、CD10、CD23 免疫球蛋白轻

链 κ 及 γ 等用于鉴定 B 淋巴细胞表型。③CD2、CD3、CD5、CD7、CD45R0、CD4、CD8 等鉴定 T 淋巴细胞表型。④CD30 和 CD56 分别用于识别间变性大细胞淋巴瘤及 NK 细胞淋巴瘤，CD34 及 TdT 常见于淋巴母细胞淋巴瘤表型。

（4）遗传学：90% 的非霍奇金淋巴瘤存在非随机性染色体核型异常，常见为染色体易位部分缺失和扩增等。不同类型的非霍奇金淋巴瘤多有各自的细胞遗传学特征。非霍奇金淋巴瘤是发生于单一亲本细胞的单克隆恶性增殖，瘤细胞的基因重排高度一致。IgH 基因重排常作为 B 细胞淋巴瘤的基因标志，TCR γ 或 β 基因重排常作为 T 细胞淋巴瘤的基因标志，阳性率均可达 70% ~80%，细胞遗传学及基因标志可用于非霍奇金淋巴瘤的诊断、分型及肿瘤微小病变的检测。

（5）影像学检查：胸正侧位片、腹盆腔 CT 扫描、胸部 CT 扫描、全消化道造影、胸腹部 MRI、脑和脊髓 MRI。胸腹部彩超、淋巴结彩超、骨扫描、淋巴造影术和胃肠镜检查。

4. 诊断

本病的确诊有赖于组织学活检（包括免疫组化检查及分子细胞遗传学检查）。这些组织学免疫学和细胞遗传学检查不仅可确诊，还可做出分型诊断这对了解该病的恶性程度、估计预后及选择正确的治疗方案都至关重要。凡无明显原因淋巴结肿大，应考虑到本病，有的患者浅表淋巴结不大但较长期有发热盗汗体重下降等症状也应考虑到本病。

5. 鉴别诊断

不少正常健康人也可在颈部、腹股沟及某些浅表部位触肿大的淋巴结，应注意鉴别。但应以下具体疾病相鉴别。

（1）慢性淋巴结炎：一般的慢性淋巴结炎多有感染灶。在急性期感染（如足癣感染）可致同侧腹股沟淋巴结肿大，或伴红肿、热痛等急性期表现，或只有淋巴结肿大伴疼痛，急性期过后，淋巴结缩小，疼痛消失。通常慢性淋巴结炎的淋巴结肿大较小，为 0.5 ~ 1.0 cm，质地较软、扁多活动而恶性淋巴瘤的淋巴结肿大具有较大丰满、质韧的特点，必要时切除活检。

（2）淋巴结结核：为特殊性慢性淋巴结炎，肿大的淋巴结以颈部多见，多伴有肺结核，如果伴有结核性全身中毒症状，如低热盗汗、消瘦乏力等则与恶性淋巴瘤不易区别；淋巴结结核之淋巴结肿大，质较硬、表面不光滑、质地不均匀或因干酪样坏死而呈囊性或与皮肤粘连，活动度差，PPD 试验呈阳性反应。但要注意恶性淋巴瘤患者患有结核病，可能是由于较长期抗肿瘤治疗机体免疫力下降从而罹患结核等疾患，因此临床上应提高警惕，凡病情发生改变时，应尽可能再次取得病理或细胞学证据以免误诊误治。

（3）结节病：多见于青少年及中年人多侵及淋巴结，可以多处淋巴结肿大，常见于肺门淋巴结对称性肿大或有气管旁及锁骨上淋巴结受累淋巴结多在 2 cm 直径以内，质地一般较硬，也可伴有长期低热结节病的确诊需取活检可找到上皮样结节，Kvein 试验在结节病 90% 呈阳性反应，血管紧张素转换酶在结节病患者的淋巴结及血清中均升高。

（4）急性化脓性扁桃体炎：除有不同程度的发热外，扁桃体多为双侧肿大，红、肿、痛且其上附有脓苔，扪之质地较软，炎症控制后扁桃体可缩小。而恶性淋巴瘤侵及扁桃体可双侧也可单侧，也可不对称地肿大，扪之质地较硬韧，稍晚则累及周围组织，有可疑时可行扁桃体切除或活检行病理组织学检查。

（5）组织细胞性坏死性淋巴结炎：该病在中国多见，多为青壮年，临床表现为持续高热，但周围血白细胞数不高，用抗生素治疗无效，酷似恶性网织细胞增生症，组织细胞性坏死性淋巴结炎的淋巴结肿大，以颈部多见，直径多在 1～2 cm。质中或较软。不同于恶性淋巴瘤的淋巴结确诊需行淋巴结活检，本病经过数周后退热而愈。

（6）中央型肺癌侵犯纵隔、胸腺肿瘤：有时可与恶性淋巴瘤混淆，诊断有赖于肿块活检。

（7）与霍奇金淋巴瘤相鉴别：非霍奇金淋巴瘤的临床表现与霍奇金淋巴瘤十分相似，只有组织病理学检查才能将两者明确区别诊断。

三、治疗

非霍奇金淋巴瘤的治疗目前崇尚个体化治疗。

四、护理

1. 患者的疾病的对症护理

非霍奇金淋巴瘤的日常护理，患者发热时按发热护理常规执行。呼吸困难时给予高流量氧气吸入，半卧位，适量镇静剂。骨骼浸润时要减少活动，防止外伤，发生病理性骨折时根据骨折部位作相应处理。

2. 患者的一些日常饮食护理

早期患者可适当活动，有发热、明显浸润症状时应卧床休息以减少消耗，保护机体。给予高热量、高蛋白、丰富维生素、易消化食物，多饮水。以增强机体对化疗、放疗的承受力，促进毒素排泄，保持皮肤清洁，每日用温水擦洗，尤其要保护放疗照射区域皮肤，避免一切刺激因素如日晒、冷热、各种消毒剂、肥皂、胶布等对皮肤的刺激，内衣选用吸水性强柔软棉织品，宜宽大。放疗、化疗时应观察治疗效果及不良反应。

3. 非霍奇金淋巴瘤患者的健康指导

注意个人清洁卫生，做好保暖，预防各种感染。加强营养，提高抵抗力。遵医嘱坚持治疗，定期复诊。

4. 非霍奇金淋巴瘤的病情观察

观察全身症状，如贫血、乏力、消瘦、盗汗、发热、皮肤瘙痒、肝脾肿大等。观察淋巴结肿大所累及范围、大小。严密观察有无深部淋巴结肿大引起的压迫症状，如纵隔淋巴结肿大引起咳嗽、呼吸困难、上腔静脉压迫症，腹膜后淋巴结肿大可压迫输尿管引起肾盂积水。观察有无骨骼浸润，警惕病理性骨折、脊髓压迫症发生。

（王秀梅）

第二节 霍奇金淋巴瘤

霍奇金淋巴瘤（HL）是恶性淋巴瘤的一个独特类型。其特点为：临床上病变往往从一个或一组淋巴结开始，逐渐由邻近的淋巴结向远处扩散。原发于结外淋巴组织的少见；瘤组织成分多样，但都含有一种独特的瘤巨细胞，即 Reed-Sternmberg 细胞（R-S 细胞）；R-S 细胞来源于 B 淋巴细胞。

霍奇金淋巴瘤在欧美各国发病率高，达（1.6～3.4）/10 万；在我国发病率较低，男性

(0～0.6)/10 万，女性(0.1～0.4)/10 万。

一、病因

霍奇金淋巴瘤病因不明，可能与以下因素有关：EB 病毒的病因研究最受关注，约 50% 患者的 R-S 细胞中可检出 EB 病毒基因组片段，也与细菌因素、环境因素、遗传因素和免疫因素有关。

二、诊断

霍奇金淋巴瘤(HL)主要侵犯淋巴系统，年轻人多见，早期临床进展缓慢，主要表现为浅表淋巴结肿大。与 NHL 病变跳跃性发展不同，HL 病变沿淋巴结引流方向扩散。由于病变侵犯部位不同，其临床表现各异。

1. 症状

(1) 初发症状：慢性、进行性、无痛性浅表淋巴结肿大为最常见的首发症状，中国医学科学院肿瘤医院 5 101 例 HL 统计表明，HL 原发于淋巴结内占 78.2%，原发于结外者占 20.2%。结内病变以颈部和隔上淋巴结肿大最为多见，其次见于腋下和腹股沟，其他部位较少受侵。有文献报道，首发于颈部淋巴结者可达 60%～80%。淋巴结触诊质韧、饱满、边缘清楚，早期可活动，晚期相互融合，少数与皮肤粘连可出现破溃等表现；体积大小不等，大者直径可达数十厘米，有些患者淋巴结可随发热而增大，热退后缩小。根据病变累及的部位不同，可出现相应淋巴结区的局部症状和压迫症状；结外病变则可出现累及器官的相应症状。

(2) 全身症状：主要为发热、盗汗和体重减轻，其次为皮肤瘙痒和乏力。发热可以表现为任何形式，包括持续低热、不规则间歇性发热或偶尔高热，抗感染治疗多无效。约 15% 的 HL 患者表现为周期性发热，也称为 Murchison-Pel-Ebstern 热。其特点为：体温逐渐上升，波动于 38～40℃，持续数天，不经治疗可逐渐降至正常，经过 10 天或更长时间的间歇期，体温再次上升，如此周而复始，并逐渐缩短间歇期。患者发热时周身不适、乏力和食欲减退，体温下降后立感轻快。盗汗、明显消瘦和皮肤瘙痒均为较常见的症状，瘙痒初见于局部，可渐发展至全身，开始轻度瘙痒，表皮脱落，皮肤增厚，严重时可因抓破皮肤引起感染和皮肤色素沉着。饮酒痛为另一特殊症状，即饮酒后出现肿瘤部位疼痛，常于饮酒后数分钟至几小时内发生，机制不清。

(3) 压迫症状：深部淋巴结肿大早期无明显症状，晚期多表现为相应的压迫症状，如纵隔淋巴结肿大，可以压迫上腔静脉，引起上腔静脉压迫综合征；也可压迫食管和气管，引起吞咽受阻和呼吸困难；或压迫喉返神经引起麻痹声嘶等；病变也可侵犯肺和心包。腹腔淋巴结肿大，可挤压胃肠道引起肠梗阻；压迫输尿管可引起肾盂积水，导致尿毒症。韦氏环(包括扁桃体、鼻咽部和舌根部)肿大，可有破溃或疼痛，影响进食、呼吸或出现鼻塞，肿块触之有一定硬度，常累及颈部淋巴结，抗炎治疗多无效。

(4) 淋巴结外受累：原发结外淋巴瘤(PENL)由于受侵部位和器官不同临床表现多样，并缺乏特异性症状、体征，容易造成误诊或漏诊。有人曾报道 PENL 误诊率高达 50%～60%，直接影响正确诊断与治疗，应引起足够重视。原发于结外的 HL 是否存在一直有争议，HL 结外受累率明显低于 NHL，以脾脏、肺脏等略多见。

1）脾脏病变：脾原发性淋巴瘤占淋巴瘤发病率不到1%，且多为NHL，临床诊断脾脏原发HL应十分小心，HL脾脏受累较多见，约占1/3。临床上判断HL是否累及脾脏可依据查体及影像学检查，确诊往往要采用剖腹探查术和脾切除，但由于是有创操作，多数患者并不接受此方式，临床也较少采用。

2）肝脏病变：首发于肝的HL极罕见，随病程进展，晚期侵犯肝者较多见，可出现黄疸、腹水。因肝脏病变常呈弥漫性，CT检查常不易诊断；有时呈占位性病变，经肝穿刺活检或剖腹探查可确诊。临床表现为肝脏弥漫性肿大，质地中等硬度，少数可扪及结节，肝功检查多正常，严重者可有肝功异常。

3）胃肠道病变：HL仅占胃肠道ML的1.5%左右。其临床表现与胃肠道其他肿瘤无明显区别。病变多累及小肠和胃，其他如食管、结肠、直肠、胰腺等部位较少见。临床症状常为腹痛、腹部包块、呕吐、呕血、黑便等。胃HL可形成较大肿块，X射线造影显示广泛的充盈缺损和巨大溃疡。与胃HL相比，小肠HL病程较短，症状也较明显，80%表现为腹痛；晚期可有小肠梗阻表现，甚至可发生肠穿孔和肠套叠。

4）肺部病变：HL累及肺部较NHL常见，以结节硬化型（NS）多见，女性和老年患者多见。病变多见于气管或主支气管周围淋巴结，原发HL累及肺实质或胸膜，病变压迫淋巴管或致静脉阻塞时可见胸腔积液。临床患者可表现呼吸道和全身症状，如刺激性干咳、黏液痰、气促和胸闷、呼吸困难、胸痛、咯血，少数可出现声音嘶哑或上腔静脉综合征；约一半患者出现体重减轻、发热、盗汗等症状。由于肺HL形态多变，应注意与放射治疗及化疗所致的肺损伤，以及肺部感染相区别。肺原发HL极少见，必须有病理学典型HL改变，病变局限于肺，无肺门淋巴结或仅有肺门小淋巴结以及排除其他部位受侵才可诊断。

5）心脏病变：心脏受侵极罕见，但心包积液可由邻近纵隔HL直接浸润所致。可出现胸闷、气促、上腔静脉压迫综合征、心律失常及非特异性心电图等表现。

6）皮肤损害：皮肤HL多继发于系统性疾病，原发者罕见。有报道HL合并皮肤侵犯的发生率为0.5%，而原发性皮肤霍奇金淋巴瘤（PCHL）约占霍奇金淋巴瘤的0.06%。HL累及皮肤通常表明病变已进入第Ⅳ期，预后很差。而PCHL临床进展缓慢，一般不侵及内脏器官，预后相对较好。

7）骨骼、骨髓病变：骨的HL甚少见，占0～5%。见于疾病进展期血源性播散或由于局部淋巴结病变扩散到邻近骨骼。多见于胸椎、腰椎、骨盆，肋骨和颅骨次之，病变多为溶骨性改变。临床主要表现为骨骼疼痛，部分病例可有局部发热、肿胀或触及软组织肿块。HL累及骨髓较NHI少见，文献报道为9%～14%，但在尸检中可达30%～50%。多部位穿刺可提高阳性率。

8）神经系统病变：多见于NHL，HL少见。HL引起中枢神经系统损害多发生在晚期，其中以脊髓压迫症最常见，也可有脑内病变。临床可表现为头痛、颅内压增高、癫痫样发作、脑神经麻痹等。

9）泌尿系统病变：HL较NHL少见。肾脏受侵多为双侧结节型浸润，可引起肾肿大、高血压及尿毒症。原发于膀胱病变者少见。

10）其他部位损害：少见部位还有扁桃体、鼻咽部、胸腺、前列腺、肾上腺等器官，而生殖系统恶性淋巴瘤几乎皆为NHL。类脂质肾病的肾脏综合征是一种霍奇金淋巴瘤的少见表现，并且偶尔伴有免疫复合物沉积于肾小球，临床上表现为血尿、蛋白尿、低蛋白血症、高脂血症、水肿。

2. 体征

慢性、进行性、无痛性淋巴结肿大为主要体征。

3. 检查

（1）血液和骨髓检查：HL常有轻或中等贫血，少数白细胞轻度或明显增加，伴中性粒细胞增多。约1/5患者嗜酸性粒细胞升高。骨髓被广泛浸润或发生脾功能亢进时，可有全血细胞减少。骨髓涂片找到RS细胞是HL骨髓浸润依据。骨髓浸润大多由血源播散而来，骨髓穿刺涂片阳性率仅3%，但活检法可提高至9%～22%。

NHL白细胞数多正常，伴有淋巴细胞绝对和相对增多。晚期并发急性淋巴瘤细胞白血病时可呈现白血病样血象和骨髓象。

（2）化验检查：疾病活动期有血沉加快，血清乳酸脱氢酶活性增高。乳酸脱氢酶升高提示预后不良。当血清碱性磷酸酶活力或血钙增加，提示骨骼累及。B细胞NHL可并发抗人球蛋白试验阳性或阴性的溶血性贫血，少数可出现单克隆IgG或IgM。必要时可行脑脊液的检查。

（3）彩超检查：浅表淋巴结的检查，腹腔、盆腔的淋巴结检查。

（4）胸部摄片检查：了解纵隔增宽、肺门增大、胸腔积液及肺部病灶情况。

（5）胸部、腹腔和盆腔的CT检查：胸部CT可确定纵隔与肺门淋巴结肿大。CT阳性符合率65%，阴性符合率92%。因为淋巴造影能显示结构破坏，而CT仅从淋巴结肿大程度上来判断。但CT不仅能显示腹主动脉旁淋巴结，而且还能显示淋巴结造影所不能检查到的脾门、肝门和肠系膜淋巴结等受累情况，同时还显示肝、脾、肾受累的情况，所以CT是腹部检查首选的方法。CT阴性而临床上怀疑时，才考虑做下肢淋巴造影。彩超检查准确性不及CT，重复性差，受肠气干扰较严重，但在无CT设备时仍不失是一种较好检查方法。

（6）胸部、腹腔和盆腔的MRI检查：MRI检查只能查出单发或多发结节，对弥漫浸润或粟粒样小病灶难以发现。一般认为有两种以上影像诊断同时显示实质性占位病变时才能确定肝脾受累。

（7）PET-CT检查：PET-CT检查可以显示淋巴瘤或淋巴瘤残留病灶，是一种根据生化影像来进行肿瘤定性诊断的方法。

（8）病理学检查。

1）淋巴结活检、印片：选取较大的淋巴结，完整地取出，避免挤压，切开后在玻片上做淋巴结印片，然后置固定液中。淋巴结印片wright's染色后做细胞病理形态学检查，固定的淋巴结经切片和HE染色后作组织病理学检查。深部淋巴结可依靠B超或CT引导下细针穿刺涂片做细胞病理形态学检查。

2）淋巴细胞分化抗原检测：测定淋巴瘤细胞免疫表型可以区分B细胞或T细胞免疫表型，NHL大部分为B细胞性。还可根据细胞表面的分化抗原了解淋巴瘤细胞的成熟程度。

3）染色体易位检查：有助NHL分型诊断。t（14；18）是滤泡细胞淋巴瘤的标记，t（8；14)是Burkitt淋巴瘤的标记，t（11；14）是外套细胞淋巴瘤的标记，t（2；5）是kH^{+}（$CD30^{+}$）间变性大细胞淋巴瘤的标记，3q27异常是弥漫性大细胞淋巴瘤的染色体标志。

4）基因重排：确诊淋巴瘤有疑难者可应用PCR技术检测T细胞受体（TCR）基因重排

和B细胞H链的基因重排。还可应用PCR技术检测bcl-2基因等为分型提供依据。

（9）剖腹探查：一般不易接受，但必须为诊断及临床分期提供可靠依据时，如发热待查病例，临床高度怀疑淋巴瘤，彩超发现有腹腔淋巴结肿大，但无浅表淋巴结或病灶可供活检的情况下，在肯定诊断或准备单用扩大照射治疗HL前，为明确分期诊断，有时需要剖腹探查，在取淋巴结标本同时切除脾做组织病理学检查。

4. 诊断

霍奇金淋巴瘤的诊断主要依靠淋巴结肿大的临床表现和组织活检结果。霍奇金淋巴瘤的诊断应包括病理诊断和临床分期诊断。

（1）结节性淋巴细胞为主型霍奇金淋巴瘤（NLPHL）病理诊断要点。

1）满足HL的基本标准，即散在大细胞+反应性细胞背景。

2）至少有一个典型的大结节。

3）必须见到L&H细胞。

4）背景中的细胞是小淋巴细胞和组织细胞，没有嗜中性和嗜酸粒细胞。

5）L&LH细胞总是呈LCA^+、$CD20^+$、CD15、$CD30^-$，L&H细胞周围有大量$CD3^+$和$CD57^+$细胞围绕。

（2）经典型霍奇金淋巴瘤（CHL）病理诊断要点。

1）散在大细胞+反应性细胞背景。

2）大细胞（HRS细胞）：主要为典型RS细胞、单核型和多核型RS细胞。

3）混合性反应性背景：中性粒细胞、嗜酸粒细胞、组织细胞和浆细胞等。

4）弥漫性为主，可有结节样结构，但无硬化纤维带包绕和包膜增厚。

5）HRS细胞总是$CD30^+$，多数呈$CD15^+$，少数呈$CD20^+$，极少出现EMA^+。

6）绝大多数有EBV感染，即$EBER^+$和$LMPI^+$。

5. 鉴别诊断

（1）病理鉴别诊断。

1）结节性淋巴细胞为主型霍奇金淋巴瘤（NLPHL）与富于淋巴细胞型霍奇金淋巴瘤（LRHL）相鉴别。LRHL有两种组织形式：结节性和弥漫性。当呈结节性生长时很容易与NLPHL混淆。

2）富于T细胞的B细胞淋巴瘤（TCRBCL）与结节性淋巴细胞为主型霍奇金淋巴瘤（NLPHL）相鉴别。NLPHL的结节明显时，鉴别很容易。根据现在WHO的标准，在弥漫性病变中只要找到一个具有典型NLPHL特征的结节就足以排除TCRBCL。但结节不明显或完全呈弥漫性生长时，应与TCRBCL鉴别。

3）生发中心进行性转化（PTGC）与结节性淋巴细胞为主型霍奇金淋巴瘤（NLPHL）相鉴别。由于PTGC结节形态与NLPHL结节相似，二者也常出现在同一淋巴结，因此应做鉴别。PTGC是由于长期持续的淋巴滤泡增生而变大的，套区小淋巴细胞突破并进入生发中心，生发中心内原有的中心细胞和中心母细胞被分割挤压，但常能见到残留的生发中心细胞（$CD10^+$），没有L&H细胞。

4）结节性淋巴细胞为主型霍奇金淋巴瘤（NLPHL）与经典型霍奇金淋巴瘤（CHL）相鉴别。结节性淋巴细胞为主型与经典HL不同，NLPHL的RS细胞为$CD45^+$，表达B细胞相关抗原（CD19，CD20，CD22和CD79）和上皮膜抗原，但不表达CD15和CD30。应用常规技术处理，NLPHL 病例中免疫球蛋白通常为阴性。L&H 细胞也表达由 bcl-6 基因编码的核蛋白质，这与正常生发中心的 B 细胞发育有关。

NLPHL 结节实际上是转化的滤泡或生发中心。结节中的小淋巴细胞是具有套区表型（IgM^+ 和 IgG^+）的多克隆 B 细胞和大量 T 细胞的混合物，很多 T 细胞为 $CD57^+$，与正常或 PTGC 中的 T 细胞相似。NLPHL 中的 T 细胞含有显著增大的不规则细胞核，类似中心细胞，往往呈小灶性聚集，使滤泡呈破裂状或不规则轮廓。NLPHL 中的 T 细胞多聚集在肿瘤性 B 细胞周围，形成戒指状、玫瑰花结状或项圈状。尽管几个报道表明，围绕爆米花样细胞的 T 细胞大多为 $CD57^+$，但玫瑰花结中缺乏 $CD57^+$ 细胞也不能否定 NLPHL 的诊断。在结节中，滤泡树突状细胞（FDC）组成了明显的中心性网。滤泡间区含有大量 T 细胞，当出现弥散区域时，背景淋巴细胞仍然主要是 T 细胞，但 FDC 网消失。Ig 和 TCR 基因为胚系，EBV 常阴性。但是，经典型霍奇金淋巴瘤常常没有这些特征，具体见表 8-1。

表 8-1　NLPHL 和 CHL 的形态学及免疫学特征比较

特征	CHL	NLPHL
形态	弥散性，滤泡间，结节性	结节性，至少部分结节性
肿瘤细胞	诊断性 RS 细胞，单核或腔隙细胞	淋巴细胞和（或）组织细胞或爆米花样细胞
背景细胞	组织细胞，嗜酸粒细胞，浆细胞	淋巴细胞，组织细胞
纤维化	常见	少见
CD20	-/+	+
CD15	+	-
CD30	+	-
EMA	-	-
EBV（在 RS 细胞中）	+（<50%）	-
背景淋巴细胞	T 细胞 > B 细胞	B 细胞 > T 细胞
$CD57^+$	细胞	-
Ig 基因	重排的，克隆性，突变的，无活性	重排的，克隆性，突变的，活性的，功能性的

注　NLPHL：结节性淋巴细胞为主 HL；CHL：经典 HL。

（2）临床鉴别诊断：传染性单核细胞增多症（IM）IM 是 EBV 的急性感染性疾病，起病急，突然出现头痛、咽痛、高热，接着淋巴结肿大伴压痛，血常规白细胞不升高，甚至有些偏低，外周血中可见异型淋巴细胞，EBV 抗体滴度可增高。患者就诊时病史多在 1～2 周，有该病史者发生 HL 的危险性增高 2～4 倍，病变中可出现 HRS 样的细胞、组织细胞等，可与 LRHL 和 MCHL 混淆，应当鉴别。IM 淋巴结以 T 区反应性增生为主，一般结构没有破坏，淋巴滤泡和淋巴窦可见，不形成结节样结构，没有纤维化。T 区和淋巴窦内有较多活化的淋巴细胞、免疫母细胞，有的甚至像单核型 RS 细胞，但呈 $CD45^+$（LCA）、$CD20^+$、$CD15^-$，部分细胞呈 $CD30^+$。如鉴别仍困难可进行短期随访，因 IM 是自限性疾病，病程一般不超过 1 个月。

三、治疗

目前 HL 的治疗主要是根据患者的病理分型、预后分组、分期来进行治疗选择，同时还要考虑患者的一般状况等综合因素，甚至还要考虑经济、社会方面的因素，最终选择最理想的方案。综合治疗是治疗 HL 的发展方向，对中晚期 HL 单纯放疗疗效不理想，常以化疗为主，辅以放疗。复发性、难治性霍奇金淋巴瘤的治疗已较多考虑造血干细胞移植。

1. 早期霍奇金淋巴瘤的治疗

近年来早期霍奇金淋巴瘤的治疗有较大进展，主要是综合治疗代替了放疗为主的经典治疗。早期霍奇金淋巴瘤是指Ⅰ期、Ⅱ期患者，其治疗方针以往以放疗为主，国内外的经验均证明了其有效性，可获得 70% ~90% 的 5 年生存率。近年来国外的大量研究表明，综合治疗（化疗加受累野照射）可以获得更好的无病生存率，大约提高 15%，但总生存率相似，预期可以明显减轻放疗的远期不良反应。因此，目前化疗结合受累野照射的方法是治疗早期霍奇金淋巴瘤的基本原则。但是国内尚没有大组病例的相关研究资料。

（1）放射治疗。

1）经典单纯放射治疗的原则和方法：1950 年以后，^{60}Co 远治疗机和高能加速器出现后，解决了深部肿瘤的放射治疗问题。对于常常侵犯纵隔、腹膜后淋巴结的霍奇金淋巴瘤来说，为其行根治治疗提供了技术设备条件。由于该病沿着淋巴结蔓延的生物学特性，扩大野照射解决了根治治疗的方式方法问题。对于初治的早期患者来说，行扩大野照射，扩大区 DT 30 ~36Gy，受累区 DT 36 ~44Gy，就可以获得满意疗效，5 年生存率 80% ~90%，这是单纯放疗给患者带来的利益。

扩大野照射的方法包括斗篷野、锄形野、倒 Y 野照射，以及由此组合产生的次全淋巴区照射和全淋巴区照射等放疗方法。特点是照射面积大，疗效可靠满意，近期毒性不良反应可以接受。因此，对于有化疗禁忌证以及拒绝化疗的患者，还是可以选择单纯放疗。

2）单纯放疗的远期毒性不良反应：人们对单纯放疗的优缺点进行了较长时间的研究，发现随着生存率的提高，生存时间的延长，缺点逐渐显现，主要是放疗后的不良反应，特别是远期不良反应，如肺纤维化、心包积液或胸腔积液、心肌梗死、第二肿瘤的发生（乳腺癌、肺癌、消化道癌等）。Stanford 报道了 PSⅠA ~ⅢB 期治疗后死亡情况分析情况，总的放疗或化疗死亡率为 32.8%（107/326），死亡原因：①死于 HL，占 41%。②死于第二肿瘤，占 26%。③死于心血管病，占 16%。④其他原因死亡，占 17%。可见 59% 的患者不是死于 HL 复发，而是死于其他疾病，这些疾病的发生与先前的高剂量大面积放疗相关。VanLeeuwen 等 2000 年报道的研究发现，第二肿瘤的发生与患者治疗后存活时间和接受治疗时年龄有关。患者治疗后存活时间越长，接受治疗时年龄越小，第二肿瘤的发病危险性越大。

3）放疗、化疗远期并发症的预防：国外对预防放疗、化疗远期并发症已经有了一定研究，制订了两级预防的措施。初级预防：①限制放射治疗的放射野和剂量。②先行化疗的联合治疗模式。③避免用烷化剂和 VP-16。④避免不必要的维持化疗。⑤用博来霉素的患者应监护其肺功能。二级预防：①停止吸烟。②放疗后 5 ~7 年内常规行乳腺摄片。③限制日光暴露。④避免引起甲状腺功能减退的化学药物。⑤有规律的体育运动。⑥注意肥胖问题。⑦心脏病预防饮食。

（2）综合治疗。

1）综合治疗的原则：先进行化疗，选用一线联合方案，然后行受累野照射。但要根据患者的预后情况确定化疗的周期数和放疗剂量。

预后好的早期霍奇金淋巴瘤：指临床Ⅰ ~Ⅱ期，没有不良预后因素者。选用一线联合化疗方案2～4周期，然后行受累野照射，剂量为20～36Gy。而早期结节性淋巴细胞为主型HL可以采用单纯受累野照射。

预后不好的早期霍奇金淋巴瘤：指临床Ⅰ～Ⅱ期，具有1个或1个以上不良预后因素的患者。选用一线联合化疗方案治疗4～6周期，然后受累野照射30～40Gy。

2）综合治疗和经典单纯放疗的比较：尽管单纯放疗可以治愈早期霍奇金淋巴瘤，疗效满意，但其远期并发症是降低患者生活质量和增加死亡率的重要问题。常规化疗的远期毒性不良反应较放疗轻，因此有人提出化疗后减少放疗面积和剂量，以减少远期并发症的发生，结合两者的优点进行综合治疗。最近30年大量临床研究已证明，综合治疗模式可以代替单纯放疗治疗早期霍奇金淋巴瘤。

2. 进展期、复发性难治性霍奇金淋巴瘤的治疗

（1）进展期HL的治疗：进展期（Ⅲ期、Ⅳ期）HL患者，疗效不如早期患者，更容易变为复发性和难治性的患者。20世纪90年代哥伦比亚研究机构对711例HL患者进行研究，虽然发现进展期患者复发率和难治性发生率较早期高，但分析后发现有7个风险因素对预后影响明显，包括：男性，年龄>45岁，Ⅳ期，血红蛋白<105 g/L，白细胞计数>15×10^9/L，淋巴细胞计数<0.6×10^9/L或淋巴细胞分类<8%，血浆蛋白<40 g/L。其中0～1个风险因素的进展期患者成为复发性和难治性HL的风险小于20%，而有4个或更多风险因素的进展期患者成为复发性和难治性HL的风险大于50%。

（2）复发性和难治性霍奇金淋巴瘤。

1）定义和预后：1990年以后霍奇金淋巴瘤经一线治疗，80%患者达到治愈，所以对于HL的临床研究主要集中在复发性和难治性HL。有专家提出难治性HL的定义为：在初治时淋巴瘤进展或者虽然治疗还在进行，但是通过活组织检查已经证实肿瘤的存在和进展。复发性HL的定义为：诱导治疗达到完全缓解（CR）至少1个月以后出现复发的HL。哥伦比亚研究机构对701例HL患者进行标准治疗，214例为早期患者，其中有6例复发，460例进展期患者中87例复发，34例为难治性HL，可见复发性和难治性HL主要集中在进展期的患者。

经联合化疗达到CR后复发有2种情况：①经联合化疗达到CR，但缓解期<1年，即早期复发。②联合化疗达到CR后缓解期>1年，即晚期复发。有报道早期复发和晚期复发的20年存活率分别为11%和22%，晚期复发者约40%，可以使用常规剂量化疗而达到治愈。难治性HL预后最差，长期无病存活率在0～10%。GHSG最近提出了对于难治性患者的预后因素：KPS评分高的、一线治疗后有短暂缓解的、年龄较小患者的5年存活率为55%，而年龄较大的、全身状况差且没有达到缓解的患者5年存活率为0。复发和难治的主要原因是难以克服的耐药性、肿瘤负荷大、全身情况和免疫功能差等。

2）复发性和难治性霍奇金淋巴瘤的挽救治疗：挽救治疗的疗效与患者年龄、复发部位、复发时疾病严重程度、缓解持续时间有关。

放疗缓解后复发病例的挽救治疗：初治用放疗达到CR后，复发患者对挽救化疗敏感，NCI长期随访资料表明用放疗达cR后复发患者经挽救化疗，90%达到第二次CR，70%以上可长期无病存活，疗效与初治病例相似。所以放疗缓解后复发病例一般不首选大剂量化疗（HDCT）和自体干细胞移植（ASCT）。研究证实，用ABVD方案挽救疗效优于MOPP方案。

挽救放疗（SRT）：对于首程治疗未用放疗的复发患者，若无全身症状或仅有单个孤立淋巴结区病变及照射野外复发的患者 SRT 治疗有效。Campbell 等对 80 例化疗失败后的 HL 患者进行挽救性放疗，27 例（34%）达到完全缓解；7 例（9%）在 SRT 后仍未缓解；46 例（58%）复发。实际中位无进展生存期为 2.7 年，5 年 OS 为 57%。SRT 对化疗失败后 HL 患者的局部病灶效果好，长期缓解率高；对于不适合大剂量化疗加自体干细胞移植的患者，SRT 仍是一个很好的选择。

复发性和难治性霍奇金淋巴瘤的挽救方案：目前尚不能确定复发性和难治性 HL 的多种挽救方案中哪个挽救方案更好。有报道 Mini-BEAM 方案（卡莫司汀、依托泊苷、阿糖胞苷、苯丙氨酸氮芥）反应率 84%，Dexa-BEAM 方案（地塞米松、卡莫司汀、依托泊苷、阿糖胞苷、苯丙氨酸氮芥）反应率 81%，DHAP 方案（顺铂、大剂量阿糖胞苷、地塞米松）反应率 89%。Mini-BEAM 方案的疗效肯定，但影响干细胞动员，一般在 HDC/HSCT 之前要进行最低限度的标准剂量化疗，其原因是安排干细胞采集和移植之前需要使淋巴瘤得到控制；促进有效外周血干细胞的采集。Koln 研究组认为在应用大剂量化疗前使用标准剂量的挽救方案疗效最佳，如大剂量 BEAM 化疗前应用 3 ~4 个疗程 Dexa-BEAM。其他常用的药物包括依托泊苷、铂化物和异环磷酰胺，这些药物既有抗 HL 疗效又具有较好的于细胞动员效果。

3. 大剂量化疗和放疗加造血干细胞移植（HDC/HSCT）在治疗霍奇金淋巴瘤中的应用

（1）HDC/HSCT 的必要性、有效性和安全性：霍奇金淋巴瘤经标准的联合化疗、放疗可获良好疗效，5 年生存率已达 70%，50% 的中晚期患者也可获长期缓解。但仍有部分患者经标准治疗不能达完全缓解或治疗缓解后很快复发，预后不佳。现代的观点认为霍奇金淋巴瘤首次缓解时间的长短至关重要。如 >12 个月，接受常规挽救性方案治疗常可再次获得缓解；如 <12 个月，则再次缓解的机会大大下降。美国国立肿瘤研究所（NCI）的一项长期随访发现，初次缓解时间长的复发患者，85% 可获再次缓解，24% 存活 11 年以上；而首次缓解时间短的复发患者，仅 49% 获得再次缓解，11% 存活 11 年以上。其他一些研究中，初治不能缓解或短期复发者几乎无长期无病生存，实际生存率为 0 ~8%。另外，难以获得满意疗效的患者其不良预后因素包括年龄≥50 岁、大包块（肿瘤最大直径≥患者的 30%，其生存率明显下降，10 cm 或巨大纵隔肿块）、B 组症状、ESR≥30 mm/h（伴有 B 组症状）或 ESR≥50 mm/h（不伴有 B 组症状），3 个以上部位受侵，病理为淋巴细胞消减型和混合细胞型，Ⅲ期、Ⅳ期患者。目前主要希望通过这一疗法改善那些初治难以缓解和复发（特别是首次复发）患者的预后状况。大约 25% 的中晚期患者初治时不能达到缓解，强烈治疗结合造血干细胞移植的疗效优于常规挽救治疗。Chopra 等报道造血干细胞移植治疗 46 例难以缓解的患者，8 年无病生存率 33%，其他研究结果为 27% ~42%；同法治疗复发（缓解期 < 12 个月）患者疗效也优于常规挽救化疗，8 年无病生存率是 43%；而其他研究组的无病生存率为 32% ~56%。

另一前瞻性研究的结果证明，强烈治疗结合造血干细胞移植的疗效优于常规治疗，此研究中高剂量 BEAM（BCNU、VP16、Ara-C、Mel）组与常规剂量 BEAM 组比较，3 年无病生存率分别为 53% 和 0%。还有一项随机研究对比了 Dexa-BEAM 方案与 HDT/HSCT 方案，HDT/SCT 方案的无治疗失败生存率（FF-TE）为 55%，Dexa-BEAM 方案为 34%。对多种方案均无效或耐药的难治性 HL 患者，HDC/HSCT 提供了几乎是最后的治疗机会，故认为

HDC/HSCT 是复发和耐药霍奇金淋巴瘤患者标准挽救治疗的手段。

（2）自体骨髓移植（ABMT）与自体外周血干细胞移植（APBSCT）：造血干细胞移植最初是从 ABMT 开始的，并取得了较好疗效。Chopra 等报道 155 例原发难治性或复发性 HL 患者接受高剂量 BEAM 化疗后进行自体骨髓移植，5 年 PFS 为 50%，OS 为 55%。最近 Lumley 等使用相似的预处理方案对 35 例患者进行骨髓移植，EFS 为 74%。

近年来 APBSCT 已逐渐代替 ABMT，因外周血干细胞的采集已变得较为容易；采集过程痛苦较轻，可避免全身麻醉；可以在门诊进行干细胞的采集；造血重建和免疫重建较 ABMT 快；采集的费用降低，降低了住院移植的费用；适用于以前进行过盆腔照射和骨髓受侵的患者。意大利一研究组报道 92 例 HL 患者进行 APBSCT 的多中心研究结果，90% 完成了 HDC 方案，5 例发生移植相关死亡，6 例出现继发性的恶性疾病，5 年 EFS 和 OS 分别为 53%、64%。首次复发者疗效最好，5 年 EFS 和 OS 分别为 63% 和 77%。难治性 HL 结果最差，5 年 EFS 和 OS 分别为 33% 和 36%。美国 Argiris 等对 40 例复发性或难治性 HL 患者进行 HD-BEAM/APBSCT，37 例达到 CR，3 年 EFS 69%，3 年 OS 77%。无论是 ABMT 或是 APBSCT，其总生存率相似，A R perry 报道两者的 3 年生存率分别为 78.2% 和 69.6%；无进展生存率分别为 58.1% 和 59.4%，均无显著差别。两者的区别主要在方便程度、造血重建、免疫重建等方面，APBSCT 较 ABMT 更有优势。

首次复发的 HL 是否应采用自体造血干细胞移植尚存争议，特别是仅未照射的淋巴结复发及初治达 CR 持续 1 年以上复发者。前者经扩大范围的照射治疗，加或不加化疗，40% ~ 50% 的患者仍可再次达到治愈；而后者应用非交叉方案再次进行化疗，可加或不加放疗，也有 20% ~40% 患者治愈。很多研究表明，首次复发的 HL 患者采用 HDC/ASCT 疗法，长期生存率可以达到 90%。GHSG 的研究表明，HDC/ASCT 对 HL 复发患者疗效很好，可提高长期生存率。复发者包括：初次化疗达到 CR 状态，但 1 年以内复发者；复发时伴有 B 症状者；结外复发者；照射过的淋巴结复发者。

复发性和难治性 HL 患者进行自体干细胞移植时，应注意如下情况：①经检查确认骨髓中无肿瘤细胞侵犯时才可采集干细胞。②化疗次数越多，患者采集干细胞成功的可能性越低，尤其是应用细胞毒性药物时，如应用 MiniBEAM 或 Dexa-BEAM 方案时。③新移植患者获得较完善的造血重建需要一个较长的过程，故移植后一段时间内不应该化疗，移植后可根据患者情况行放射治疗。④移植时肿块越小预后越好，CR 后再进行移植治疗的预后最好。

（3）异基因造血干细胞移植。

1）清髓性异基因造血干细胞移植在复发性和难治性 HL 治疗中的应用：异基因造血干细胞移植治疗难治性霍奇金淋巴瘤的疗效似乎优于自体造血干细胞移植，其优点是输入的造血干细胞不含肿瘤细胞，移植物抗淋巴瘤效应可减低复发率。Anderson 等报道的研究结果中，全组异体移植 53 例，自体移植 63 例，治疗后复发率分别为 43% 和 76%。但很多研究证明异基因移植的移植相关死亡率高，同胞间移植的移植相关死亡率为 20% ~30%，主要死因为感染、肺毒性和 GVHD，抵消了异体移植低复发率的优点，而且治疗费用昂贵，配型困难，故一般霍奇金淋巴瘤治疗中采用者较少。

无关供者移植和单倍体移植的移植相关死亡率更高。最近一国际骨髓移植注册处（IBMTR）和欧洲外周血及骨髓移植组（EBMT）的研究表明，进行异基因造血干细胞移植的 HL 患者，治疗相关死亡率高达 60%。T 细胞去除的异基因移植可以降低死亡率，但这样又会增加复发率和植入失败率。所以目前自体外周血干细胞移植是治疗 HL 的首选方法，而异基因造血干细胞移植仍然应用较少，主要用于如下情况：①患者因各种原因导致缺乏足够的干细胞进行自体移植。②患者具有较小病变，病情稳定但骨髓持续浸润。③ASCT 后复发的患者。

2）非清髓异基因外周血干细胞移植（NST）或小移植：NST 是对传统异基因造血干细胞移植的一个改良，但这方面报道例数少，随访时间短，患者条件、GVHD 的预防、患者与供者之间组织相容性的不同可导致不同的结果。NST 的预处理造成充分的免疫抑制和适当的骨髓抑制，以允许供者和受者造血细胞共存，形成嵌合体，但最终被供者细胞所代替。Carella 等提出了 NST 免疫抑制预处理方案，包括一个嘌呤类似物（如氟达拉滨）和一个烷化剂（如环磷酰胺或苯丙氨酸氮芥）。欧洲骨髓移植组（EBMT）收集了 94 例接受 NST 治疗的 HI 病例，大部分患者接受的是同一家族的 HI 相同供者提供的造血干细胞，有 10 例接受的是无关供者或不匹配的供者的干细胞。80 例患者 4 年 OS 为 50%，PFS 39%，治疗相关死亡率 20%，4 年复发率 50%。Paolo 等治疗 58 例难治复发性 HL，其中 83% 是 ASCIT 失败的患者，其中 33 例采用了无关供者。结果 100 天和 2 年移植相关死亡率分别是 7%、15%，与采用无关供者无关。100 天急性 GVHD（Ⅱ～Ⅳ度）的发生率是 28%，慢性 GVHD 的发生率是 73%，预期 2 年 OS 和 PFS 分别为 64%（49%～76%）、32%（20%～45%），2 年疾病进展或复发率为 55%（43%～70%）。

从 EBMT 和其他机构的研究可以看出，NST 的移植相关死亡率较低，总生存率提高，NST 拓宽了恶性淋巴瘤患者异基因移植的适应证，特别是对一些惰性的类型。与 HDT/HSCT 比较，NST 预处理的强度较低，使用药物的细胞毒性是否充分达到异基因 T 细胞控制残留肿瘤细胞寿命的水平尚不确定，而且 NST 的严重感染发生率和慢性 GVHD 并未减少，故对难治性 HL，NST 的应用仍有一定限制。治疗 HL 还需要大样本和长期随访的临床研究，以确定 NST 最佳时机、最佳适合人群、最佳的预处理方案以及最佳 GVHD 的预防，并需要与 HDT/ASCT 进行大样本及长时间多中心前瞻性比较，才能确定 NST 治疗 HL 的效果。

（4）小结：造血干细胞移植疗法给复发难治性霍奇金淋巴瘤病例提供了重要方法，获得了明显的疗效，其中自体造血干细胞移植的应用更为成功。异基因造血干细胞移植虽然复发率略低于自体造血干细胞移植，但移植相关死亡率较高、供者困难、费用高等是很大的问题。非清髓异基因外周血干细胞移植还在研究之中。

4. 靶向治疗

靶向治疗是近些年来发展迅速的新型治疗方法，目前研究较多包括抗体治疗（单抗或多抗）、肿瘤疫苗（DNA 疫苗和细胞疫苗）、反义核酸、特异性配体携带治疗物（抗肿瘤药物、免疫毒素、放射性核素）等。现在较为成熟的治疗方法是单克隆抗体治疗，抗 CD20 单抗治疗 CD20 阳性的 B 细胞淋巴瘤取得较大成功，在惰性 NHL 中单药治疗可达到 50% 缓解率；对淋巴细胞为主型霍奇金淋巴瘤 CD20 单抗也有尝试，反应率可达到 50% 或更好。这种治疗方法毒性小，与其他方案联合使用可提高疗效。其原理可能是经典型 HL 损伤中浸润 B 淋巴细胞在体内促进 HRS 细胞生存并调节细胞因子和趋化因子的表达。CD20 在经典 HL 恶性细胞的表达占 25%～30%，而在 LPHL 中 100% 表达，所以使用抗 CD20 单克隆抗体治疗这类患者应该有效。NLPHL 没有经典 HL 典型的 HRS 细胞，也不表达 CD30 和 CD15，但是却像 HL 那样具有明显的炎症背景，表达 CD20 标记，也有人尝试应用不良反应相对较好的抗 CD20 单抗治疗本病。2002 年，德国 HL 研究组报道 Rituximab 单药治疗 12 例 NLPHL，主要为复发病例，结果 CR 7 例，PR 5 例，OR 100%，9 例持续缓解时间 9～12 个月。2003 年，Bradley 等报道用 Rituximab 单药治疗 22 例 NLPHL，其中 10 例复发病例，10 例为初治病例，结果 100% 缓解，CR 9 例，CRU 1 例，PR 12 例，中位随访时间 13 个月，9 例中位复发时间为 9 个月，预期无复发生存时间 10.3 个月。

四、护理

1. 基础护理

积极预防口腔、皮肤、呼吸道及肠道感染的发生，加强口腔及皮肤的护理，保持病室环境清洁、舒适，经常通风，限制探视人数，严格无菌操作，保持皮肤清洁，定时测体温，预防感染的发生。

2. 饮食护理

嘱患者加强营养，进食高热量、高蛋白、丰富维生素、易消化饮食，多饮水，避免进食油炸、生冷、油腻及容易产气的食物。

3. 休息与活动

指导患者保持充足的睡眠与休息，早期患者可适当活动，有发热、明显浸润症状时应卧床休息以减少消耗，胸闷、气促者应遵医嘱给予抗生素、激素治疗及氧气吸入，并根据病人病情采取舒适体位。

4. 心理护理

做好家属和患者的心理护理，告知患者淋巴瘤是可以治愈的疾病，以消除恐惧感，提高治愈信心，使患者积极主动配合治疗。

5. 放疗、化疗观察与护理

（1）放疗期间应注意观察患者皮肤及黏膜的反应，若出现皮肤发红、瘙痒等不适应及时给予处理。

（2）化疗期间应注意保护患者的血管，防止化疗药物外渗损伤皮肤。化疗前要做好患者的心理疏导，化疗期间要注意观察化疗药物的不良反应，及时发现及时处理。

6. 淋巴结肿大的护理

（1）纵隔淋巴结受累时，根据患者的情况采取舒适卧位，呼吸困难时取半卧位，并给予高流量氧气吸入。床旁备气管切开包。

（2）咽淋巴结病变时，鼓励患者进食流质饮食，对于严重吞咽困难的患者，给予鼻饲饮食。对于鼻塞的患者经口呼吸，应注意保护口腔黏膜。

（修艳玲）

第三节　贫血

一、概述

贫血是指外周血中单位体积内血红蛋白（Hb）浓度、红细胞计数（RBC）和（或）血细胞比容（HCT）低于相同年龄、性别和地区正常值低限的一种常见的临床症状。贫血不是一种独立的疾病，治疗上主要是对症、对因治疗。我国血液病学家认为在我国海平面地区，成年男性 Hb 小于 120 g/L，成年女性（非妊娠）Hb 小于 110 g/L，孕妇 Hb 小于 100 g/L 为贫血。

（一）分类

1. 病因病机分类

根据贫血发病机制及其病因，可将贫血分为红细胞生成减少性贫血、红细胞破坏过多性贫血和失血性贫血三大类。

（1）红细胞生成减少性贫血：红细胞的生成减少主要是由于造血干细胞异常（如再生障碍性贫血、纯红细胞再生障碍性贫血、骨髓增生异常综合征、白血病、多发性骨髓瘤等）、造血调节异常（如白血病、淋巴瘤、多发性骨髓瘤、慢性肾功能不全、严重肝病等）与造血原料不足或利用障碍（如叶酸或维生素 B_{12} 缺乏或利用障碍、缺铁或铁的利用障碍等）引起，任何一个因素发生异常，均可导致红细胞生成减少而导致贫血。

（2）红细胞破坏过多性贫血：可见于各种原因引起的溶血，主要是由于红细胞本身的缺陷，导致红细胞寿命缩短，如地中海贫血、遗传性球形红细胞增多症；也可由于化学、物理以及生物等因素导致红细胞大量破坏，如自身免疫性溶血、脾功能亢进、人工瓣膜术后等。

（3）失血性贫血：常见于各种原因引起的急性失血和慢性失血。慢性失血性贫血往往并发缺铁性贫血。失血性贫血可分为出凝血性疾病（如免疫性血小板减少性紫癜、血友病和严重肝病等）和非出凝血性疾病（如外伤、肿瘤、结核、支气管扩张、消化性溃疡、痔和妇科疾病等）两类。

2. 浓度分类

根据血红蛋白浓度可将贫血分为轻度、中度、重度和极重度，见表 8-2。

3. 细胞学分类

根据红细胞形态分为大细胞性贫血、正常细胞性贫血和小细胞低色素性贫血三类，见表 8-3。

4. 其他分类

根据骨髓红系增生情况分为骨髓增生性贫血和骨髓增生不良性贫血，见表 8-4。

表 8-2 按血红蛋白浓度分类

类型	血红蛋白浓度/（g/L）	临床表现
轻度	>90	症状轻微
中度	60～90	活动后感心悸、气促
重度	30～60	静息状态下仍感心悸、气促
极重度	<30	常并发贫血性心脏病

表 8-3 按红细胞形态分类

类型	MCV/fL	MCHC/%	常见疾病
大细胞性贫血	>90	32～35	巨幼细胞性贫血、骨髓增生异常综合征
正常细胞性贫血	80～90	32～35	再生障碍性贫血、急性失血性贫血、溶血性贫血
小细胞低色素性贫血	<80	<32	缺铁性贫血、铁粒幼细胞性贫血

注 MCV：平均红细胞体积；MCHC：平均红细胞血红蛋白浓度。

表 8-4　按骨髓增生程度分类

分类	相关疾病
骨髓增生性贫血	再生障碍性贫血
骨髓增生不良性贫血	除再生障碍性贫血以外的贫血

（二）临床表现

贫血的临床表现与5个因素有关，分别是贫血的病因，贫血时血容量下降的程度，贫血导致血液携氧能力下降的程度，发生贫血的速度，以及血液、循环和呼吸等系统对贫血的代偿和耐受能力。

1. 皮肤黏膜

困倦、疲乏和软弱无力是贫血最常见和最早出现的症状，而皮肤黏膜苍白是贫血最突出的体征，常为患者就诊的主要原因。其产生的机制主要是在贫血的状态下，机体为保证重要器官的供血、供氧（如心、脑、肾），皮肤黏膜供血相对减少。

2. 神经系统

由于脑组织缺血、缺氧，无氧代谢增强，能量合成减少，患者常会出现头昏、耳鸣、头痛、失眠、多梦、记忆减退、注意力不集中等。小儿贫血时可哭闹不安、躁动甚至影响智力发育。

3. 循环系统

轻度贫血无明显表现，仅活动后引起呼吸加快、加深，并有心悸、心率加快。贫血越严重、活动量越大，症状越明显。重度贫血时，即使在平静状态也可能有气短甚至端坐呼吸。长期贫血，心脏超负荷增加且供氧不足，会导致贫血性心脏病，此时不仅有心率变化，还可有心律失常、心绞痛和心功能不全，甚至造成全心衰竭。

4. 呼吸系统

轻度贫血患者平静时无明显表现，活动后会引起呼吸加深加快，重度贫血时，即使平静状态也可能出现气短，若并发心力衰竭导致肺淤血，患者会出现咳嗽、咳痰甚至是端坐呼吸。

5. 消化系统

贫血本身就可以影响消化系统，导致患者出现食欲不振、恶心、腹泻、便秘、舌炎等。

6. 泌尿生殖系统

由于肾脏、生殖系统缺氧，部分患者可出现轻度蛋白尿及尿浓缩功能减退，表现为夜尿增多。长期贫血影响睾酮的分泌，减弱男性特征；对女性，因影响女性激素的分泌而导致月经异常，如闭经或月经过多。

（三）实验室检查

1. 血常规检查

血常规检查可以确定患者有无贫血。血红蛋白和红细胞计数可以为患者贫血的严重程度提供依据。MCV、MCHC有助于贫血的形态学分类及其病因的诊断。网织红细胞计数可以鉴别诊断及疗效。外周血涂片可以观察红细胞、白细胞及血小板数量与形态的改变以及有无异常细胞和疟原虫等。

2. 骨髓检查

骨髓检查包括骨髓活检和骨髓细胞涂片。骨髓活检反映骨髓造血组织的结构、增生程度、细胞成分和形态变化。骨髓细胞涂片提示骨髓细胞的增生程度、细胞成分、比例和形态变化。

（四）治疗方法

1. 药物治疗

如巨幼细胞贫血应补充叶酸或维生素 B_{12}，缺铁性贫血应积极补充铁剂等。

2. 病因治疗

积极寻找病因，去除原发病（如功能性子宫出血、消化性溃疡出血等），才能达到纠正贫血并彻底治愈的目的。

3. 对症支持治疗

输血是纠正贫血的有效治疗措施，重度贫血患者、老年或并发心肺功能不全的贫血患者应输红细胞，改善体内缺氧状况，纠正贫血；急性大量失血患者应及时输注红细胞及血浆，迅速恢复血容量并纠正贫血；贫血并发出血者，应根据出血的机制采取相应的止血治疗，如血小板过低应输注血小板，弥散性血管内凝血应纠正凝血机制障碍等。

（五）护理措施

1. 休息与活动

根据患者的贫血程度和造成贫血的基础疾病，指导患者合理安排休息与活动，减少机体的耗氧量。轻度贫血者，应注意休息，避免过度疲劳；中度贫血者，应多休息，在病情允许的情况下可以进行适当的活动，若出现心慌、气促应立即停止活动；重度贫血者多伴有贫血性心脏病，缺氧症状明显，指导吸氧，可采取半坐卧位来缓解患者的呼吸困难和缺氧状况。

2. 饮食的护理

指导患者进食高蛋白、高维生素、清淡易消化饮食，如猪肝、瘦肉、奶制品、豆类、大米、苹果、绿叶蔬菜等。巨幼细胞性贫血患者可以通过多饮茶来补充叶酸、维生素 B_{12}。但缺铁性贫血者不宜饮茶，因为饮茶不利于人体对铁剂的吸取，可以适当补充酸性食物以利于铁剂的吸取。

3. 输血的护理

遵医嘱输注压积红细胞，以减轻贫血和机体的缺氧状况。在输血前必须由两名护士认真做好核对工作，输血时注意控制输血的速度，注重患者的主诉，密切观察有无输血反应，若出现输血反应则立即停止输血，通知医生并配合医生做出相应的处理。

二、缺铁性贫血

缺铁性贫血（IDA）是指机体对铁的需求与供给失衡，导致体内贮铁耗尽，继而红细胞内铁缺乏从而引起的使血红素合成量减少而形成的一种小细胞低色素性贫血。缺铁性贫血是最常见的贫血。需铁量增加而铁摄入不足、铁吸收障碍、铁丢失过多等均可引起缺铁性贫血，患者可有乏力、易倦、头晕、感染等症状，儿童可表现为生长发育迟缓、智力低下，应积极防治。

据世界卫生组织调查，成年男性缺铁性贫血发病率为 10%，女性为 20%，孕妇为

40%，以妇女、儿童铁缺乏和缺铁性贫血的发生率较高。

（一）病因与发病机制

1. 病因

（1）需铁量增加而铁摄入不足：多见于婴幼儿、青少年、妊娠和哺乳期妇女。婴幼儿需铁量较大，若不补充蛋类、肉类等含铁量较高的辅食，易造成缺铁。青少年偏食易导致缺铁。女性月经增多、妊娠或哺乳，需铁量增加，若不补充高铁食物，易造成缺铁性贫血。

（2）铁吸收障碍：常见于胃大部切除术后，胃酸分泌不足且食物快速进入空肠，绕过铁的主要吸收部位（十二指肠），使铁吸收减少。此外，多种原因造成的胃肠道功能紊乱，如长期不明原因的腹泻、慢性肠炎、克罗恩病等均可因铁吸收障碍而发生缺铁性贫血。

（3）铁丢失过多：慢性长期铁丢失而得不到纠正则会造成缺铁性贫血。如慢性胃肠道失血（包括痔疮、胃十二指肠溃疡、食管裂孔疝、消化道息肉、胃肠道肿瘤、寄生虫感染、食管胃底静脉曲张破裂等）、月经量过多（宫内放置节育环、子宫肌瘤及月经失调等妇科疾病）、咯血和肺泡出血（肺含铁血黄素沉着症、肺出血—肾炎综合征、肺结核、支气管扩张、肺癌等）、血红蛋白尿（阵发性睡眠性血红蛋白尿、冷抗体型自身免疫性溶血、心脏人工瓣膜等）及其他（遗传性出血性毛细血管扩张症、慢性肾功能衰竭行血液透析、多次献血等）。

2. 发病机制

（1）缺铁对铁代谢的影响：当体内贮铁减少，不足以补偿功能状态的铁时，铁代谢指标发生异常，贮铁指标（铁蛋白、含铁血黄素）减低、血清铁和转铁蛋白饱和度减低、总铁结合力和未结合铁的转铁蛋白升高、组织缺铁、红细胞内缺铁。转铁蛋白受体表达于红系造血细胞膜表面，其表达量与红细胞内 Hb 合成所需的铁代谢密切相关，当红细胞内铁缺乏时，转铁蛋白受体脱落进入血液，成为血清可溶性转铁蛋白受体（sTfR）。

（2）缺铁对造血系统的影响：红细胞内缺铁，血红素合成障碍，大量原卟啉不能与铁结合成为血红素，以游离原卟啉（FEP）形式积累在红细胞内或与锌原子结合成为锌原卟啉（ZPP），血红蛋白生成减少，红细胞胞质少、体积小，发生小细胞低色素性贫血；严重时，粒细胞、血小板的生成也受影响。

（3）缺铁对组织细胞代谢的影响：组织缺铁，细胞中含铁酶和铁依赖酶活性降低，进而影响患者精神、行为、体力、免疫功能及患儿的生长发育和智力；缺铁可引起黏膜组织病变和外胚叶组织营养障碍。

（二）临床表现

1. 缺铁原发病表现

如妇女月经量多，消化道溃疡、肿瘤、痔疮导致的黑便、血便、腹部不适，肠道寄生虫感染导致的腹痛、大便性状改变，血管内溶血的血红蛋白尿等。

2. 贫血表现

乏力、易倦，头晕、头痛、眼花、耳鸣，心悸、气短，苍白、心率增快，食欲不振、恶心、腹胀、便秘或腹泻，月经不调、性功能减退，多尿、少量蛋白尿，肝脾肿大等。

3. 组织缺铁表现

精神行为异常，如烦躁、易怒、注意力不集中、异食癖；体力、耐力下降；易感染；儿童生长发育迟缓、智力低下；口腔炎、舌炎、舌乳头萎缩、口角皲裂、吞咽困难；毛发干枯、脱落；皮肤干燥、皱缩；指（趾）甲缺乏光泽、脆薄易裂，重者指（趾）甲变平，甚至凹下呈勺状（反甲）。

（三）实验室检查

1. 血常规

呈小细胞低色素性贫血。平均红细胞体积（MCV）小于80fL，平均红细胞血红蛋白含量（MCH）小于27pg，平均红细胞血红蛋白浓度（MCHC）<0.32。血片中可见红细胞体积小、中心浅染区扩大。网织红细胞计数多正常或轻度增高。白细胞和血小板计数可正常或减低。

2. 骨髓象

增生活跃或明显活跃；以红系增生为主，粒系、巨核系无明显异常；红系中以中、晚幼红细胞为主，其体积小、核染色质致密、胞质少、边缘不整齐，有血红蛋白形成不良表现。

3. 铁代谢

骨髓涂片用亚铁氰化钾（普鲁士蓝反应）染色后，在骨髓小粒中无深蓝色的含铁血黄素颗粒，在幼红细胞内铁小粒减少或消失，铁粒幼细胞少于0.15；血清铁蛋白降低（<12 μg/L）；血清铁降低（<8.95 μmol/L），总铁结合力升高（>64.44 μmol/L），转铁蛋白饱和度降低（<15%）。sTfR浓度超过8 mg/L。

4. 其他检查

主要涉及与缺铁性贫血的原因或原发病诊断的相关检查，如大便常规、尿常规、肝肾功能、凝血功能、胃镜、肠镜及妇科B超等。

（四）治疗方法

治疗原则：根除病因，补足贮铁。

1. 病因治疗

婴幼儿、青少年和妊娠妇女营养不足引起的缺铁性贫血，应改善饮食。月经过多引起的缺铁性贫血应看妇科调理月经。寄生虫感染引起的缺铁性贫血应驱虫治疗。恶性肿瘤引起的缺铁性贫血应手术或放疗、化疗治疗。上消化道溃疡引起的缺铁性贫血应进行抑酸治疗等。

2. 补铁治疗

①治疗性铁剂有无机铁剂和有机铁剂两类。无机铁剂以硫酸亚铁为代表，有机铁剂则包括右旋糖酐铁、葡萄糖酸亚铁、山梨醇铁、富马酸亚铁和多糖铁复合物等。无机铁剂的副反应较有机铁剂明显。②首选口服铁剂。如硫酸亚铁0.3 g，3次/天；或右旋糖酐铁50 mg，2~3次/天。餐后服用，胃肠道反应小且易耐受。进食谷类、乳类和茶，抑制铁剂吸收，鱼、肉类、维生素C可加强铁剂吸收。口服铁剂有效的表现先是外周血网织红细胞增多，高峰出现在开始服药后5~10天，2周后血红蛋白浓度上升，一般2个月左右恢复正常。铁剂治疗应在血红蛋白恢复正常后持续4~6个月，待贮铁指标正常后停药。③若口服铁剂不能耐受或胃肠道正常解剖部位发生改变而影响铁的吸收，可用铁剂肌内注射。右旋糖酐铁是最常用的注射铁剂，首次给药须用0.5 mL作为试验剂量，若1小时后无过敏反应，可给足量治疗，第一天给50 mg，以后每天或隔天给100 mg，直至总需量。注射用铁的总需量按公式计算：（需达到的血红蛋白浓度－患者的血红蛋白浓度）×0.33×患者体重（kg）。

（五）护理措施

1. 病情观察

观察患者原发病及贫血的症状和体征，生命体征的变化，了解红细胞计数、血红蛋白浓度和网织红细胞、铁代谢的指标变化等。

2. 饮食护理

导致铁摄入不足的主要原因是不良的饮食习惯，如偏食、挑食等，因此，应指导患者养成良好的饮食习惯，避免挑食、偏食，定时、定量，细嚼慢咽，减少进食刺激性强的食物。鼓励患者多吃含铁丰富且易吸收的食物，如动物肉类、肝脏、血，以及蛋黄、海带、菠菜、豆制品和富含维生素 C 的食物等，尽可能避免同时进食或饮用可减少食物中铁吸收的食物或饮料，如浓茶、咖啡、牛奶等。

3. 用药护理

①口服铁剂的护理：口服铁剂常见的不良反应有恶心、呕吐、胃部不适和黑便等胃肠道反应，因此为预防和减轻不良反应，可以指导患者餐后或者餐中服用。为保证铁剂能够有效吸收，应避免与牛奶、茶、咖啡和抗酸药（碳酸钙和硫酸镁）同时服用，可以服用维生素 C、乳酸或稀盐酸等酸性药物或食物。口服液体铁剂时需使用吸管，避免牙齿染黑，服用铁剂期间粪便会变成黑色，因此须向患者做好解释工作。强调要按剂量、疗程服药，定期复查，以保证治疗能够有效地进行。②注射铁剂的护理：注射铁剂的不良反应主要有注射部位疼痛、形成硬结，皮肤发黑和过敏反应。为避免不良反应，可以采取以下的措施：首次用药需用 0.5 mL 的试验剂量进行深部肌内注射，同时备用肾上腺素，做好急救的准备，若 1 小时后无过敏反应，即可按医嘱给予常规剂量治疗。抽取药液后，更换注射器针头，注射铁剂时，应采用“Z”形注射法或留空气注射法，行深部肌内注射，并经常更换部位，可以有效地减少或避免局部疼痛和硬结的形成。

4. 心理护理

向患者讲解缺铁性贫血的病因、临床表现、相关的治疗与护理等，提高患者及其家属对疾病的认识，耐心解释缺铁性贫血是可以治愈的，且治愈后对身体无不良影响，神经精神症状是暂时的，在积极治疗消除病因后，不良症状均会消失，安慰患者，缓解其心理压力。

5. 健康指导

提倡均衡饮食，荤素结合，保证足够的热量、蛋白质、维生素和铁的摄入。家庭烹饪时，可以使用铁制器皿，从中也可以得到一定量的无机铁。积极防治原发病，如慢性胃炎、消化性溃疡、长期腹泻、痔疮或月经量过多等。学会自我监测病情，如在静息状态下呼吸与心跳频率的变化，能否平卧，有无水肿、尿量减少等，若自觉症状加重，应及时就医。

三、巨幼细胞贫血

巨幼细胞贫血（MA）是指由于叶酸和（或）维生素 B_{12} 缺乏或某些影响核苷酸代谢药物的作用，导致细胞核脱氧核苷酸（DNA）合成障碍所引起的贫血。在我国，叶酸缺乏者多见于陕西、山西、河南等地进食新鲜蔬菜、肉类较少的人群。而在欧美，维生素 B_{12} 缺乏或有内因子抗体者多见。

（一）病因和发病机制

1. 叶酸缺乏的原因

（1）摄入减少：主要原因是食物加工不当，如烹调时间过长或温度过高，破坏大量叶酸；其次是偏食，缺少富含叶酸的蔬菜、肉蛋类食物。

（2）需要量增加：婴幼儿、青少年、妊娠和哺乳妇女需要量增加而未及时补充；甲状腺功能亢进症、慢性感染、肿瘤等消耗性疾病患者，叶酸的需要量也增加。

（3）吸收障碍：腹泻、小肠炎症、肿瘤和手术及某些药物（抗癫痫药物、柳氮磺吡啶）、乙醇等均会影响叶酸的吸收。

（4）利用障碍：抗核苷酸合成药物如氨甲蝶呤、甲氧苄啶、氨苯蝶啶、氨基蝶呤和乙胺嘧啶等，均可干扰叶酸的利用；一些先天性酶缺陷（甲基 FH4 转移酶、*N*，*N*-甲烯基 FH4 还原酶、FH2 还原酶和亚氨甲基转移酶）可影响叶酸的利用。

2. 维生素 B_{12} 缺乏的原因

（1）摄如若减少：完全素食者因维生素 B_{12} 摄入减少导致维生素 B_{12} 缺乏。

（2）吸收障碍：这是维生素 B_{12} 缺乏最常见的原因，可见于：①内因子缺乏，如恶性贫血、胃切除、胃黏膜萎缩等。②胃酸和胃蛋白酶缺乏。③胰蛋白酶缺乏。④肠道疾病。⑤先天性内因子缺乏或维生素 B_{12} 吸收障碍。⑥药物（对氨基水杨酸、新霉素、二甲双胍、秋水仙碱和苯乙双胍等）影响。⑦肠道寄生虫（如阔节裂头绦虫病）或细菌大量繁殖可消耗维生素 B_{12}。⑧利用障碍，如先天性 TCⅡ缺乏引起维生素 B_{12} 输送障碍。⑨麻醉药氧化亚氮可将钴胺氧化而抑制甲硫氨酸合成酶。

（二）临床表现

1. 血液系统表现

起病缓慢，常有面色苍白、乏力、耐力下降、头昏、心悸等贫血症状。重者全血细胞减少，反复感染和出血。少数患者可出现轻度黄疸。

2. 消化系统表现

口腔黏膜、舌乳头萎缩，舌面呈“牛肉样舌”，可伴舌痛。胃肠道黏膜萎缩可引起食欲不振、恶心、腹胀、腹泻或便秘。

3. 神经系统表现和精神症状

因脊髓侧束和后束有亚急性联合变性，可出现对称性远端肢体麻木，深感觉障碍如振动感和运动感消失；共济失调或步态不稳；锥体束征阳性、肌张力增加、腱反射亢进。患者味觉、嗅觉降低，视力下降，出现黑矇征；重者可有大小便失禁。叶酸缺乏者有易怒、妄想等精神症状。维生素 B_{12} 缺乏者有抑郁、失眠、记忆力下降、谵妄、幻觉、妄想，甚至精神错乱、人格变态等。

（三）实验室检查

1. 血常规

呈大细胞性贫血，MCV、MCH 均增高，MCHC 正常。网织红细胞计数可正常。严重者全血细胞减少。血片中可见红细胞大小不等、中央淡染区消失，有大椭圆形红细胞、点彩红细胞等；中性粒细胞核分叶过多（5 叶核占 5% 以上或出现 6 叶以上的细胞核），也可见巨杆状核粒细胞。

2. 骨髓象

骨髓增生活跃，骨髓铁染色常增多，红系增生显著，胞体大，核大，核染色质疏松细致，胞质较胞核成熟，呈“核幼质老”。粒系可见巨中、晚幼粒细胞，巨杆状核粒细胞，成熟粒细胞分叶过多；巨核细胞体积增大，分叶过多。

3. 血清维生素 B_{12}、叶酸及红细胞叶酸含量测定

血清维生素 B_{12}、叶酸及红细胞叶酸含量为诊断叶酸及维生素 B_{12} 缺乏的重要指标。红细胞叶酸浓度小于 227nmol/L（100ng/mL）、血清叶酸浓度小于 6.8nmol/L（3ng/mL）、血清维生素 B_{12} 浓度小于 74pmol/L（100ng/mL），可诊断为贫血。

4. 其他

如胃液分析、内因子抗体测定、维生素 B_{12} 吸收试验等，对恶性贫血的临床诊断有参考价值。

（四）治疗方法

1. 原发病的治疗

有原发病（如胃肠道疾病、自身免疫病等）的巨幼细胞贫血，应积极治疗原发病；用药后继发的巨幼细胞贫血，应酌情停药。

2. 补充缺乏的营养物质

①叶酸缺乏者口服叶酸，每次 5～10 mg，2～3 次/天，直至贫血表现完全消失。若无原发病，不需要维持治疗；如同时有维生素 B_{12} 缺乏，则需同时注射维生素 B_{12}，否则可加重神经系统损伤。②维生素 B_{12} 缺乏者肌内注射维生素 B_{12}，每次 500 μg，2 次/周；无维生素 B_{12} 吸收障碍者可口服维生素 B_{12} 片剂 500 μg，1 次/天；若有神经系统表现，治疗维持半年到 1 年；恶性贫血患者，治疗维持终身。

（五）护理措施

1. 饮食的护理

改变不良的饮食习惯，避免挑食，长期素食，多进食富含叶酸和维生素 B_{12} 的食物，如水果、蔬菜、谷类、动物肉类、肝及禽蛋等，婴幼儿和妊娠妇女根据需要量及时补充。为了避免食物中叶酸的破坏，在烹饪时不宜温度过高或者时间过长。对于食欲降低或吸收不良的患者，可以指导其少吃多餐、细嚼慢咽，以及进食清淡易消化的饮食。

2. 用药的护理

根据医嘱正确用药，并注意观察药物疗效及不良反应，肌内注射维生素 B_{12} 偶有过敏反应，甚至休克，需密切观察并及时处理。在治疗过程中，要特别关注老年患者、心血管疾病患者、进食过少者，需密切观察血钾的含量，血钾低于下限时，需及时补充。同时还应观察患者用药后的自觉症状和外周血常规的变化。

3. 健康指导

向患者讲解巨幼细胞贫血的病因、临床表现、对机体的危害性、相关检查的目的，提高患者及其家属对疾病的认识，从而减轻心理负担，积极主动地参与疾病的治疗。当患者四肢麻木无力，出现末梢神经炎时，应注意保暖，活动、行走时需有人陪伴，预防跌倒，避免受伤。婴幼儿要及时添加辅食，孕妇和处于发育期的青少年要多进食富含叶酸的蔬菜、水果和富含维生素 B_{12} 的动物性食物。指导患者学会自我监测，如皮肤黏膜情况和神经精神症状，

贫血症状明显时要注意卧床休息，保证充足的睡眠。同时要注意口腔和皮肤的清洁。

四、再生障碍性贫血

再生障碍性贫血（AA，简称再障）是一种骨髓造血功能衰竭症，主要表现为骨髓造血功能低下、全血细胞减少和贫血、出血、感染综合征。临床上骨髓穿刺及骨髓活检等检查用于确诊再障。再障罕有自愈者，一旦确诊，应积极治疗。再障年发病率在欧美为（4.7～13.7）$/10^6$，日本为（14.7～24.0）$/10^6$，我国为7.4$/10^6$，总体来说亚洲的发病率高于欧美；发病年龄呈现10～25岁及大于60岁两个发病高峰，没有明显的男女性别差异。

（一）病因和发病机制

1. 病因

（1）药物及化学物质：药物及化学物质为再障最常见的致病因素。已知具有高度危险性的药物有抗癌药、抗癫痫药、氯霉素、磺胺药、保泰松、阿司匹林、异烟肼等，其中以氯霉素最多见，但近年来随着氯霉素应用的减少，其在再障发病中的意义已不突出，氯霉素是否引发再障与剂量和疗程无关，而与个体的敏感性有关，后果较为严重，此种情况还见于应用磺胺类药及接触杀虫剂。化学物质以苯及其衍生物最常见，如油漆、塑料、杀虫剂等，这类化学物品的致病作用与剂量有关，只要接受了足够的剂量，任何人都有发病的危险。长期与苯及其衍生物接触者，比一次性大剂量接触的危险性更大。

（2）物理因素：如长期接触电离辐射，如X射线、γ射线及其他放射性物质。

（3）病毒感染：风疹病毒、EB病毒、流感病毒和肝炎病毒均可引起再障。其中病毒性肝炎与再障的关系较为明确，主要与丙型肝炎有关，其次是乙型肝炎，临床上又称为病毒性肝炎相关性再障，预后较差。

（4）其他因素：少数阵发性睡眠性血红蛋白尿、系统性红斑狼疮、慢性肾功能衰竭等疾病可演变成再障。

2. 发病机制

传统学说认为，在一定遗传背景下，再障作为一组异质性“综合征”，可能通过三种机制发病：原、继发性造血干/祖细胞（“种子”）缺陷、造血微环境（“土壤”）及免疫（“虫子”）异常。目前认为T淋巴细胞功能亢进在原发性获得性再障发病机制中占重要地位，再障是T淋巴细胞介导的以造血系统为靶器官的自身免疫性疾病。

（二）临床表现

再障的临床表现与全血细胞减少有关，主要为进行性贫血、出血、感染，但多无肝、脾、淋巴结肿大，见表8-5。

表8-5　重型再障和非重型再障的临床表现

分类	重型再障（SAA）	非重型再障（NSAA）
起病与进展	起病急，进展快	起病缓慢、进展慢
首发症状	感染，出血	贫血为主，偶有出血
感染的严重程度	重	轻
感染的表现	多有急性发热，难有效控制	高热少见且易控制
败血症	常见，主要死因之一	少见

续表

分类	重型再障（SAA）	非重型再障（NSAA）
感染的部位	依次为呼吸道、消化道、泌尿生殖道和皮肤黏膜	上呼吸道、口腔、牙龈
主要致病菌	革兰阴性杆菌、金黄色葡萄球菌、真菌	革兰阴性杆菌及各类球菌
出血的严重程度	重，不易控制	轻，易控制
出血的部位	早期皮肤黏膜可见出血，严重时颅内出血而致死	皮肤黏膜为主，内脏出血少见，极个别可出现颅内出血
贫血的严重程度	重，多呈进行性加重	轻，慢性过程
贫血的表现	症状明显，易发生心力衰竭	轻，少有心力衰竭发生
病程与预后	病程短，预后差，多于1年内死亡	病程长，预后较好，少数死亡

（三）实验室检查

1. 血常规

SAA呈重度全血细胞减少，网织红细胞绝对值低于正常，其中网织红细胞小于1.0%，绝对值小于$15 \times 10^9/L$，中性粒细胞小于$0.5 \times 10^9/L$，白细胞计数小于$2 \times 10^9/L$，血小板计数小于$20 \times 10^9/L$。NSAA也呈全血细胞减少，但是较SAA好。

2. 骨髓象

骨髓象为确诊再障的主要依据，骨髓涂片可见较多脂肪滴。SAA骨髓增生低下或极度低下，粒细胞、红细胞和巨核细胞明显减少，淋巴细胞和非造血细胞比例明显增高。NSAA骨髓细胞增生降低，粒细胞、红细胞和巨核细胞减少，淋巴细胞相对增多。

（四）治疗方法

1. 控制感染

因感染造成高热的患者，应多次进行血液、尿液、大便的细菌培养和药敏试验，并根据检验结果给予相应的抗生素。对于重症患者，为控制病情、防止感染加重，多主张早期、足量、联合用药。若发生真菌感染可以同时给予抗真菌治疗。

2. 纠正贫血

当患者血红蛋白低于60 g/L时可遵医嘱给予输血治疗，并指导吸氧，改善患者的缺氧状况。

3. 控制出血

可根据患者的情况选用不同的止血方法和止血药物，如女性月经过多可以肌内注射丙酸睾酮。当患者血小板计数小于$20 \times 10^9/L$，和（或）出现全身紫癜、出血点、内脏出血、颅内出血等，指导其输注血小板。若效果不佳可以改输与HLA配型相配的血小板。

4. 免疫抑制治疗

抗胸腺细胞免疫球蛋白/抗淋巴细胞免疫球蛋白（ATG/ALG）具有抑制T淋巴细胞或非特异性自身免疫反应的作用，主要用于SAA的治疗。ATG（兔）3～5 mg/（kg·d），连用5天；ALG（马）10～15 mg/（kg·d），连用5天，用药前需要做过敏试验，在用药过程中可以使用糖皮质激素以防止过敏反应的发生，静脉滴注ATG需维持12～16小时。环孢素（CsA）适用于任何类型的再障，剂量为6 mg/（kg·d），疗程一般在1年以上，使用时应根据患者的具体情况，调整剂量和疗程。

5. 雄激素类药物

雄激素类药物为目前治疗再障的首选药物，适用于全部再障。常见的雄激素类药物有：①丙酸睾酮 100 mg 肌内注射，每天或隔天使用 1 次。②达那唑，0.2 g/d，3 次/天。③十一酸睾酮（安特尔），每天 40 ~ 120 mg，3 次/天。疗程与剂量根据患者的效果和不良反应调整。

6. 造血细胞因子

造血细胞因子主要用于 SAA，一般在免疫抑制治疗后使用。常用的药物包括粒细胞集落刺激因子、促红细胞生成素和白细胞介素-3 等。

7. 造血干细胞移植

对于 40 岁以下、无感染及其他并发症、有合适供体的 SAA 患者，可考虑造血干细胞移植。

（五）护理措施

1. 病情监测

密切观察患者的体温变化，若出现发热，应及时报告医生，准确、及时地给予抗生素治疗，并配合医生做好血液、痰液、尿液及大便等标本的采集工作。

2. 预防感染

定时开窗通风，保持病房内空气新鲜，注意保暖，防止受凉感冒，限制人员探视，避免到人群密集的地方。由于高热状态下唾液分泌较少及长期使用抗生素等，易造成细菌在口腔内滋长，因此必须注意口腔清洁，饭前、饭后、睡前、晨起时漱口。保持皮肤清洁干燥，勤换衣裤，勤剪指甲，避免造成皮肤黏膜的损伤，睡前使用 1 ∶ 5 000 的高锰酸钾溶液坐浴，每次 15 ~20 分钟，保持大便的通畅，避免用力排便，避免咳嗽，女性患者同时要注意会阴部的清洁。

3. 饮食的护理

鼓励患者进食高热量、高蛋白、富含维生素的清淡易消化食物，必要时遵医嘱静脉补充营养，对于发热的患者应鼓励多饮水。

4. 用药护理

丙酸睾酮为油剂，不易吸收，局部注射时可形成硬块，因此注射时采取深部、缓慢、分层肌内注射，并且要更换注射部位。长期应用雄激素类药物可对肝脏造成损害，用药期间应定期检查肝功能。ATG/ALG 治疗过程中可能会出现过敏反应，因此，在用药过程中应注意观察患者的病情变化，若出现不良反应应及时通知医生，配合医生进行相应的处理。定期检查血常规，了解血常规变化，必要时遵医嘱给予刺激因子。当患者输血时，要认真核对，密切观察患者有无不良反应，如出现过敏反应应立即停止输血，通知医生后给予相应的处理。

5. 心理护理

再障患者常会出现一系列的负面情绪，注意观察患者的情绪及行为，注重患者的主诉，给予相应的心理疏导。向患者及家属解释雄激素类药物应用的目的、不良反应，说明待病情好转后，随着药物剂量的减少，不良反应会逐渐消失，鼓励患者与亲友、病友多交谈，保持心情愉悦，减少孤独感，增强信心，积极配合治疗。

6. 健康指导

指导患者保证充足的睡眠和休息，学会自我监测，是否出现如头晕、心慌、气促，皮肤黏膜有无出血，有无便血、血尿等，若出现上述症状或者呈进行性加重，应及时告知医生及护士。若血小板过低时应绝对卧床休息，预防跌倒，防止出血。

五、溶血性贫血

溶血性贫血（HA）是指红细胞寿命缩短，破坏加速，而骨髓造血功能代偿不足时发生的一类贫血。骨髓有相当于正常造血能力6~8倍的代偿潜力，当红细胞破坏增加而骨髓造血功能足以代偿时，可以不出现贫血，称为溶血性疾病。

（一）病因和发病机制

1. 病因

（1）红细胞自身异常所致的溶血性贫血。

1）红细胞膜异常：①遗传性红细胞膜缺陷，如遗传性球形细胞增多症、遗传性椭圆形细胞增多症、遗传性棘形细胞增多症、遗传性口形细胞增多症等。②获得性血细胞膜糖基磷脂酰肌醇（GPI）锚连膜蛋白异常，如阵发性睡眠性血红蛋白尿（PNH）。

2）遗传性红细胞酶缺乏：①戊糖磷酸途径酶缺陷，如葡萄糖-6-磷酸脱氢酶（G-6-PD）缺乏症等。②无氧糖酵解途径酶缺陷，如丙酮酸激酶缺乏症等。

3）遗传性珠蛋白生成障碍：①珠蛋白肽链结构异常不稳定血红蛋白病，血红蛋白S病、血红蛋白D病、血红蛋白E病等。②珠蛋白肽链数量异常地中海贫血。

4）血红素异常：①先天性红细胞卟啉代谢异常，如红细胞生成性血卟啉病，根据生成的卟啉种类，又分为原卟啉型、尿卟啉型和粪卟啉型。②铅中毒影响血红素合成可发生溶血。

（2）红细胞外部异常所致的溶血性贫血。

1）免疫性溶血性贫血：①自身免疫性溶血性贫血：温抗体型或冷抗体型（冷凝集素型、D-L抗体型），原发性或继发性（如SLE、病毒或药物等）。②同种免疫性溶血性贫血，如血型不符的输血反应、新生儿溶血性贫血等。

2）血管性溶血性贫血：①微血管病性溶血性贫血，如血栓性血小板减少性紫癜、溶血尿毒症综合征（TTPlHUS）、弥散性血管内凝血（DIC）、败血症等。②瓣膜病如钙化性主动脉瓣狭窄及人工心瓣膜、血管炎等。③血管壁受到反复挤压，如行军性血红蛋白尿。

3）生物因素：如蛇毒、疟疾、黑热病等。

4）理化因素：如大面积烧伤、血浆中渗透压改变和化学因素（如苯肼、亚硝酸盐类等中毒），可因引起获得性高铁血红蛋白血症而溶血。

2. 发病机制

（1）红细胞破坏、血红蛋白降解。

1）血管内溶血：血型不合输血、输注低渗溶液或阵发性睡眠性血红蛋白尿时，溶血主要在血管内发生。受损的红细胞发生溶血，释放游离血红蛋白形成血红蛋白血症。血红蛋白有时可引起肾小管阻塞、细胞坏死。游离血红蛋白能与血液中的结合珠蛋白相结合。结合体分子质量大，不能通过肾小球排出，而是由肝细胞从血中清除。未被结合的游离血红蛋白能够从肾小球滤出，形成血红蛋白尿排出体外。部分血红蛋白在近端肾小管被重吸收，在近曲小管上皮细胞内分解为卟啉、铁及珠蛋白。反复血管内溶血时，铁以铁蛋白或含铁血黄素的形式沉积在上皮细胞内。如近曲小管上皮细胞脱落随尿排出，即形成含铁血黄素尿。

2）血管外溶血：见于遗传性球形细胞增多症和温抗体型自身免疫性溶血性贫血等，起病缓慢。受损红细胞主要在脾脏由单核—巨噬细胞系统吞噬消化，释出的血红蛋白分解为珠蛋白和血红素。珠蛋白被进一步分解利用，血红素则分解为铁和卟啉。铁可再利用，卟啉则分解为游离胆红素，后者经肝细胞摄取，与葡糖醛酸结合形成结合胆红素从胆汁中排出。胆汁中结合胆红素经肠道细菌作用，被还原为粪胆原，大部分随粪便排出。少量粪胆原又被肠道重吸收进入血循环，重吸收的粪胆原多再次通过肝细胞重新随胆汁排泄到肠腔中，形成“粪胆原的肠肝循环”，小部分粪胆原通过肾随尿排出，称为尿胆原。巨幼细胞贫血、骨髓增生异常综合征等因造血有缺陷，幼红细胞在成熟前已在骨髓内破坏，称为无效性红细胞生成或原位溶血，可伴有溶血性黄疸，是一种特殊的血管外溶血。

（2）红系代偿性增生：循环红细胞减少，可引起骨髓红系代偿性增生。此时外周血网织红细胞比例增加。血涂片检查可见有核红细胞，在严重溶血时，尚可见到幼粒细胞。骨髓涂片检查显示骨髓增生，红系比例增高，以中幼和晚幼红细胞为主，粒红比例倒置。

（3）红细胞具有缺陷或寿命缩短：可通过针对各类溶血性贫血发病机制的实验室检查来发现红细胞的缺陷。红细胞的寿命可以用放射性核素 Cr 标记红细胞的方法进行测定。

（二）临床表现

急性溶血性贫血短期内在血管内大量溶血。起病急骤，临床表现为严重的腰背及四肢酸痛，伴头痛、呕吐、寒战，随后出现高热、面色苍白、血红蛋白尿和黄疸。严重者出现周围循环衰竭和急性肾功能衰竭。

慢性溶血性贫血临床表现有贫血、黄疸、脾肿大。长期高胆红素血症可并发胆石症和肝功能损害。慢性重度溶血性贫血时，长骨部分的黄髓可以变成红髓。儿童时期骨髓都是红髓，严重溶血时骨髓腔可以扩大，X 线摄片示骨皮质变薄，骨骼变形。髓外造血可致肝、脾肿大。

（三）实验室检查

1. 血常规

红细胞计数和血红蛋白有不同程度的下降；网织红细胞比例明显增加，甚至可见有核红细胞。

2. 尿液检查

急性溶血的尿液颜色加深，可呈浓茶色或酱油色；尿胆原呈强阳性而尿胆素呈阴性，这是溶血性贫血的特殊表现；血管内溶血的隐血试验可为阳性，甚至是强阳性，但无镜下或肉眼血尿。

3. 血清胆红素测定

总胆红素水平增高，游离胆红素含量增高，结合胆红素/总胆红素小于 20%。

4. 骨髓象

骨髓增生活跃或极度活跃，以红系增生为主，可见大量幼稚红细胞，以中幼或晚幼细胞为主，形态多正常。

（四）治疗方法

1. 病因治疗

去除病因和诱因极为重要。如冷抗体型自身免疫性溶血性贫血应注意防寒保暖；蚕豆病患者应避免食用蚕豆和具氧化性质的药物；药物引起的溶血，应立即停药；感染引起的溶血，应给予积极抗感染治疗；继发于其他疾病者，要积极治疗原发病。

2. 糖皮质激素和其他免疫抑制剂

如自身免疫性溶血性贫血、新生儿同种免疫溶血病、阵发性睡眠性血红蛋白尿等，给予每日泼尼松（强的松）1 mg/kg，每日清晨顿服或氢化可的松每日 200～300 mg，静脉滴注；如自身免疫性溶血性贫血可用环磷酰胺、硫唑嘌呤或达那唑等。

3. 脾切除术

脾切除术适应证：①遗传性球形红细胞增多症经脾切除术有良好疗效。②自身免疫性溶血性贫血应用糖皮质激素治疗无效时，可考虑脾切除术。③地中海贫血伴脾功能亢进者可做脾切除术。④其他溶血性贫血，如丙酮酸激酶缺乏、不稳定血红蛋白病等，也可考虑做脾切除术，但效果不肯定。

4. 输血

贫血明显时，输血是主要疗法之一。但在某些溶血情况下，也具有一定的危险性，如给自身免疫性溶血性贫血患者输血可发生溶血反应，给阵发性睡眠性血红蛋白尿患者输血也可诱发溶血，大量输血还可抑制骨髓自身的造血功能，所以应尽量少输血。有输血必要者，最好输红细胞或用生理盐水洗涤 3 次后的红细胞。一般情况下，若能控制溶血，可借自身造血功能纠正贫血。

5. 其他

并发叶酸缺乏者，口服叶酸制剂；因长期血红蛋白尿而有缺铁表现者应补铁。但对 PNH 患者补充铁剂时应谨慎，因铁剂可诱使 PNH 患者发生急性溶血。

（五）护理措施

1. 病情监测

密切观察患者的生命体征、神智、自觉症状的变化，注意贫血、黄疸有无加重，尿量、尿色有无改变，记录 24 小时出入量。及时了解各项检查结果，一旦出现尿少甚至无尿，要及时通知医生，并配合医生进行相应的处理。

2. 饮食护理

避免进食一切可能加重溶血的食物或药物，不宜吃酸性食物，宜吃碱性食物，如豆腐、海带、奶类及各种蔬菜、水果等，鼓励患者多喝水，勤排尿，促进溶血后所产生的毒性物质排泄，同时也有助于减轻药物引起的不良反应。

3. 用药护理

遵医嘱正确用药，注意观察及预防药物的不良反应，如应用糖皮质激素应注意预防感染；应用环孢素应定期检查肝、肾功能等。

4. 输血的护理

输血前，由两名护士认真核对患者的床号、姓名、住院号、血型、交叉配血结果、有效期、血袋号、血量、血液种类。输血时，必须严格执行操作规程，密切观察病情，及时发现各种不良反应，并协助医生处理。

5. 健康指导

向患者及其家属介绍疾病的相关知识，使患者增强预防意识，避免加重溶血的发作；加强输血管理，预防输异型血而导致溶血的发生；避免接触或服用可以引发溶血的化学物质和药物；阵发性睡眠性血红蛋白尿患者禁食酸性食物和药物，如维生素 C、阿司匹林、磺胺等。鼓励患者进行体育锻炼，增强体质和抗病能力，保证充足的休息和睡眠。溶血发作期间应卧床休息，注意保暖，多饮水，进食高蛋白、高维生素食物。

（傅开美）

第四节 弥散性血管内凝血

弥散性血管内凝血（DIC）是一种发生在许多疾病的基础上，由致病因素激活凝血及纤溶系统，导致全身微血栓形成，凝血因子大量消耗并继发纤溶亢进，引起全身出血及微循环衰竭的临床综合征。

一、一般护理

（1）保持环境安静，卧床休息，取舒适卧位，避免身体损伤和外伤发生。

（2）提供均衡富含优质蛋白的饮食，避免热、烫、粗糙及刺激性食物。如胃肠道出血时应禁食。

（3）做好口腔、皮肤护理，刷牙时不要太用力，牙刷不可太硬，若出血严重应改用漱口液漱口。修剪指甲，防止皮肤抓伤。避免太紧的衣物压迫或摩擦引起皮下出血。

（4）保持呼吸道通畅，持续吸氧以改善组织缺氧状况。如需吸痰，动作要轻柔，避免机械刺激。

（5）给予心理支持，帮助患者建立信心，战胜恐惧。

二、症状护理

（1）严密观察患者的凝血情况，严格应用抗凝和止血药物。进行肝素静脉治疗时，应每小时测定凝血酶原时间，并定期测定肝肾功能。

（2）进行凝血因子及血制品输注时应严格无菌操作。冷沉淀物或冷冻血浆输注前应放入 37℃温水或水溶箱内解冻、融化，并以患者可以耐受的速度快速滴入。观察有无输血反应。

（3）如患者需同时输注全血、成分血、血浆，输注顺序为成分血—全血—血浆。几种成分血同时输注时应先输血小板和冷沉淀。输入血制品后应观察患者临床出血症状及凝血指标有无改善。

（4）液体外渗时，给予冰袋冷敷以减少出血。

（宋玲玲）

第五节　多发性骨髓瘤

多发性骨髓瘤（MM）是骨髓内浆细胞克隆性增生的恶性肿瘤。近年来发病率有逐渐增高趋势，常见中老年人，发病年龄以 40 ~ 70 岁为主，发病率随年龄增长而增高。MM 约占全部恶性肿瘤的 1%，约占造血系统恶性肿瘤的 10%。

一、常见病因

目前病因尚不明确，可能与以下因素有关：遗传因素、物理因素、化学因素、病毒、细胞因子。

二、临床表现

1. 躯体表现

自发性骨折、骨痛，肝、脾、淋巴结及肾脏等受累器官肿大，肺炎和尿路感染，甚至败血症，头晕、眼花，可突然发生意识障碍、手指麻木、冠状动脉供血不足及慢性心力衰竭，鼻出血、牙龈出血、皮肤紫癜，蛋白尿、管型尿，甚至肾衰竭，致死率仅次于感染。

2. 骨髓瘤细胞浸润与破坏所引起的临床表现

骨骼破坏、髓外浸润。

3. 血浆蛋白异常引起的临床表现

感染、高黏滞综合征、出血倾向、淀粉样变性和雷诺现象。

4. 肾功能损害

临床表现有蛋白尿、管型尿，甚至急性肾衰竭，是仅次于感染的致死病因。

三、护理

1. 护理评估

（1）病因：可能与遗传因素、化学因素、电离辐射、某些病毒或慢性抗原刺激、免疫功能较差有关。

（2）临床表现：骨骼症状、免疫力下降、贫血、高钙血症、肾功能损害、高黏滞综合征、淀粉样变性。

2. 护理要点及措施

（1）预见性护理。

1）评估病史资料：①病因：评估是否有遗传倾向、病毒感染、炎症和慢性抗原的刺激等。②临床表现：有无骨痛、病理性骨折、感染、出血倾向等，有无肝大、脾大、淋巴结肿大等。③评估全身情况和精神情感认知状况。

2）判断危险因素：①有骨折的危险。②有感染的危险。③有意外事件发生的危险。

3）提出预见性护理措施：①对有潜在性骨折者加强健康知识教育，避免诱因：嘱患者卧床休息，限制活动，睡硬板床，忌用弹性床。②严密观察生命体征、病情，预防出血、感染等并发症。化疗过程中注意观察呕吐物的颜色及量。③加强心理护理：体贴关心患者，使患者配合治疗，对抑郁患者严防意外事件发生。

（2）专科护理。

1）围化疗期护理

化疗前护理：用药前向患者说明所用药物的不良反应，使其对化疗不良反应有一定的思想准备。

化疗中护理：①用药过程中密切观察有无恶心、呕吐、食欲减退等胃肠道反应，并积极采取措施，力争减轻或消除症状。可遵医嘱给予镇吐药，提供清淡、易消化饮食，避免过甜、油腻及刺激性食物。指导患者细嚼慢咽、少食多餐，治疗前后 2 小时内避免进餐，进餐前指导患者做深呼吸及吞咽动作，进食后取坐位或平卧位。②静脉滴注多柔比星等药物时，注意心率、心律，患者主诉胸闷、心悸时，应做心电图并及时通知医生。静脉滴注 CTX 时，注意观察尿色、尿量。此药易引起出血性膀胱炎，应口服碳酸氢钠或按时滴入美司钠注射液，如发现尿量少、尿色较重时，应及时通知医生。③化疗期间应鼓励患者多饮水，保证每日尿量 1 500 mL 以上，并服碳酸氢钠碱化尿液，加快尿酸排泄。④保护静脉，有计划地由四肢远端向近端依次选择合适的小静脉进行穿刺，左右手交替使用，防止药液外渗；静脉穿刺后先注射生理盐水，确定针头在血管内后再给予化疗药物，根据药物输注要求调整静脉滴注速度，以减轻对血管壁的刺激。化疗药静脉滴注完毕再用生理盐水或葡萄糖注射液冲洗，然后再拔针，并压迫针眼数分钟，以避免药物外渗损伤皮下组织。一旦发生药物外渗，立即回抽血液或药液，然后拔针更换穿刺部位，外渗局部用 0.5% 普鲁卡因 2 mL 和玻璃脂酸酶 3 000 U封闭或立即冷敷，并用如意金黄散加茶水或香油调匀外敷。

化疗后护理：①严密观察血象变化，监测有无骨髓抑制发生，及时与医生联系协助处理。②消除患者对脱发反应的顾虑，告知患者脱发是由化疗药物引起，停药后头发可再生，在脱发期间佩戴假发、头巾或修饰帽，以保持自身形象完整。

2）骨折急救护理：MM 的 X 线检查典型的表现为弥散性骨质疏松，骨质破坏部位可发生病理性骨折。突发的剧烈疼痛常提示有病理性骨折，多见下胸椎及上腰椎压缩性骨折或肋骨的自发性骨折，按骨折的一般原则处理。

以石膏行外固定的患者，应密切观察其伤肢的血液循环情况，如肢端皮肤发青发紫，局部发冷、肿胀、麻木或疼痛，表明血循环障碍，应及时就医做必要的处理；经石膏固定后的肢体宜抬高，下肢可用枕头、被子等垫起，上肢用三角巾悬吊，可促进血液回流，减轻肿胀；避免石膏被水、尿液污染而软化。

行小夹板固定者，注意不可自行随意移动小夹板位置，上肢可用三角巾托起，悬吊于胸前；下肢在搬运时应充分支托，保护局部固定不动。骨折后肢体肿胀 3 ~ 7 天达高峰，此后渐消，宜将伤肢适当垫高，最好高于心脏水平，以利于血液回流。因夹板捆扎，肿胀可加重，应密切观察伤肢血循环状况，如患肢手指或足趾出现皮肤青紫、温度变低、感觉异常时，应立即解开带子，放松夹板并速到医院就诊，在医生指导下调整布带的松紧度。

尽早开始功能锻炼：防止肢体肌肉萎缩、关节强直、粘连、骨质疏松等。锻炼时动作宜慢，活动范围由小到大，不可急于求成。进行功能锻炼的方法和步骤应在康复科医生指导下进行。患者进行功能锻炼时常因疼痛而不配合，应鼓励患者克服恐惧心理，坚持锻炼，方能早日恢复。

预防并发症：下肢骨折患者常需长期卧床易引起各种并发症，应经常协助其坐起、叩背，以防坠积性肺炎；鼓励患者多饮水以预防泌尿系感染；温水擦背，加强皮肤护理，以防压疮发生。

3）放疗护理：在放疗中，放射线对人体正常组织也产生一定影响，造成局部或全身的放射反应与损伤。放疗期间和放疗后应给患者流食、半流食，饮食中宜增加一些滋阴生津的甘凉之品，如藕汁、梨汁、甘蔗汁、荸荠、枇杷、猕猴桃等。对于身体状况较差的患者给予静脉高营养，以补充体内消耗。另注意观察照射后皮肤情况。

（3）专科特色护理。

1）化疗前心理护理：加强与患者沟通，耐心细致地解释病情及预后情况，向患者提供病情好转的信息及其他所关心的问题，以消除其不良情绪；指导患者进行自我调节、放松心情、转移注意力等；了解患者爱好，尽可能给予满足，如向患者提供书报、杂志、听音乐、看电视等。观察其情绪反应，出现情绪波动时，及时协助调整，赞扬患者曾做出的努力，鼓励患者树立信心，提供安静、舒适的休养环境，尽量减轻对患者的不良刺激。

2）化疗后感染的预防：①向患者介绍感染的危险因素及防护措施，以减轻感染带来的身心损害。根据室内外温度变化及时调整衣着，预防呼吸道感染。②鼓励患者进食高蛋白质、高热量、丰富维生素的食物，以全面补充营养，增强机体抵抗力。食物要清洁、新鲜、易消化。③保持病室清洁，空气新鲜，温度适宜；定期进行空气消毒，用消毒液擦拭床头柜、地面，限制探视，以防交叉感染，若白细胞少于 $1 \times 10^9/L$、中性粒细胞少于 $0.5 \times 10^9/L$ 时，应实行保护性隔离。④餐前、餐后、睡前、晨起，用 1 ∶ 5 000 呋南西林液、苯扎氯铵溶液（优适可）漱口。防真菌感染可用碳酸氢钠液和 1 ∶ 10 000 制霉菌素液漱口；防病毒感染可用丽可欣溶液漱口；排便后用 1 ∶ 2 000 氯己定液坐浴。女患者每日清洗会阴部 2 次。定期洗澡换衣，以保持个人卫生，预防感染。

3）化疗后出血的预防：①让患者保持安静，消除其紧张、恐惧情绪。②嘱其少活动、多休息，活动时防止受伤，严重出血时卧床休息。③给予高蛋白质、高热量、富含维生素的少渣软食，保证营养供给，防止口腔黏膜擦伤。④剪短指甲，避免搔抓，用温水擦洗皮肤，保持皮肤完整；用软毛牙刷刷牙，不用牙签剔牙，以防牙龈损伤；忌挖鼻孔，用鱼肝油滴鼻液滴鼻每日 3 ~ 4 次，以防鼻出血。当发生牙龈出血时用肾上腺素棉球或明胶海绵贴敷牙龈或局部涂抹云南白药；发生鼻腔出血时用干棉球或 1 ∶ 1 000 肾上腺素棉球填塞鼻腔压迫止血或前额部冷敷；若出血不止用油纱条进行后鼻孔填塞。⑤药物一般口服，必须注射时操作应轻柔，不扎止血带，不拍打静脉，不挤压皮肤，拔针后立即用干棉球按压局部防止皮下出血。⑥血小板计数在 $20 \times 10^9/L$ 以下者，应高度警惕颅内出血。一旦发生颅内出血征兆应立即将患者置平卧位，头偏向一侧；头部置冰袋或戴冰帽，给予高流量吸氧；迅速建立静脉通路，按医嘱给脱水药、止血药或浓缩血小板；密切观察意识状态、瞳孔大小等，做好记录，并随时与医生联系。

4）化疗时并发高钙血症护理：广泛溶骨性病变导致血钙和尿钙增高，可表现为精神症状，烦躁、易怒，多尿、便秘。出现高钙血症应保持每日摄水量 3 L 以上，避免脱水，肾功能正常而血磷不增高者，可给予磷酸盐口服或灌肠。

3. 健康教育

（1）向患者及家属讲解疾病的基本知识及预后，鼓励患者正视疾病，坚持治疗。

（2）告知缓解期应保持心情舒畅，适当活动，避免外伤。

（3）嘱其睡硬板床，避免长时间站立、久坐或固定一个姿势，防止负重，发生变形。

（4）告知饮食注意事项进食高热量、高营养、低蛋白质、易消化食物，多饮水。

（5）强调定期复诊、按时服药；若出现发热、骨痛等症状，及时就诊。

（6）指导患者采用精神放松法、疼痛转移法、局部热敷等方法，以缓解疼痛及精神紧张，增加舒适感。

（7）保持良好的个人卫生习惯，制订合理的活动计划。

（杨素倩）

第九章

风湿免疫疾病护理

第一节 白塞病

一、诊疗过程中的临床护理

（一）入院时

1. 护理评估

患者有反复口腔溃疡、反复外阴溃疡、结节性红斑等白塞病的典型皮肤损伤表现，同时因为口腔溃疡导致进食困难。

2. 护理思维与实施方案

（1）皮肤损伤：反复口腔、外阴溃疡、结节性红斑。

1）护理目标：避免皮肤黏膜面积增大，溃疡增多，促进溃疡愈合。

2）护理措施。①动态观察：每班观察溃疡数目、大小、颜色、有无渗出，严密监测患者的生命体征。护士应将患者的溃疡情况及时与医生进行沟通。②保持室内空气新鲜、室内空气流通。③患者口腔黏膜溃疡疼痛剧烈，张口、进食困难，除给予糖皮质激素、抗生素治疗外，还给予本院自制的碘甘油外擦，一日 3 次。④饮食：口腔溃疡患者要注意口腔卫生，少吃烟熏、腌制、烧烤、油炸等食物，不吃酸辣刺激食物及热性食物，如生姜、大蒜等。进食时应减少对溃疡的摩擦和刺激，应讲究营养，均衡饮食，多吃新鲜蔬菜水果，溃疡发作期还要注意少食多餐，不可因为疼痛而少吃甚至不吃。⑤口腔护理：护理人员应适时评估患者的口腔卫生情况、口腔黏膜情况等，对有溃疡者，禁止使用牙刷，以防进一步损伤口腔黏膜，可以改用消毒棉球，嘱患者饭后用漱口液漱口，漱口液每次含漱至少 90 秒，鼓励患者多饮水，可经常湿润口腔，避免口腔干燥，口腔溃疡疼痛不能进食者，用 20% 利多卡因含漱或用 1% 地卡因小量局部喷雾，以缓解口腔溃疡疼痛引起的进食困难。对溃疡局部用药时，先进行口腔清洁，除去口腔内残渣污物，使药物更好地发挥作用，局部涂抹药物困难者，用喷洒药粉器将药物喷洒到口腔内，使药物撒布于口腔黏膜的溃疡面上，以达到治疗的目的。白塞病的口腔溃疡为痛性溃疡，漱口是预防和治疗口腔溃疡最为简便和有效的方法。口腔 pH 正常值为 6.5 ~ 7.1，漱口时用 1 ∶ 5 000 呋喃西林溶液，分别于清晨、饭前、饭后、睡前进行。口腔 pH 与菌群种类有关，有偏碱时易出现细菌感染，可用 1 ∶ 5 000 呋喃西林液漱口，偏酸时易合并真菌感染，如真菌感染可用 1% ~ 4% 碳酸氢钠漱口液，如发生感染，应增加漱口的次数，并选用不同 pH 的漱口液。监测口腔 pH 的变化有助于早期发现感染，指导选用合适的漱口液。⑥会阴部溃疡行生理盐水清洗后涂溃疡粉，每日 3 次，保持局部皮肤清洁，使用全棉内衣，不宜穿化纤类衣服。

（2）疼痛：口腔、外阴溃疡。

1）护理目标：评估疼痛性质、部位、范围、程度，给予及时、有效、合理的干预。使患者疼痛程度逐渐减轻。

2）护理措施。①正确评估患者疼痛的性质和程度，了解病情的进展情况。护士应将对患者溃疡疼痛的评估列入每天的护理工作中，作为病情观察的常规内容。可以采用数字分级法对患者进行疼痛程度的评估。当患者疼痛评分为 1 ~ 3 分时，表示有轻度疼痛；4 ~ 6 分时，表示有中度疼痛；7 ~ 10 分时，表示患者为重度疼痛。②当疼痛为轻度疼痛，护士可指导患者采取一些非药物性缓解疼痛的方法来减轻疼痛，如指导患者收听广播、听音乐、看电视或者与其沟通交流以分散其注意力，从而缓解疼痛。必要时与医生进行沟通。也可征求患者的同意，可以给予冰盐水漱口，以缓解疼痛。③当疼痛为中度、重度疼痛，影响患者休息、睡眠时，护士应及时遵医嘱给予患者药物镇痛处理。常用镇痛药物为双氯芬酸钠栓 50 mg 塞肛。使用后，护士询问患者疼痛是否减轻，判断药物是否发挥镇痛效果。④指导并协助患者卧床休息，协助其取舒适体位，如半卧位、平卧位双腿稍分开等。护士应尽量满足其生活上的需要，落实各项基础护理工作。在护理患者时，观察到病房内如果不安静，患者就会出现痛苦的表情，因此，护士要注意保持病房内安静，减少探视人员，做到关门轻、走路轻、讲话轻、操作轻。⑤口腔溃疡严重时应以流食或半流食为宜，以免损害创面。患者口腔溃疡期间饮食总的原则为宜清淡，禁辛辣温燥、肥甘油腻食物，禁烟酒。多食绿豆、西瓜、冬瓜及新鲜蔬菜、水果，少量多餐，花样多变，不食用牛、羊、狗、驴肉，以及生葱、生蒜、生姜和辣椒等辛辣刺激食品。⑥关心、安慰患者，消除患者的紧张、烦躁情绪。

（3）潜在营养不良：口腔、外阴溃疡，进食困难。

1）护理目标：使患者遵循营养治疗计划，保证各种营养物质的摄入，使营养状况逐步改善，体重不再下降，各项营养监测指标达到正常。

2）护理措施。①护士应主动对患者进行营养状态的评估，根据患者的病情采取合适的营养评估方法。体重减少是营养不良最重要的指标之一，患者自述病前体重为 60 kg，目前体重降为 51 kg，短期内患者体重下降 9 kg，主要原因在于患者口腔溃疡，进食疼痛，导致患者不愿进食，最终导致患者体重减轻，潜在营养不良，故每日应测量患者体重、每周测量肱三头肌皮褶厚度，遵医嘱定时监测血浆前蛋白数值。②指导患者高热量、高蛋白、高维生素饮食，饮食应温凉、清淡，对辛辣温燥，肥甘油腻及烟酒应严加节制。必要时改为流质饮食或使用吸管。鼓励患者多进食，可采取少量多餐的方式补充足够营养。

（二）住院过程中

1. 护理评估

患者出现时有头昏，住院第 9 天行颅脑增强 MRI，示垂体体积增大，由于对疾病相关知识的缺乏及合并有垂体腺瘤，故患者产生了焦虑、恐惧等负性心理情绪。

2. 护理思维与实施方案

（1）头晕。

1）护理目标：保证患者安全，促进活动耐力恢复，预防跌倒的发生。

2）护理措施。①患者头昏主要与枕大池区域蛛网膜囊肿及左侧上颌窦黏膜肥厚，右侧下鼻甲肥大有关，遵医嘱请相应专科会诊，并按照会诊意见执行对症处理。②患者发热、口腔溃疡不能进食导致营养轻度不良也可以引起头晕，因此指导患者高热量、高维生素、高蛋白清淡饮食，防止营养不良引起或加重头晕。③做好安全防范，将床栏拉上，防止坠床，保持地面干燥，防止跌倒。起床时应缓慢，在床边先坐起停留片刻无不适后再缓慢站起。④指导患者头昏发作期要卧床休息，保持室内光线柔和，避免强光刺激，护士做各项操作时动作轻柔。⑤告知患者尽量减少单独外出的机会，必要时需要家属或医护人员陪伴。

（2）药物相关知识缺乏。

1）护理目标：让患者及家属了解所用药物的相关知识及注意事项，积极配合治疗。

2）护理措施。①沙利度胺：指导餐后服用，服用本品可能会引起外周神经病变，其早期有手足麻木、麻刺感或灼烧样痛感，出现上述情况应及时告知医师。②糖皮质激素：指导患者严格按照医嘱用药，不可随意停药或加减量，防止反跳发生。保持个人卫生，预防感染的发生。③白芍总苷：服用后可以导致腹泻，在服药过程中应观察大便，如腹泻症状较重，及时通知医生。④阿法骨化醇：一般无不良反应，但长期大剂量服用或患有肾损害的患者，可能出现恶心、头昏、皮疹、便秘、厌食、呕吐、腹痛等高血钙征象。⑤指导患者定期复查血常规、肝肾功能，防止不良反应的发生。

（3）负性心理。

1）护理目标：解除患者的焦虑、恐惧状态，树立战胜疾病的信心，增强治疗依从性。

2）护理措施。①对患者热情相待，建立良好的护患关系，增进情感上的交流，了解患者的病情、思想顾虑以及有无学习、生活、经济、情感上的压力与问题，分析如何找到解决这些问题的方法，并鼓励其尝试解决问题。②用通俗易懂的语言向患者介绍疾病的病因、临床表现、并发症、诊疗方法以及预后等相关知识，使患者正确面对自身的病情，消除对疾病的恐惧和忧虑，积极配合治疗和护理。③帮助患者学会自我调节，学会应对不良生活事件、干预负性情绪的技巧和方法，如制怒法、松弛疗法、放松训练等。鼓励患者以良好的情绪、健康的心态接受治疗。④使患者亲属对疾病与心理治疗的方法有所了解，协助参与认知、情绪、行为干预、治疗监控等过程，为患者康复营造良好的情感环境。⑤协助医生请相关科室医生会诊垂体腺瘤，帮助患者咨询其垂体腺瘤的治疗及保健方法。经会诊，医生建议其垂体腺瘤暂时不做处理，动态监测。

（三）出院前

1. 诊疗情况

患者精神、睡眠、食欲一般，大小便正常，未诉特殊不适。查体：生命体征正常，心、肺、腹未及明显阳性体征，四肢肌力肌张力正常，双下肢小腿伸侧可见散在色素沉着，无关节压痛。患者经过两周的治疗，病情基本稳定，要求出院。

2. 护理评估

出院前患者生命体征平稳，患者精神、睡眠、食欲一般，大小便正常，未诉特殊不适。查体：生命体征正常，心肺腹未及明显阳性体征，四肢肌力肌张力正常，双下肢小腿伸侧可见散在色素沉着，无关节压痛。

3. 护理思维与实施方案

做好出院前健康教育：促进患者进入缓解期并维持。

（1）护理目标：使患者及家属掌握出院后的健康相关知识，促进疾病缓解，避免疾病复发。

（2）护理措施。

1）告知患者及家属引起白塞病复发的相关因素，如饮食、感染、精神心理因素以及维持治疗等，让患者及家属熟知，并能自觉避免不良因素对疾病的影响。

2）指导患者及家属做好饮食健康管理：白塞病患者日常饮食宜清淡，对辛辣温燥、肥甘油腻及烟酒应严加节制。多吃猪肉、鸡肉、鸡蛋、豆制品、绿叶蔬菜、豆浆、萝卜、莲藕、苹果、西瓜、冬瓜、西红柿、红豆粥等。在溃疡发作期可少食多餐，进半流质，千万不能因为怕痛而少吃甚至不吃。

3）告知其要长期检查治疗，不得自行停药，加减药物剂量。

4）加强个人卫生，指导患者饭后漱口，保持外阴清洁，避免长时间看电视及电脑，以免导致眼部溃疡。

5）指导患者定期来院复查血常规、肝功能、电解质等。

二、护理评价

患者因白塞病入院，住院期间病情逐步缓解，没有发生严重并发症；出院时，已掌握了出院后的各项注意事项。从入院到病情缓解出院，护理上实施了一系列个性化的护理措施。入院时明确了病情观察的重点，从而及时为患者解决口腔、会阴部溃疡以及溃疡处疼痛，为其提供生活上的照顾；住院期间，为患者实施各种基础护理，使其克服了生理上的不适，特别是经常与患者沟通，讲解疾病相关知识，增强了患者战胜疾病的信心，病情逐渐好转，进入了缓解期；在缓解期，护理重点是巩固前期的成果，不让病情反复，并且做好出院前的各项健康教育，保证患者在院外也能正确地进自我护理，避免疾病复发。

三、安全提示

1. 白塞病治疗的预后

白塞病是一种慢性病，无法根治，在任何年龄均可患病，但发病高峰年龄为 16～40 岁。几乎所有患者均有复发性溃疡，并且多数患者为首发症状，常常会让患者认为是缺乏维生素或上火，易被忽视。本病常可累及多器官受累，如眼、皮肤、关节等，约有 25% 的患者可因眼部受累最终导致失明，其中男性眼部受累较女性多且严重。

2. 预防复发

本病目前尚无有效的根治办法，多种药物有疗效，但停药后易复发，患者应从多方面控制现有症状，防止重要脏器损害，减缓疾病进展，如饮食方面应注意饮食卫生，建立良好的饮食习惯。要尽量少吃刺激性调味品，少吃油煎及太过粗糙坚硬的食物。营养、均衡饮食，多吃新鲜熟菜、瓜果，补充各种营养物质。每次进食后，要养成立即漱口的良好习惯，可用温盐水、漱口液，防止因食物残渣加重继发感染。应遵医嘱坚持用药，适时复查，一般每月复查血常规，每 3 个月查肝功能。当出现发热、头痛、乏力等症状时应及时就医，不可与感冒等疾病相混淆。

四、经验分享

1. 口腔、会阴部溃疡的护理

（1）口腔护理。

1）口腔护理的目的是保持口腔清洁、湿润，使病员舒适，预防口腔感染等并发症；防止口臭、口垢，促进食欲，保持口腔正常功能；观察口腔黏膜和舌苔的变化及特殊的口腔气味，提供病情的动态信息。由于白塞病患者大多有口腔溃疡且服用了环磷酰胺，在为患者进行口腔护理时，应注意观察患者口腔内的黏膜情况，为患者的病情提供病情变化的动态信息，同时要保持口腔清洁，促进患者食欲，防止由于口腔溃疡引起营养不良。

2）进行口腔护理时，应按照口腔情况选择合适的漱口液。生理盐水：清洁口腔，预防感染；1% ~3%过氧化氢溶液：防腐、防臭，适用于口腔感染有溃烂、坏死组织者；1% ~4%碳酸氢钠溶液：属碱性溶液，适用于真菌感染；0.02%洗必泰溶液：清洁口腔，广谱抗菌；0.02%呋喃西林溶液：清洁口腔，广谱抗菌；0.1%醋酸溶液：适用于绿脓杆菌感染；2% ~30%硼酸溶液：酸性防腐溶液，有抑制细菌的作用；0.08%甲硝唑溶液：适用于厌氧菌感染。由于该患者有口腔溃疡，可为患者选用1% ~3%过氧化氢溶液；若口腔溃疡愈合，为了防止环磷酰胺应用后发生口腔感染，可以选用0.02%氯己定溶液或0.02%呋喃西林溶液进行广谱抗菌。

3）口腔溃疡时应观察溃疡面的大小、颜色、有无渗出；该患者每次口腔护理用生理盐水清洗后，溃疡面部涂5%碘甘油，每8小时1次；饭后用生理盐水加庆大霉素漱口。经过精心的护理，该患者口腔溃疡恢复较快。碘甘油的成分为碘、碘化物、甘油。它具有消炎止痛、促进愈合的作用。碘是一种用途广泛的广谱消毒剂，对细菌菌体及芽孢、结核分枝杆菌、真菌和病毒等都有快速杀灭的作用，且碘有很强的渗透性，能沉淀蛋白质，使微生物死亡。碘化钾为助溶剂，以保证碘的全溶，如有固体碘的存在，则对黏膜的腐蚀很大。甘油有滋润作用，可以减少碘对黏膜的刺激性。

（2）会阴护理：观察溃疡面的大小、颜色、有无渗出；用生理盐水清洗待干后溃疡面涂康惠尔溃疡粉每8小时一次，并保持局部清洁、干燥，穿宽松纯棉内衣。

2. 负性心理干预

白塞病为慢性疑难症，易反复，需要长期吃药，容易导致患者出现抑郁、悲观失望、焦虑、心神不安等不良心理问题。因此应加强患者的心理护理，有利于患者病情的缓解。在护理过程中，护士应加强与患者间的情感交流，取得患者的信任，用良好的情绪去感化患者，使患者处于一种松弛状态；让患者注意观察、总结引起本人病情加重的精神、心理方面的因素，从而注意避免其再受影响；帮助患者学会自我调节，学会应对不良生活事件，加强个性和情感修养，遇事冷静，控制情绪，避免发生冲突。可采用以下几种方法：①回避法：在日常生活中遇到看不惯的事，尽量避开。②转移法：遇到不顺心的事，设法转移情绪，如哼小曲、参加娱乐活动等。③释放法：即把内心的不快向人倾吐。

3. 白塞病鉴别

在临床中，本病应与单纯性复发性口腔溃疡、强直性脊柱炎、系统性红斑狼疮、结核性关节炎等相鉴别。

（1）单纯性复发性口腔溃疡：是一种最常见的具有反复发作特征的口腔黏膜溃疡性损

害。多发生于青壮年。唇、颊、舌尖、舌边缘等处黏膜好发。最初，口腔黏膜充血（发红）、水肿（略隆起），出现小米粒大小的红点，很快破溃成圆形或椭圆形溃疡，中央略凹下，表面有灰黄色的苔，周围有狭窄红晕。有自发性剧烈烧灼痛，遇刺激疼痛加剧，影响病人说话与进食。一般无明显全身症状。而白塞病是一种全身性疾病，不仅有口腔溃疡，而且有眼部病变，会阴溃疡和针刺反应等。

（2）强直性脊柱炎：基本病变是附着点炎。常常 HLA-B27 阳性，严重或晚期者出现脊柱强直，脊椎关节呈竹节样改变，可与白塞病区别。

（3）系统性红斑狼疮：可有眼部病变，口腔溃疡及神经、心血管系统病变，但其病情进行性加重，并不呈周期发作性，而且存在狼疮细胞、抗核抗体阳性，这些异常发现不只见于白塞病。

（4）结核性关节炎：有时伴有结节性红斑，但无眼部损害及阴部溃疡，一般也无心血管及神经系统损害，抗结核治疗有效。虽然结核菌感染可引起白塞病，对抗痨治疗有效，但结核分枝杆菌引起的白塞病不仅有结节性红斑和关节炎，还有血管系统、神经系统及黏膜改变，二者鉴别并不困难。

（5）多发性大动脉炎：当白塞病以血管病变为主要临床表现时，应与多发性大动脉炎相区别。后者主要表现为上肢或下肢无脉症，无口腔、阴部溃疡，组织病理改变为巨细胞动脉炎，无静脉改变，针刺反应阴性，很少有皮损。

（6）韦格内肉芽肿：虽有眼部病变及多系统损伤，但其病情进行性恶化，肺部 X 线检查可见有变化多端的浸润影，有时可有空洞形成，组织病理特征为肉芽肿性血管炎，而且肾功能损害严重，无阴部溃疡，针刺试验阴性，很易与白塞病相鉴别。

4. 白塞病的护理要点

（1）心理护理：本病为慢性疑难病，病程长，易反复发作，导致患者心情烦躁、情绪低落，甚至失去信心。护士应多关心体贴患者，帮助患者认识疾病，消除顾虑，树立信心，积极配合治疗。由于白塞病皮肤损害部位的特殊性，大部分患者出现外阴溃疡，惧怕性生活，有的伴侣误认为是性病，造成夫妻关系不和而整日焦虑不安，所以取得伴侣的支持非常重要。故应将病情清楚地告诉患者和家属，使他们走出心理障碍的误区。

（2）口腔溃疡的护理：口腔溃疡为本病常见的首发症状，有 85% 的患者以口腔反复发作性溃疡首发。溃疡好发于舌黏膜、颊黏膜、舌系带，少数见咽后壁。溃疡一般为圆形或卵圆形，边缘清，底部有白色或黄色伪膜，愈合后不留瘢痕。可予每天口腔护理 2 次，口腔护理前可用生理盐水 500 mL + 利多卡因 2 支的混合液含漱后再做，以减轻疼痛。餐后用生理盐水漱口，破溃处涂以口腔溃疡涂剂、锡类散以利于愈合。也可用 1 ∶ 5 000 的呋喃西林漱口，预防感染。

（3）会阴部溃疡的护理：本病生殖器溃疡主要见于阴囊、阴茎、包皮、龟头、肛周；女性好发于两侧大小阴唇、肛周，主要表现为大小阴唇、阴蒂肿胀，并出现多个大小不等的、边界清的溃疡，表面覆盖灰白色坏死组织或黄白色脓性分泌物，在外阴清洗时不易擦去，影响行走。此类患者应用温开水淋洗患处，保持局部的清洁，会阴部溃疡用 1 ∶ 5 000 的高锰酸钾冲洗，用 0. 1% 的苯扎溴铵冷湿敷。

（4）眼部的护理：大多数患者可出现眼部病变，其中 95% 为双侧，但不一定同时发生，最常见的眼部病变为虹膜睫状体炎。在滴药前先用消毒棉签清除分泌物，再用生理盐水清洗后用眼药水滴眼，每天1次，睡前涂眼膏，必要时用1%的阿托品散瞳，以防虹膜发生粘连而影响视力。操作时应保持双手清洁，冲洗时动作要轻，以防损伤角膜，并避免强光刺激，不宜久看电视、长时间用计算机，外出戴护镜，以防光和风沙刺激。

（5）皮肤的护理：皮肤损害可表现为结节性红斑、丘疹、毛囊炎，应每天用温水清洁皮肤，避免用肥皂等刺激性的洗涤用品，有皮疹时避免用手挤压，可用0.5%的碘伏涂擦。为减少穿刺的次数，可用静脉留置针，加强针眼处的消毒。

（6）加强病情观察，做好对症护理：由于白塞病可累及全身多系统，故常出现多种临床表现。累及神经系统的发病率可达10%～25%，以30岁的青壮年多见，常急性起病，临床表现为头痛、恶心、呕吐、瘫痪，也可出现共济失调、假性延髓性麻痹、精神症状和意识障碍。本病还可引起心脏损害，其中最常见的为二尖瓣脱垂。也可引起心包积液、心内膜炎、心室内动脉瘤。肺部累及较少，为4.1%，可表现为咯血、呼吸困难，咳嗽、胸痛、肺间质纤维化，甚至呼吸衰竭，严重可引起血管栓塞。

（夏　璐）

第二节　肉芽肿性多血管炎

一、概述

韦格纳肉芽肿（WG）作为一种多系统受累的自身免疫性血管炎，因在1936年被一位病理学家Friedrich Wegener详细描述而得名。2012年Chapel Hill会议（CHCC）新的血管炎分类标准中，韦格纳肉芽肿更名为肉芽肿性多血管炎（GPA）。

GPA主要累及上下呼吸道和肾脏，为肉芽肿性坏死性血管炎，有报道显示在美国GPA的发病率大概为百万分之三，多为白种人，欧洲人群中发病率略高。

GPA在男女中均可发病，并可以出现在任何年龄段（9～78岁，平均发病年龄41岁）。

二、病因

本病的病因尚不明，有研究认为感染、抗中性粒细胞胞质抗体与GPA可能相关，而特异性的遗传标志现在并没有被发现。

三、病理

GPA的典型病理改变包括坏死、肉芽肿形成以及血管炎改变。其中肾脏病理活检可见纤维素样坏死和增生，可以表现为局灶性节段性肾小球肾炎。

四、诊断要点

1. 临床表现

（1）上呼吸道：GPA最常受累的部位，可以出现中耳炎及鼻窦炎，严重者可以导致听力丧失、眩晕、鼻部溃疡甚至鼻中隔穿孔。

（2）肺部：约有45%的患者合并肺部病变，具体表现包括咳嗽、咯血、胸膜炎，胸部CT上可显示多发的双侧结节，并可伴有空洞形成。

（3）肾脏：绝大多数病例可出现肾脏受累，血尿、蛋白尿等尿检异常到肾功能不全甚至尿毒症，最终可能需要血液透析或者肾移植治疗。

（4）其他部位：①眼部：角膜炎、结膜炎、巩膜炎、葡萄膜炎、视网膜血管阻塞和视神经炎。②皮肤：溃疡、紫癜、皮下结节、丘疹以及小水疱。③肌肉骨骼：关节及肌肉疼痛，少部分患者可出现关节炎和滑膜炎。④神经系统：22% ~50% 的 GPA 患者可以出现包括周围神经病变、颅神经病变、脑血管意外、弥漫性脑膜以及脑室周围白质病变等表现。⑤心血管系统：在心脏方面，心包炎较为常见，其他还可以出现心肌梗死、心肌炎、心内膜炎、瓣膜病、心律失常等；在血管方面，有研究显示，GPA 患者常常合并静脉血栓，主要包括深静脉血栓和肺栓塞。

2. 辅助检查

①一般指标：活跃的 GPA 患者可以出现血沉升高、血小板增多、贫血。②特异性指标：PR3-ANCA 在 GPA 患者中的特异性高达 98%，但也有少部分患者可以出现 p-ANCA 阳性。p-ANCA 的滴度与 GPA 患者的活动度有一定的相关性，且对于预测疾病的复发具有重要的意义。

3. 诊断标准

1990 年 ACR 关于 GPA 的分类标准包括：①鼻部及口腔的炎症。②呼吸系统影像学异常包括呼吸道组织的破坏（如结节、浸润以及空洞）。③尿沉渣检查提示镜下血尿或者红细胞管型。④病理活检提示肉芽肿性炎症。这 4 条分类标准中符合其中两条即可考虑 GPA，其敏感性 88.2%，特异性 92.0%。基于此 ACR 分类标准联合血清 ANCA 水平是诊断 GPA 的根本。

五、治疗

1. 糖皮质激素

根据病情分为口服和静脉两种方式。①泼尼松：起始剂量 1 mg/kg，根据病情可逐渐减量。②危重症患者（如弥漫性肺出血、急进性肾小球肾炎），可给予大剂量的甲强龙静脉冲击治疗（500 ~ 1 000 mg/d），一般持续 3 天。

2. 免疫抑制剂

一般首选环磷酰胺，口服或者静脉冲击治疗；其他还包括硫唑嘌呤、氨甲蝶呤、霉酚酸酯、来氟米特、环孢素 A 等药物均可选择。

3. 生物制剂

目前有研究表明抗 CD20 单抗（利妥昔单抗）可选择性的清除 B 细胞，对难治性 GPA 可能有效，但仍然缺乏大规模的随机对照实验的验证。

4. 其他治疗

对于重症患者，静脉用丙种球蛋白及血浆置换都是很好的治疗手段。另外有研究指出，针对上呼吸道受累为主的 GPA 患者，使用复方磺胺甲噁唑可以减少复发的概率。

六、主要护理问题

1. 潜在并发症

多系统损害。

2. 自我形象紊乱

与疾病导致溃疡、穿孔及药物治疗所致形体改变有关。

3. 知识缺乏

缺乏疾病相关知识。

4. 焦虑/恐惧

与病程迁延，久治不愈有关。

七、护理目标

（1）帮助患者树立信心，保持良好心态，培训患者使其掌握正确的服药时间及方式，搭建医患沟通的桥梁。

（2）建立 GPA 患者的分级护理体系，针对不同脏器受累的患者制订相应的护理方案。

（3）减少患者感染概率，提高患者住院质量，加强对疾病潜在风险的关注。

八、护理措施

（一）一般护理

1. 心理护理

由于 GPA 是一种多系统器官受累的疾病，病情危重，通常进展很快，且易复发，治疗时间长，患者出现紧张焦虑的情绪的概率高。同时该疾病的治疗主要依靠激素和免疫抑制剂，药物可能出现过敏、胃肠道不适、体重增加、血压血糖波动、骨髓抑制、肝肾功损害、心脏毒性等不良反应，患者的心理压力可能进一步增加。在护理上，要主动与患者及家属沟通，采用照片、宣传单等方式进行疾病的宣讲，向其提供与疾病相关的资料，详细介绍病情、讲解治疗和护理方案。多与患者及家属交流，及时发现不良情绪，帮助患者树立战胜疾病的信心，做好持久对抗疾病的心理准备，掌握药物服用的正确方式以及应对副作用的措施。

2. 饮食护理

低盐、低脂、优质蛋白、易消化饮食，同时适量补充维生素，避免进食生、冷、粗糙的食物，以免伤害胃肠黏膜。伴有肾功能不全时，应限制蛋白质的摄入量0.6～0.8 g/（kg·d），限制钾、磷；伴有高血压、心功能不全、尿少时，应限制钠（<2 g/d）和水的摄入，以免加重患者循环负荷。

3. 环境护理

对于呼吸系统受累的患者，注意维持口腔卫生，勤漱口，保持居住环境干燥通风，避免湿冷；对于心脏及神经系统受累的患者，注意维护周围环境安静，避免嘈杂喧闹。

（二）专科护理

1. 护理措施（表 9-1）

表 9-1　肉芽肿性多血管炎脏器受累护理

受累脏器	护理措施
上呼吸道	口腔病变患者需保持口腔清洁、干燥，定时漱口，鼻部病变的患者可使用清鱼肝油滴鼻软化血痂，使鼻腔保持清洁通畅；嘱患者不要用手挖鼻腔内血痂，不用力擤鼻涕，如鼻出血严重，可使用0.1%肾上腺素棉球填塞，局部冰敷

续表

受累脏器	护理措施
肺部	如有咳嗽咳痰的症状，指导患者拍背促进排痰，观察患者有无咯血或者痰中带血，注意其是否合并呼吸困难，必要时给予吸氧
肾脏	指导患者肾病饮食，记录24小时尿量，定时监测血压、心率
心血管	帮助患者保持良好的情绪，不易急躁，监测血压，避免剧烈活动
神经系统	中枢神经受累患者注意卧床休息，避免劳累跌倒，密切观察其病理征变化，外周神经受累患者注意保持皮肤清洁，避免外伤

2. 用药护理

考虑到患者服用药物的不良反应，需要定期监测患者的血糖、血压，定期复查血常规、肝肾功能、电解质等辅助检查，并向患者讲解药物的作用及副作用，反复教育患者遵医嘱用药，切忌自行加、减药量或停药。

（三）健康宣教

患者出院时要做好宣教工作，指导患者在院外要严格按医嘱正确用药，定期复查，遵医嘱调整激素用量，切忌随意停药或减量；生活规律，加强营养，合理饮食，注意劳逸结合，戒烟酒，避免到公共场所，防止受凉劳累；如病情变化及时就诊。

（崔婧瑶）

第三节　原发性干燥综合征

一、概述

干燥综合征（SS）是一种侵犯外分泌腺体，尤以唾液腺和泪腺为主的慢性自身免疫病。本病可单独存在，称为原发性干燥综合征（pSS），也可与已确定的自身免疫疾病，如类风湿关节炎、系统性硬化症、系统性红斑狼疮、皮肌炎等并存，称为继发性干燥综合征。

原发性干燥综合征属全球性疾病，在我国人群的患病率为0.29%～0.77%，本病女性多见，发病年龄多在30～40岁，也见于儿童。

二、病因

病因可能与以下因素有关：遗传因素、感染因素和性激素等。

三、病理

本病有两类主要的病理改变：①受累腺体间淋巴细胞的进行性浸润，腺体上皮细胞先增生，随后萎缩，被增生的纤维组织取代。②外分泌腺以外的病变，以血管炎为主。长期的血管炎可导致闭塞性动脉内膜炎。

四、诊断要点

1. 临床表现

（1）眼部症状：由于泪腺分泌功能下降，患者自觉眼部干涩、“沙粒感、烧灼感、幕状感”，眼睑沉重，视物模糊、畏光、泪液少，少数泪腺肿大，易并发感染，可有轻度结膜炎，严重者欲哭无泪。

（2）口腔症状：患者述口干，严重者有吞咽困难、不能进食，需用水、汤送下。唇和口角干燥皲裂，有口臭。

猖獗齿：牙齿发黑，呈粉末状或小块破碎，无法修补，最终只留下残根称猖獗齿（图9-1）。

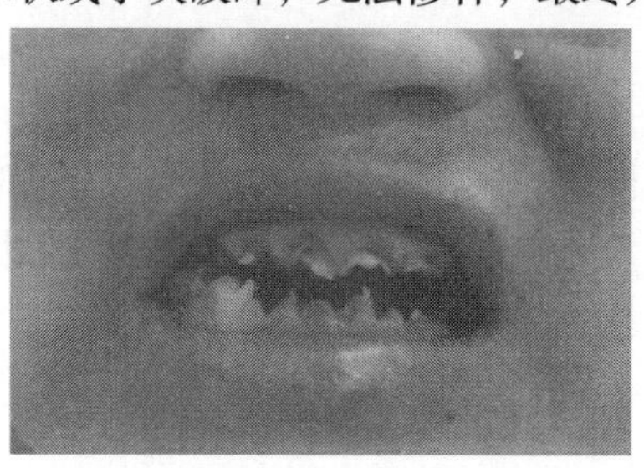

图9-1　干燥综合征猖獗齿

舌：舌面干，舌质红，舌背丝状乳头萎缩，患者诉疼痛。味蕾数目减少，进食无味。

唾液腺炎：腮腺、颌下腺反复肿大，伴疼痛、发热。

（3）皮肤：干燥如鱼鳞。

（4）关节疼痛：70%～80%患者有关节疼痛。

2. 辅助检查

①眼部检查：Schirmer（滤纸）试验、角膜染色、泪膜破碎时间。②口腔检查：唾液流率、腮腺造影、唾液腺核素检查、唇腺活检组织学检查。③血清免疫学检查：抗SSA抗体、抗SSB抗体、免疫球蛋白。④尿pH检查。⑤其他：肺影像学、肝肾功能测定。

3. 诊断标准

2002年干燥综合征国际分类（诊断）标准见表9-2。

表9-2　干燥综合征分类标准的项目

项目
Ⅰ. 口腔症状3项中有1项或1项以上
1. 每日感口干持续3个月以上
2. 成年后腮腺反复或持续肿大
3. 吞咽干性食物时需用水帮助
Ⅱ. 眼部症状：3项中有1项或1项以上
1. 每日感到不能忍受的眼干持续3个月以上
2. 有反复的沙子进眼或砂磨感觉
3. 每日需用人工泪液3次或3次以上

续表

Ⅲ. 眼部体征：下述检查任1项或1项以上阳性
1. Schirmer Ⅰ试验（+）（≤5 mm/5 min）
2. 角膜染色（+）（34 van Bijsterveld 计分法）
Ⅳ. 组织学检查：下唇腺病理示淋巴细胞灶（指4 mm^2 组织内至少有50个淋巴细胞聚集于唇腺间质者为一灶）
Ⅴ. 唾液腺受损：下述检查任1项或1项以上阳性
1. 唾液流率（+）（1.5 mL/15 min）
2. 腮腺造影（+）
3. 唾液腺同位素检查（+）
Ⅵ. 自身抗体：抗SSA或抗SSB（+）（双扩散法）

注：原发性干燥综合征指无任何潜在疾病的情况下，有下述2条则可诊断：①符合表9-6中4条或4条以上，但必须含有条目Ⅳ（组织学检查）和（或）条目Ⅵ（自身抗体）；②条目Ⅲ、Ⅳ、Ⅴ、Ⅵ的4条中任3条阳性。

五、治疗

本病目前尚无根治方法。主要是采取措施改善症状，控制和延缓因免疫反应而引起的组织器官损害的进展以及继发性感染。

六、主要护理问题

1. 舒适的改变

口干、眼干，与慢性炎性自身免疫疾病累及唾液腺、泪腺有关。

2. 皮肤完整性受损

与疾病累及皮肤有关。

3. 疼痛

与关节炎性病变有关。

4. 知识缺乏

缺乏疾病治疗、用药和自我护理知识。

5. 焦虑

与疾病久治不愈有关。

七、护理目标

（1）口眼干燥得到改善。

（2）破损皮肤不发生继发感染，不出现新的皮肤损伤，患者及家属学会皮肤护理。

（3）主诉疼痛消除或者减轻，能运用有效方法消除或减轻疼痛。

八、护理措施

（一）一般护理

1. 心理护理

本病常因病变累及多系统而影响患者的生活、学习、社交、经济等，患者易出现负性心理反应，通过向患者交谈，介绍本病相关知识，讲解良好的情绪有利于病情的好转，列举成功的经验，使患者情绪稳定，积极配合治疗及护理。

2. 休息与环境

卧床休息，待病情好转后逐渐增加活动量，保持病室适宜的温度及湿度，温度保持在18～21℃，湿度保持在50%～70%，可以缓解呼吸道黏膜干燥所致干咳等症状，并可预防感染。角膜炎者出门宜戴有色眼镜，居室环境光线宜暗。

3. 饮食

饮食不仅使患者获得必需营养物质，在治疗过程中也起到一定的辅助作用，由于发热及口腔黏膜干燥引起的食欲减退，应忌食辛辣、过热、过冷、油炸食物，以及姜、葱、蒜、辣椒、胡椒、花椒、茴香等刺激性食物，以防助燥伤津，加重病情，忌烟酒，宜进食富有营养的清淡软食，补充体内必需的B族维生素，如多吃一些胡萝卜，避免口唇干裂。

4. 发热的护理

多饮水及果汁，室内定时通风，监测生命体征，遵医嘱给予药物降温，观察用药后的效果及不良反应。

（二）专科护理

1. 常见症状、体征的护理

干燥综合征的症状护理见表9-3。

表9-3　干燥综合征的症状护理

口、眼干燥护理	由于患者唾液腺、泪腺分泌减少，抗菌能力下降，导致口腔和眼的炎症，要注意眼部清洁，嘱患者勿用手揉眼睛：每日用温、软毛巾湿敷眼部，眼部干燥可用人工泪液或0.11%甲基纤维素滴眼，睡前涂眼药膏，避免强光刺激；夏季外出戴墨镜，多风天气外出时戴防风眼镜；避免长时间看书和看电视 做好口腔护理，注意保持口腔清洁，三餐后刷牙、漱口，减少龋齿和口腔继发感染，发生口腔溃疡时，可用生理盐水棉球擦洗局部，多饮水及生津饮料，咀嚼无糖口香糖，可食促进唾液分泌的食物，如话梅、山楂等酸性食物，同时禁烟、酒 室内湿度勿过高，室温宜维持在18～20℃、湿度维持在50%～70%为宜，以免加重干燥
猖獗齿护理	指导患者保持口腔清洁，避免坚硬食物，定期做牙科检查，防止或延缓龋齿的发生，使用防龋牙膏，有条件的患者行龋齿修补
雷诺现象护理	给予保暖，外出时戴手套，避免寒冷、情绪激动，忌饮咖啡、浓茶等，以免引起血管收缩
关节、肌肉痛护理	急性期应卧床休息，缓解期根据病情给予理疗、热敷、按摩等以减轻疼痛；教患者使用放松技巧，转移注意力，避免诱发因素
贫血、血小板减少护理	应密切观察贫血、血小板减少的相关症状，并嘱咐患者起床或下蹲后缓慢站起以防跌倒，用软毛牙刷刷牙，不用牙签剔牙，以防牙龈出血
低钾性软瘫护理	给予静脉或口服补钾，观察血钾变化，使患者血钾维持在正常水平；如患者出现四肢无力，可行肢体的被动及主动运动，以避免肢体废用和萎缩
皮肤、阴道护理	皮肤干燥是由于皮脂腺分泌减少，散热机制受影响所致，告知患者不能在炎热的地方停留，保持皮肤的清洁，洗浴时温度不宜过高，用中性沐浴液，皮肤干燥可使用皮肤保湿膏，女性患者多有阴道干燥，可使用润滑剂，对绝经妇女可遵医嘱阴道局部应用雌激素

2. 用药的护理

（1）应告知患者坚持正规用药的重要性。指导患者遵医嘱按时、足量服药，在用药过程中不要轻易换药、轻易停用。

（2）讲解用药方法及注意事项，提高患者依从性。

（3）观察药物疗效及不良反应。

3. 唇腺活检的护理

唇腺活检术就是从唇腺取出小腺体进行病理检查的过程。

（1）术前护理：充分沟通、评估患者身体和口腔状况，积极处理口腔感染及龋齿；术前检查出凝血时间及血小板计数；向患者介绍手术目的及其必要性，手术过程及体位、配合；加强心理护理，缓解其焦虑情绪。

（2）术中护理：协助患者取仰卧位或坐于口腔检查椅上，稳定患者情绪，观察患者面色、呼吸、脉搏及术中有无出血。

（3）术后护理：术后评估患者创面疼痛程度，有无出血及张口困难等，重视患者的主诉，如有异常情况通知医生及时处理；可予以局部冷敷缓解疼痛；必要时予以镇痛药口服；一般无需抗生素治疗。

（4）健康教育：患者术后口腔创面会有不同程度的疼痛、肿胀、渗血，影响休息及进食。术后 24 小时给予冰袋局部冷敷，不能耐受者可给予冰生理盐水含漱，必要时给予利多卡因稀释液含漱。术后 24 小时进食凉的流质或半流质饮食。症状缓解后，根据病情选择饮食。宜选择柔软、清淡、易消化营养丰富食物，少食多餐，避免辛辣刺激性食物，如酒、茶、咖啡、各类油炸食物等；可适量吃些水果，如西瓜、甜橙、鲜梨等；严禁吸烟；进食时食物刺激引起疼痛加剧者可尝试改用吸管进食。加强口腔护理，餐后将食物残渣清除；三餐前后及睡前保持口腔清洁，常规用口灵含漱液漱口。避免使用抑制唾液腺分泌的抗胆碱能作用的药物，如阿托品、山莨菪碱等。室内温湿度适宜，定期开窗通风，注意空气消毒，以减轻呼吸道、口腔黏膜干燥。

（三）健康宣教（表 9-4）

表 9-4　干燥综合征患者的出院宣教

饮食	合理饮食，饮食宜清淡、营养要丰富、易消化，忌食生、冷及辛辣刺激食物
日常生活	角膜炎者出门宜戴有色眼镜，居室环境光线宜暗；注意保暖，防止受凉感冒
	保持口、眼湿润，清洁；防止皮肤干燥，用温水湿敷、涂润肤膏；阴道干燥影响性生活可涂润滑剂
药物	遵医嘱坚持正确服药，勿随意减用或停用激素，了解药物副作用，如有异常及时停用并就医，应用免疫抑制剂宜多饮水
自我监测	学会自我病情监测，病情变化时，及时就医，以避免重要脏器受损
复查	门诊随访，定期复查肝、肾功、血象等

（赵　钰）

第十章

妇产科疾病护理

第一节　子宫颈癌

子宫颈癌是妇女最常见的恶性肿瘤之一，位居三大妇科恶性肿瘤之首，患者以40～49岁多见。本病的发病率有明显地理差异，我国宫颈癌的地理分布特点是高发区连接成片，从内蒙古、山西、陕西经湖北、湖南到江南，形成一个高发地带，山区发病率高于平原。近40年来国内外都已普遍应用阴道脱落细胞防癌涂片检查，宫颈癌的发病率、死亡率已明显下降。

一、护理评估

（一）健康史

妇女都有发生宫颈癌的危险，在询问时应注意婚育史、性生活史，特别是与高危男子性接触史。

（二）临床表现

I_A期的宫颈癌一般无自觉症状，I_B期和以后各期的癌其主要症状有阴道出血、排液和疼痛。

1. 阴道出血

当癌肿侵及间质内血管时开始出现流血。最早表现为性交后或双合诊后有少量出血，称为接触性出血。以后则可能有经间期或绝经后少量断续不规则出血，晚期流血增多，甚至因较大血管被侵蚀而引起致命的大出血。一般外生型癌出血较早，血量也多，内生型癌出血较晚。

2. 阴道排液

一般多发生在阴道出血之后，最初量不多，无臭。随着癌组织溃破，可产生浆液性分泌物，晚期癌组织坏死，感染则出现大量脓性或米汤样恶臭白带。

3. 疼痛

为晚期癌症状，当宫颈旁组织明显浸润，并已累及盆壁、闭孔神经、腰骶神经等，可以出现严重的腰骶部或坐骨神经痛。盆腔病变严重时，可以导致下肢静脉回流受阻引起下肢肿胀和疼痛。

（三）辅助检查

一般来讲，子宫颈癌的诊断主要依靠临床资料，但是，最终的定性诊断仍然以病理诊断为准，它是确诊的重要方法。

1. 子宫颈刮片细胞学检查

是发现宫颈癌前期病变和早期宫颈癌的普查方法。必须在宫颈移行带处刮片检查。防癌涂片用巴氏染色，结果可以分为5级：Ⅰ级正常；Ⅱ级炎症引起；Ⅲ级可疑；Ⅳ级可疑阳性；Ⅴ级阳性。Ⅲ级、Ⅳ级、Ⅴ级涂片必须进一步检查明确诊断，Ⅱ级涂片需先按炎症处理后重复涂片进一步检查。

2. 碘试验

正常宫颈或阴道鳞状上皮含有丰富糖原，可被碘液染为棕色，而宫颈管柱状上皮、宫颈糜烂及异常鳞状上皮区（包括鳞状上皮化生、不典型增生、原位癌及浸润癌区）均无糖原存在，故不着色。临床上用阴道窥器暴露宫颈后，擦去其表面黏液，以碘液涂抹宫颈及穹隆部，称为碘试验。在碘试验不着色区进行宫颈活组织检查，既可提高宫颈癌前期病变和宫颈癌的诊断准确率，还可了解癌肿蔓延至穹隆部的范围。

3. 阴道镜检查

可协助诊断早期宫颈癌。凡宫颈刮片细胞学检查Ⅲ级或Ⅲ级以上者，应在阴道镜检查下，观察宫颈表面有无异型上皮或早期癌变，并选择病变部位进行活检，以便提高诊断的正确率。

4. 宫颈和宫颈管活体组织检查

是确诊宫颈癌前期病变和宫颈癌的最可靠和不可缺少的方法。一般应在宫颈鳞柱交界部的3点、6点、9点、12点处取四点活检或在碘试验不着色区、阴道镜指导下或肉眼观察到的可疑癌变部位，取多处组织，并进行切片检查。

5. 宫颈锥切术

当宫颈刮片细胞学多次检查为阳性，而宫颈活检为阴性或活检为原位癌，但不能完全排除浸润癌时，均应该做宫颈锥切术，并将切除之组织进行连续病理切片检查，以明确诊断和病变范围。

当宫颈癌诊断确立后，根据具体情况，可进行X线胸片、静脉肾盂造影、淋巴造影、膀胱镜、直肠镜检查等，以确定宫颈癌临床分期。

（四）心理—社会状况

早期宫颈癌患者在普查中发现宫颈刮片报告异常时，会感到震惊，常表现为发呆或出现一些令人费解的自发性行为，几乎所有患者都会产生恐惧感，害怕疼痛、被遗弃或死亡。确诊后，又要面临手术和放疗，患者可能沮丧、绝望、担心丈夫和孩子。

（五）治疗要点

凡经宫颈刮片发现≥Ⅲ级者，应重复刮片并行宫颈活检，根据其结果决定处理，宫颈上皮内瘤样病变，如确诊为CINⅠ级，可暂按炎症处理，每3～6月随访刮片，必要时再次活检，病变持续不变者可继续观察，确诊为CINⅡ级的患者，应选用激光、电熨、冷冻宫颈锥切术进行治疗，术后3～6个月随访。确诊为CINⅢ级患者一般主张行全子宫切除，但是如果患者有生育要求，应该先行宫颈锥切术，术后密切定期随访。这种治疗可以排除浸润癌的可能，待完成生育后，根据具体情况再定是否行子宫切除。

1. 镜下早期浸润癌

对于 I_{A1}期癌，多主张行扩大子宫全切术，即切除全子宫及 1 ~ 2 cm 阴道组织，对 I_{A2}期癌作扩大子宫全切或子宫次根治术。

2. 浸润癌

目前对于宫颈癌的治疗主要有手术治疗、放射治疗、手术及放疗综合治疗等。

（1）手术治疗：仅适用于 I_B 期和 II_A 期患者，对于这类患者采用子宫根治术（包括子宫、输卵管、阴道上段、主韧带、宫骶韧带、阴道旁组织）及盆腔淋巴结切除术，宫颈癌转移卵巢的机会较少，卵巢无病变的年轻患者可以保留双侧或单侧的卵巢。

（2）放射治疗：一般来讲，放射治疗是宫颈癌的首选治疗方法，适用于各期。放射治疗的方法主要有两种，即腔内治疗（后装治疗）和体外照射，目前对于宫颈癌的治疗主要采用内、外照射结合的方法，多数患者可以获得较好的疗效，但是对于非常晚期的患者，本疗法应属姑息治疗的范畴。

（3）手术及放疗综合治疗：适用于宫颈较大病灶。术前先行放疗，待癌灶缩小后再行手术，或术后证实淋巴结或宫旁组织有转移或切除残段有癌细胞残留，放疗作为手术后的补充治疗。

（4）放射治疗合并化疗：放疗合并化疗是目前世界范围内宫颈癌治疗的主要手段，与单纯放疗相比，生存率明显得到延长，可以使单纯放疗的死亡率减少将近一半。现在较流行的方法是在原有放疗的同时，给予顺铂和 5-FU 为主的化疗，经过大量研究，这种治疗方法是可以耐受的，预后良好。

（5）化疗：化疗在宫颈癌的治疗中，主要属于姑息治疗的范畴，但是，近年来的大量研究证实，化疗的作用不再是传统的姑息治疗，而逐渐成为宫颈癌治疗的主要手段之一。

二、常见的护理诊断/问题

1. 知识缺乏

缺乏疾病治疗的知识。

2. 焦虑

与恶性肿瘤的诊断有关。

3. 疼痛

与手术后组织损伤有关。

4. 排尿异常

与宫颈癌根治术后影响膀胱正常张力有关。

5. 潜在的性功能改变

与手术造成性器官缺失有关。

三、护理目标

（1）患者对现患疾病，拟行治疗理解。

（2）患者对诊断治疗的担忧减轻。

（3）患者能用语言表达疼痛的性质，促成因素并列举缓解疼痛的有效措施。

（4）患者恢复或接近健康时的排尿状态，能获得排尿后的轻松满足感。

（5）患者与丈夫对性生活满意。

四、护理措施

1. 心理护理

经常与患者沟通，通过交流了解不同患者所处不同时期的心理特点，与患者一起寻找引起不良心理反应的原因。告诉患者宫颈癌发生、发展的过程及预后，并强调早发现、早治疗的好处。

2. 鼓励患者摄入足够的营养

评估患者对摄入足够营养的认知水平、目前的营养状况及摄入营养物的习惯。协助患者及家属计划合理食谱，以满足患者需要，维持体重不继续下降。

3. 指导患者维持个人卫生

为患者提供安全、隐蔽的环境，协助患者勤擦身、更衣，保持床单位清洁，注意室内空气流通，促进舒适。指导患者勤换会阴垫，冲洗会阴 2 次/日，便后及时冲洗外阴并更换会阴垫。

4. 手术护理

同腹部手术前后护理，特殊护理如下。

（1）晚期患者由于癌组织坏死感染，可能出现大量米汤样或脓性恶臭白带，术前每日冲洗外阴 1 ~2 次，保持外阴清洁。

（2）晚期患者可出现下腹、腹股沟、大腿及骶部疼痛，当癌瘤侵及膀胱时可出现泌尿道症状，需对症处理。

（3）对菜花型宫颈癌，应注意预防发生阴道大出血，一旦出血应立即用纱条填塞。

（4）手术范围大、时间长、出血多，故术后 12 小时内每 0.5 ~1 小时测量血压、脉搏、呼吸 1 次，平稳后每 4 小时测量 1 次。

（5）手术创面大，广泛的宫旁组织盆腔淋巴结被切除，术后阴道放置引流管，注意观察引流液的性状及量，并保持会阴部清洁。

（6）术后留置尿管 7 ~10 日，加强尿管的护理，拔管前 3 日开始训练膀胱功能。

五、健康指导

大力宣传与宫颈癌发病的高危因素，常规进行宫颈刮片细胞学检查以早期筛查，积极治疗宫颈炎。治疗后认真随诊：手术后 1 个月首次复查，术后 2 年内每 3 个月复查 1 次，术后 3 ~5 年内每 6 个月 1 次，第 6 年开始每年 1 次，如出现症状应及时随访。根据患者恢复情况给予性生活指导。

六、护理评价

患者能陈述病情及所期待的治疗效果；对宫颈癌的诊断及治疗表示接受与配合；术后使用镇痛药少于 3 次；恢复或接近健康时的排尿状态；患者与丈夫性生活满意。

（刘　慧）

第二节　子宫肌瘤

子宫肌瘤是子宫平滑肌组织增生而形成的良性肿瘤，其中含有少量的纤维结缔组织，又称为纤维肌瘤、子宫纤维瘤。子宫肌瘤是人体最常见的肿瘤之一，也是女性生殖器最常见的良性肿瘤，多见于30～50岁妇女，20岁以下少见。据统计，至少20%育龄妇女患有子宫肌瘤，因肌瘤多无或很少有症状，临床报道发病率远低于肌瘤真实发病率。

一、护理评估

（一）健康史

多数患者无明显症状，仅在盆腔检查时偶被发现，应注意询问月经史、生育史，是否长期使用雌激素如避孕药，发病后月经变化及以后由于肌瘤压迫所伴随的其他症状。

（二）临床表现

1. 症状

与肌瘤的部位、生长速度及肌瘤有无变性等关系密切，而与肌瘤大小、数目多少关系不大，常见的主要症状有以下几种。

（1）经量增多及经期延长：多见于大的肌壁间肌瘤及黏膜下肌瘤，肌瘤使宫腔增大，子宫内膜面积增加并影响子宫收缩，此外肌瘤可使肿瘤附近的静脉受挤压，导致子宫内膜静脉丛充血及扩张，从而引起经量增多、经期延长。黏膜下肌瘤伴有坏死感染时，可有不规则阴道流血或血样脓性排液。长期经量增多可继发贫血，出现乏力、心悸等症状。

（2）下腹包块：肌瘤较小时在腹部摸不到包块，当肌瘤逐渐增大使子宫超过3个月妊娠大时可从腹部触及。巨大的黏膜下肌瘤可脱出阴道外，患者可因外阴脱出肿物就诊。

（3）白带增多：肌壁间肌瘤使宫腔面积增大，内膜腺体分泌增多，并伴有盆腔充血致使白带增多；子宫黏膜下肌瘤一旦感染，可有大量脓样白带。若有溃烂、坏死、出血时，可有血性和脓血性、有恶臭的阴道溢液。

（4）压迫症状：随着肌瘤的增大，以及生长的部位不同，可以引起相应的压迫症状。如生长于子宫前壁的肌瘤可压迫膀胱引起尿频、尿急；宫颈肌瘤可引起排尿困难、尿潴留；子宫后壁的肌瘤（峡部或后壁），由于压迫直肠，可引起下腹坠胀不适、便秘等症状；阔韧带肌瘤或宫颈巨型肌瘤向侧方发展，嵌入盆腔压迫输尿管使上泌尿路受阻，形成输尿管扩张甚至发生肾盂积水。

（5）其他：常见下腹坠胀、腰酸背痛，经期加重，可引起不孕或流产。肌瘤红色样变时有急性下腹痛，伴呕吐、发热及肿瘤压痛。浆膜下肌瘤蒂扭转时可出现急性腹痛，子宫黏膜下肌瘤由宫腔向外排出时也可引起腹痛。

2. 体征

与肌瘤大小、位置、数目及有无变性相关。肌瘤较大时，在腹部扪及质硬、不规则、结节状块物。妇科检查时，肌壁间肌瘤子宫呈不规则或均匀性增大，质硬；浆膜下肌瘤可扪及子宫表面有质硬的球状物与子宫有细蒂相连可活动。黏膜下肌瘤位于宫腔内者子宫常均匀增大，脱出于子宫颈外口者，阴道窥器检查可看到子宫颈口处有肿物、粉红色、表面光滑、宫颈四周边缘清楚。若伴有感染时可有坏死、出血及脓性分泌物。

（三）辅助检查

对于子宫肌瘤来讲，通过较准确的盆腔检查即可明确诊断。

1. B 超检查

B 超检查对于子宫肌瘤的诊断十分有效，在大多数情况下，通过本检查即可诊断，很多患者就是在体检时进行 B 超检查而得以诊断。

2. 子宫碘油造影

有黏膜下肌瘤时可自 X 线片上发现充盈缺损。

3. 宫腔镜检查

对于有些诊断较困难的病例，有时可以通过宫腔镜检查明确黏膜下肌瘤的诊断。

（四）心理—社会状况

当患者得知患子宫肌瘤时，首先担心是否为恶性肿瘤，随后对选择治疗方案显得无助。即将准备手术时，患者存在不同程度的焦虑和恐惧。

（五）治疗要点

对于子宫肌瘤的处理，应根据患者年龄、对生育的要求、症状及肌瘤大小、生长部位、数目等方面综合考虑。若患者年近绝经期，子宫小于 3 个月妊娠大小，无月经过多等症状，可暂保守治疗或观察，不予处理；若保守治疗无效或子宫肌瘤较大、症状明显，年纪较轻者可考虑手术治疗，手术方式根据有无生育要求选择。

1. 保守治疗

（1）定期复查：无症状肌瘤一般不需治疗，特别是近绝经期妇女。绝经后肌瘤多可萎缩或逐渐消失。每 3 ~6 个月检查一次，若发现肌瘤增大或症状明显时，再考虑进一步治疗。

（2）药物治疗：适用于症状轻、近绝经年龄或全身情况不宜手术者。可使用促性腺激素释放激素类似物（GnRH-a）、米非司酮。

2. 手术治疗

手术适应证：①月经过多致继发贫血，药物治疗无效。②严重腹痛、性交痛或慢性腹痛、有蒂肌瘤扭转引起的急性腹痛。③有膀胱、直肠压迫症状。④能确定肌瘤是不孕或反复流产的唯一原因。⑤肌瘤生长较快，怀疑有恶变。手术可经腹、经阴道或宫腔镜及腹腔镜下手术。手术方式有以下几种。

（1）肌瘤切除术：适用于保留生育功能的患者。可经腹或腹腔镜下切除。黏膜下肌瘤可经阴道或宫腔镜下切除。术后有 50% 复发机会，约 1/3 患者需再次手术。

（2）子宫切除术：不要求保留生育功能或疑有恶变者，可行子宫切除术。术前应行宫颈刮片细胞学检查，排除宫颈恶性病变。

（六）子宫肌瘤合并妊娠

子宫肌瘤合并妊娠的发病率占肌瘤患者的 0.5% ~1%，占妊娠的 0.3% ~0.5%。肌瘤合并妊娠的实际发病率远较上述数字高，因肌瘤小又无症状，在妊娠分娩过程中易被忽略。

肌瘤对妊娠及分娩的影响与肌瘤大小及生长部位有关。黏膜下肌瘤阻碍可影响受精卵着床，导致早期流产，较大肌壁间肌瘤可使宫腔变形或内膜供血不足导致流产。肌瘤可妨碍胎先露部下降，使妊娠后期及分娩时胎位异常，胎盘低置或前置、产道梗阻等。胎儿娩出后易因胎盘粘连、附着面大或排出困难及子宫收缩不良而致产后出血。妊娠期及产褥期肌瘤易发生红色样变，采用保守治疗通常能缓解。妊娠合并肌瘤者多能自然分娩，不需急于干预，但应预防产后出血。若肌瘤阻碍胎儿下降可作剖宫产。剖宫产时是否同时切除肌瘤或切除子宫，需根据肌瘤大小、部位和患者情况决定。

二、常见的护理诊断/问题

1. 焦虑

与未明确诊断，担心恶性肿瘤有关。

2. 知识缺乏

缺乏有关疾病和手术的相关知识。

3. 个人应对无效

与选择子宫肌瘤治疗方案的无助感有关。

4. 体液不足

与长期出血导致贫血有关。

三、护理目标

（1）患者能找出引起焦虑的因素并演示减轻焦虑的方法。

（2）患者自诉疾病的情况及术前术后注意事项。

（3）患者能列举可利用的资源及支持系统。

（4）患者贫血得到纠正。

四、护理措施

1. 术前心理支持

手术对所有的患者都是一种应激，患者存在恐惧焦虑心理，子宫切除术对妇女而言意味失去生育能力，但许多妇女错误地认为，子宫是产生性感和保持女性特征的重要器官，切除子宫会引起早衰，影响夫妻生活；另一些患者担心手术疼痛、术中出血，甚至担心手术会夺去生命。

对于接受子宫切除术的患者，护士有必要了解患者目前所承受的心理压力，向她们讲解生殖系统的解剖生理知识，可以采用集体讲课、分发宣传手册、个别指导等方式，使患者明确子宫切除，包括同时切除子宫颈或一侧附件，会引起停经，丧失生育能力，还可能产生一些生理或心理的变化，但不会影响性生活或改变妇女形态。另外，还需讲明手术不可能导致死亡，即使产生某些症状也是暂时的。家属的支持是十分必要的，因此，护士应与家属（尤其患者配偶）取得密切联系，共同帮助患者渡过心理关。

2. 提供信息，增强信心

详细评估患者所具备的子宫肌瘤相关知识及错误概念，通过连续性护理活动与患者建立良好的护患关系，讲解有关疾病知识，纠正错误认识。帮助患者分析住院期间及出院后可被利用的资源及支持系统，减轻无助感。

3. 鼓励患者参与决策过程

根据患者实际情况提供疾病的治疗信息，与护理对象讨论可利用的资源和支持系统。允许患者参与决定自己的护理和治疗方案，并帮助其接受目前的健康状况，充分利用既往解决困难的有效方法，由本人评价自己的行为，认识自己的能力。

4. 严密观察病情

（1）子宫肌瘤出血多、贫血患者应先住院或在门诊治疗后再准备手术，按医嘱给予止血药和子宫收缩剂，必要时输血、补液、抗感染治疗或准备刮宫术止血。维持正常血压并纠正贫血状态。

（2）肌瘤巨大出现压迫症状，如排尿排便困难时，应予导尿或用缓泻剂软化粪便，改善尿潴留、便秘症状。

（3）黏膜下肌瘤脱出阴道内者，应注意观察阴道流血的量、性质、颜色，应保持局部清洁，防止感染。

（4）浆膜下肌瘤应注意观察有无腹痛，警惕肌瘤蒂扭转。

（5）妊娠合并肌瘤者应定期接受产前检查，多数能自然分娩，不需干预，但应积极预防产后出血。若肌瘤阻碍胎儿下降或致产程延长发生难产时，应按医嘱做好剖宫产术前准备及术后护理。

5. 根据手术方式选择相应的护理

对于经阴道黏膜下肌瘤摘除术的患者，按照阴道手术前后护理，术后应注意观察有无阴道出血。对子宫全切或肌瘤切除的患者，按妇科腹部手术前后护理。

6. 提供随访及出院指导

（1）随访观察者应3～6个月定期复查，及时修改治疗方案。

（2）进行保守治疗时，应向接受患者讲明药物名称、用药目的、剂量、方法、可能出现的副反应及应对措施，选用雄激素治疗者，每月总剂量应控制在300 mg以内。

（3）对手术患者，应告知术后1个月返院检查，若出院后出现不适或异常症状，需及时随诊。

五、护理评价

患者自述焦虑减轻，自述疾病的情况及术前术后注意事项，能列举可利用的资源及支持系统，患者出院时面色红润，血红蛋白在正常范围。

（袁　芳）

第三节　妊娠期高血压

妊娠期高血压疾病是妊娠期特有的疾病，包括妊娠期高血压、子痫前期、子痫、慢性高血压并发子痫前期以及妊娠并发慢性高血压。其中妊娠期高血压、子痫前期和子痫以往统称为妊娠高血压综合征。我国发病率为9.4%～10.4%。本病命名强调生育期妇女发生高血压、蛋白尿与妊娠之间的因果关系。多数病例在妊娠期出现一过性高血压、蛋白尿，分娩后随即消失。该病严重影响母儿健康，是孕产妇及围生儿发病及死亡的主要原因之一。

妊娠期高血压疾病的基本病理生理变化是全身小血管痉挛。由于小血管痉挛，造成管腔狭窄，周围阻力增大，血管内皮细胞损伤，通透性增加，体液和蛋白质渗漏，从而出现血压升高、蛋白尿、水肿和血液浓缩等。全身各组织器官因缺血、缺氧而受到不同程度损害，严重时可导致抽搐、昏迷、脑水肿、脑出血、心肾衰竭、肺水肿、肝细胞坏死及被膜下出血、胎盘早期剥离、凝血功能障碍，甚至弥散性血管内凝血等。

妊娠期高血压疾病的典型表现为妊娠 20 周后出现高血压、水肿和蛋白质，严重者出现抽搐或昏迷、心肾功能衰竭，威胁母儿生命。

妊娠期高血压疾病的治疗要点为休息、镇静、解痉，有指征地降压、利尿，密切监护母胎情况，适时终止妊娠。

一、护理评估

（一）健康史

妊娠期高血压疾病发病原因可能与以下因素有关：①初产妇。②孕妇年龄过小（年龄≤20 岁）或高龄孕妇（年龄 35≥岁）。③精神过度紧张或受刺激致使中枢神经系统功能紊乱者。④寒冷季节或气温变化过大。⑤慢性高血压、慢性肾炎、糖尿病等病史者。⑥营养不良，如贫血、低蛋白血症者。⑦体形矮胖者，即体重指数［体重（kg）/身高 $(m)^2$］>24 者。⑧子宫张力过高（如羊水过多、双胎妊娠、糖尿病巨大儿等）者。⑨家族中有高血压史。

护士应详细询问患者孕前及妊娠 20 周前有无高血压、蛋白尿和（或）水肿及抽搐等征象；既往病史中有无原发性高血压、慢性肾炎及糖尿病等；有无家族史；此次妊娠经过，出现异常现象的时间及治疗经过。特别应注意有无头痛、视力改变、上腹不适等症状。

（二）身体状况

1. 妊娠期高血压疾病分类与临床表现

子痫多发生于妊娠晚期或临产前，称为产前子痫；少数发生于分娩过程中，称为产时子痫；约 25% 发生在产后 48 小时内，称为产后子痫。子痫典型发作过程：先表现为眼球固定，瞳孔散大，头扭向一侧，牙关紧闭，继而口角及面部肌肉颤动，数秒后全身及四肢肌肉强直（背侧强于腹侧），双手紧握，双臂伸直，发生强烈抽动。抽搐时呼吸暂停，面色青紫。持续 1～1.5 分钟，抽搐强度减弱，全身肌肉松弛，随即深长吸气而恢复呼吸。抽搐期间患者神志丧失。病情转轻时，抽搐次数减少，抽搐后很快苏醒，但有时抽搐频繁且持续时间较长，患者可陷入深昏迷状态。抽搐过程中易发生唇舌咬伤、摔伤甚至骨折等多种创伤，昏迷时呕吐物可造成窒息或吸入性肺炎。

患者发生重度子痫前期或子痫时易导致并发症发生，常见有胎盘早剥、脑出血、心力衰竭、急性肾功能衰竭、DIC、胎儿窘迫、胎儿生长受限、死胎等。

2. 体征

（1）高血压：指持续血压升高至收缩压≥140 mmHg 和（或）舒张压≥90 mmHg。舒张压不随患者情绪变化而剧烈变化，是妊娠期高血压诊断和评估预后的一个重要指标。若间隔 4 小时或 4 小时以上的 2 次测量舒张压≥90 mmHg，可诊断为高血压。

（2）尿蛋白：尿蛋白是指 24 小时内尿液中蛋白含量≥300 mg 或相隔 6 小时的 2 次随机尿液蛋白浓度为 30 mg/L。蛋白尿在 24 小时内有明显波动，应留取 24 小时尿做定量检测。留取尿液时避免阴道分泌物或羊水污染尿液。

（3）水肿：特点是自踝部逐渐向上延伸的凹陷性水肿，经休息后不缓解。水肿局限于膝以下为“+”，延及大腿为“++”，延及外阴及腹壁为“+++”，全身水肿或伴有腹腔积液为“＋＋＋＋”。因水肿致体重异常增加是多数患者的首发症状。

3. 辅助检查

（1）尿常规检查：尿蛋白定性、定量检查，尿比重检查。根据24小时尿蛋白定量确定病情严重程度。

（2）血液检查：测定血红蛋白、血细胞比容、血浆黏度、全血黏度以了解血液浓缩程度。重症患者应测定血小板计数、凝血时间，必要时测定凝血因子时间、纤维蛋白原和鱼精蛋白副凝试验（3P试验）等，以了解有无凝血功能异常。测定血电解质及二氧化碳结合力，以及时了解有无电解质紊乱及酸中毒。

（3）肝、肾功能测定：血清丙氨酸氨基转移酶、血清天门冬氨酸氨基转移酶、血尿素氮、肌酐等测定。

（4）眼底检查：眼底视网膜小动脉变化是反映妊娠期高血压疾病严重程度的一项重要参考指标。眼底检查可见眼底小动脉痉挛，动静脉管径比例可由正常的2∶3变为1∶2，甚至1∶4，出现视网膜水肿、渗出、出血，甚至视网膜剥离。

（5）其他检查：如心电图、超声心动图、胎盘功能、胎儿成熟度检查等，视病情而定。

评估时注意分析患者的高血压和蛋白尿情况，特别应注意评估有无头痛、视力改变、上腹不适等自觉症状，这些是判断疾病严重程度的重要指标。同时要注意评估胎儿宫内的状况及患者有无并发症的发生。

（三）心理—社会状况

妊娠期高血压疾病症状不明显时，患者及家属往往表现出淡漠、不重视。当病情加重时患者因担心自己及胎儿的健康，又常表现出紧张和焦虑情绪。

二、常见的护理诊断/问题

1. 体液过多

与水钠潴留及营养不良性低蛋白血症有关。

2. 有母儿受伤的危险

与发生抽搐、昏迷及胎盘供血不足有关。

3. 潜在并发症

胎盘早剥、心力衰竭、急性肾功能衰竭、DIC、脑出血等。

三、护理目标

（1）水肿减轻或消失。

（2）患者病情得到控制，母儿受伤的危险性降低。

（3）患者病情缓解，未发生并发症或并发症及时发现并处理。

四、护理措施

（一）一般护理

指导患者增加富含蛋白质、维生素、铁、钙及锌的食物，每日补充钙剂2 g。不限盐和液体摄入，但对于全身水肿者应适当限盐。保证充足的睡眠，取左侧卧位，每日休息不少于

10 小时。左侧卧位可减轻子宫对下腔静脉的压迫，使回心血量增加，改善子宫胎盘的血供。

（二）心理护理

鼓励患者说出心理感受，并对其表示理解。向患者说明本病是可逆的，在产后多能恢复正常。向患者解释治疗方法及护理措施，增强信心，使其积极配合治疗和护理。

（三）病情观察

观察生命体征，尤其是血压的变化；观察有无头晕、视物模糊、上腹不适等自觉症状的出现；观察患者有无腹痛或阴道流血，并注意腹壁的紧张度；水肿患者注意预防和观察压疮的发生；记录 24 小时液体出入量，进行尿蛋白检查等；重症患者注意预防和观察并发症的发生；子痫前期患者，产后 3 ~6 日高血压、蛋白尿等症状仍可出现甚至加剧，要加强监测。

（四）治疗要点

1. 妊娠期高血压患者

可以住院也可以在家治疗。注意休息，多左侧卧位。对于精神紧张或睡眠欠佳者可以使用镇静剂，如地西泮 2. 5 ~5 mg，每日 3 次。间断吸氧，改善机体供氧。加强饮食营养，保证充足的蛋白质、糖类和钙的摄入。密切监护母儿状况，每日测体重、血压，了解有无头痛、视物不清、上腹不适的症状，听胎心音，自数胎动了解胎儿宫内状况。如有异常应及时到医院就诊。

2. 子痫前期

应住院治疗，防止子痫及并发症发生。治疗要点是休息、镇静、解痉，有指征地降压、利尿，密切监测母胎状态，适时终止妊娠。

遵医嘱按时给予药物治疗时，应明确药物的作用、用法，注意观察药物的疗效，并能识别药物不良反应，避免毒性作用的发生。

（1）解痉药物：首选硫酸镁。硫酸镁有预防子痫和控制子痫发作的作用，适用于先兆子痫和子痫。

1）作用机制：①镁离子能抑制运动神经末梢释放乙酰胆碱，阻断神经肌肉接头间的信息传导，使骨骼肌松弛。②镁离子刺激血管内皮细胞合成前列环素，抑制内皮素合成，降低机体对血管紧张素Ⅱ的反应，从而缓解血管痉挛状态。③镁离子通过阻断谷氨酸通道阻止钙离子内流，解除血管痉挛、减少血管内皮损伤。④镁离子可提高孕妇和胎儿血红蛋白的亲和力，改善氧代谢。

2）用药方法：肌内注射或静脉给药；①静脉给药：首次负荷剂量 25% 硫酸镁 20 mL 加于 10% 葡萄糖液 20 mL 中，缓慢静脉注入，15 ~20 分钟推完，或者加于 5% 葡萄糖 100 mL 快速静滴。然后将 25% 硫酸镁 60 mL 加于 5% 葡萄糖液 500 mL 静脉滴注，滴速 1 ~2 g/h。②肌内用药：用法为 25% 硫酸镁 20 mL 加 2% 利多卡因 2 mL，臀肌深部注射，夜间给药时应用，睡前停用，肌内注射易出现局部肌肉疼痛，不易被患者接受。

3）硫酸镁毒性反应：正常孕妇血清镁离子浓度为 0. 75 ~1 mmol/L，治疗有效血清镁离子浓度 18 ~30 mmol/L，若高于 3. 5 mmol/L 即可发生中毒症状。中毒首先表现为膝反射消失，继而全身肌张力减退及呼吸抑制，严重时心搏骤停。

4）用药注意事项：用药前及用药过程中应监测。①膝反射是否减弱或消失。②呼吸不少于 16 次/分钟。③尿量每 24 小时不少于 400 mL 或每小时不少于 17 mL。④备有硫酸镁解毒剂10%葡萄糖酸钙，出现毒性作用时立即停用硫酸镁，静脉注射10%葡萄糖酸钙10 mL，5～10分钟推完，必要时可以每小时重复1次，直至呼吸、排尿和神经抑制恢复正常。

（2）镇静药物：可用于硫酸镁有禁忌或疗效不明显者，常用地西泮和冬眠合剂，分娩期应慎用，以免药物引起胎儿呼吸抑制。用药过程中注意卧床，监测血压，以免发生意外。

（3）降压药物：用于血压过高，特别是舒张压≥110 mmHg或平均动脉压≥140 mmHg者，预防胎盘早剥及脑出血的发生。选用的药物以不影响心搏出量、肾血流量及子宫胎盘灌注量为宜。常用药物有肼屈嗪、拉贝洛尔、硝苯地平等。注意监测血压情况，为了保证子宫胎盘血液灌注，血压不能低于130/80 mmHg。

（4）扩容药物：用于血液浓缩的患者。采用扩容治疗应严格掌握其适应证和禁忌证，并应严密观察患者的脉搏、呼吸、血压及尿量，防止肺水肿和心力衰竭的发生。常用的扩容剂有人血白蛋白、全血、平衡液和低分子右旋糖酐。

（5）利尿药物：用于全身性水肿、急性心力衰竭、肺水肿、脑水肿或血容量过多且伴有潜在性脑水肿者。常用药物有呋塞米、甘露醇。用药过程中应严密监测患者的水和电解质平衡情况以及药物的不良反应。

适时终止妊娠指征包括：①重度子痫前期患者经积极治疗24～48小时无明显好转者。②重度子痫前期患者孕龄>37周。③重度子痫前期患者孕龄<34周，胎盘功能减退，胎儿成熟度检查胎儿已成熟者。④重度子痫前期患者孕龄<34周，胎盘功能减退，胎儿成熟度检查胎儿未成熟者，可用地塞米松促进胎肺成熟后终止妊娠。⑤子痫控制后2小时可考虑终止妊娠。⑥妊娠期高血压、轻度子痫前期的孕妇可期待至足月终止妊娠。终止妊娠的方式，根据具体情况选择剖宫产或阴道分娩。⑦引产。适用于病情控制后，宫颈条件成熟者。密切观察产程进展和疾病变化，若发现异常及时告知医生。尽量缩短第二产程，第三产程注意预防产后出血，禁用麦角新碱类药物。⑧剖宫产。适用于宫颈条件不成熟，不能在短期内经阴道分娩者，引产失败者，胎盘功能明显减退或胎儿已有窘迫征象者。

（五）特殊护理

1. 协助医生控制抽搐

患者一旦发生抽搐，应尽快控制。硫酸镁为首选药物，必要时可加用强有力的镇静药物，同时使用20%甘露醇250 mL快速静脉滴注降低颅内压。

2. 专人护理，防止受伤

在病床边加床档，防止抽搐、昏迷时坠地摔伤。子痫发生后，首先应保持呼吸道通畅，并立即给氧，用开口器或于上下磨牙间放置一缠好纱布的压舌板，必要时用舌钳固定舌以防咬伤唇舌或致舌后坠的发生。患者仰卧头偏一侧，以防呕吐物吸入呼吸道或舌头阻塞呼吸道。必要时，用吸引器吸出喉部黏液或呕吐物，以免窒息。患者昏迷或未完全清醒时，禁止给予饮食和口服药，以防误入呼吸道而致吸入性肺炎。

3. 减少刺激，以免诱发抽搐

患者应安置于单人暗室，保持绝对安静，避免声、光刺激。一切治疗活动和护理操作尽量轻柔且相对集中，避免刺激患者。

4. 严密监护

密切注意血压、脉搏、呼吸、体温及尿量，记录出入量。详细观察记录病情、检查结果及治疗经过，为医生制定治疗方案提供依据。及时进行必要的血、尿化验和特殊检查，及早发现脑出血、肺水肿、急性肾衰竭等并发症。

5. 为终止妊娠做好准备

子痫发作后部分会自然临产，应严密观察及时发现产兆，并做好母子抢救准备。根据医嘱做好终止妊娠的准备。

五、护理评价

（1）患者水肿减轻或消失。

（2）患者病情得到控制，血压恢复正常，母儿无受伤。

（3）无并发症发生。

六、健康指导

1. 孕期指导合理饮食与休息

进食富含蛋白质、维生素、铁、钙、镁、硒、锌等微量元素的食物及新鲜蔬果，减少动物脂肪及过量食盐的摄入。每日补钙 1 ~2 g 能有效降低妊娠期高血压疾病的发生。保持足够的休息和愉快心情，保证每天睡眠 10 小时，坚持左侧卧位。

2. 加强产褥期卫生保健

预防慢性高血压，告知患者高血压有持续可能，放出院后一定要定期复查血压，产后 12 周仍为高血压者，说明患者已发生慢性高血压，应长期用降压药控制血压。

3. 避孕 1 ~2 年

再次怀孕时早期应到高危门诊就诊检查，接受产前检查和孕期保健指导。

（刘　丹）

第四节　早产

一、疾病概要

早产指妊娠满 28 周至不满 37 足周分娩者。此时娩出的新生儿称为早产儿，出生体重多低于 2 500 g，各器官发育尚不够成熟，出生孕周越小，体重越轻，其预后越差。据统计，国内早产占分娩总数的 5% ~15%，早产儿中约有 15% 于新生儿期死亡，且围生儿死亡中与早产有关者占 75%，因此积极预防早产是降低围生儿死亡率的重要环节之一。

早产的临床表现主要是子宫收缩，最初为不规则宫缩，常伴有少许阴道血性分泌物或少量出血。胎膜早破的发生较足月临产多，继之可发展为规律有效宫缩，与足月临产相似，使宫颈管消失和宫口扩张。

早产处理原则：若胎儿存活，无胎儿窘迫，胎膜未破，通过休息和药物治疗控制宫缩，尽量维持妊娠至妊娠 34 周以上；若胎膜已破，早产已不可避免时，则应尽可能地预防新生儿并发症，以提高早产儿的存活率。

二、护理评估

（一）健康史

1. 母体因素

胎膜早破、绒毛膜羊膜炎最常见；下生殖道及泌尿道感染；妊娠并发症，如妊娠期高血压疾病、妊娠期肝内胆汁淤积症、妊娠并发心脏病、慢性肾炎、病毒性肝炎、急性肾盂肾炎、急性阑尾炎、严重贫血和重度营养不良等；子宫畸形，如纵隔子宫、双角子宫等；宫颈内口松弛；吸烟、酗酒等不良行为或精神受刺激。

2. 胎儿、胎盘因素

前置胎盘、胎盘早剥、羊水过多、多胎及胎儿畸形等，均可致早产。

护士应仔细询问有无早产的高危因素，如晚期流产、早产史及产伤史；孕妇有无妊娠并发症；是否存在子宫畸形、宫颈内口松弛等；详细了解本次妊娠症状及有无阴道流血等。

（二）临床表现

1. 先兆早产

妊娠满 28 周至不足 37 周出现规则或不规则宫缩，伴宫颈管缩短。

2. 早产临产

妊娠满 28 周至不足 37 周出现规律宫缩（20 分钟 >4 次或 60 分钟 ≥8 次），伴宫颈缩短≥80%，宫颈扩张 1 cm 以上。部分患者可伴有胎膜破裂。

3. 辅助检查

（1）B 超检查：腹部 B 超检查确定胎儿大小，核实孕周，了解胎盘成熟度及羊水量等。阴道 B 超检查宫颈长度及宫颈内口形成情况，判断是否会发生早产。

（2）胎儿电子监护：监测宫缩、胎心等情况。

（三）心理—社会状况

早产已不可避免时，患者常会不自觉地把一些相关的事情与早产联系起来而产生自责感；由于妊娠结果的不可预知，恐惧、焦虑、猜疑也是早产患者常见的情绪反应。

三、护理诊断

1. 有受伤的危险（新生儿）

与早产儿发育不成熟有关。

2. 有感染的危险

与阴道流血或胎膜早破有关。

3. 焦虑

与担心早产儿预后有关。

四、护理目标

（1）新生儿不存在因护理不当而发生的并发症。

（2）患者无感染征象。

（3）患者能平静地面对事实，接受治疗及护理。

五、护理措施

（一）一般护理

指导患者进食高蛋白、高热量、高维生素、富含铁剂和纤维素的食物，注意饮食卫生，避免便秘及腹泻。嘱患者绝对卧床休息，取左侧卧位，做好床边护理。

（二）心理护理

了解患者及家属的情绪反应，讲解早产的病因、保健、保胎治疗和护理，以及早产儿出生后可能出现的问题、将要接受的治疗和护理内容，减轻患者的负疚感，增强患者的信心，保持良好心态，使其积极配合治疗和护理，在医护人员及家人的帮助下承担母亲的角色。

（三）病情观察

严密观察宫缩、胎心音及产程进展情况，注意阴道流血和破膜情况，有异常及时报告医生并积极配合处理。

（四）治疗

护士应遵医嘱给予药物治疗，明确药物的作用、用法，观察药物的疗效，识别药物的不良反应。

1. β 肾上腺素能受体激动剂

此类药物可阻止子宫肌收缩蛋白活性，抑制子宫平滑肌收缩，延长妊娠期。常用药物有利托君和沙丁胺醇。此类药物的不良反应是母儿心跳增快、心肌耗氧量增加、血糖升高、水钠潴留、血钾降低、恶心、出汗及头痛等。用药过程中宜左侧卧位，减少低血压危险，同时密切注意孕妇主诉及心率、血压、宫缩变化。

2. 硫酸镁

镁离子直接作用于子宫平滑肌细胞，拮抗钙离子对子宫收缩活性，能抑制子宫收缩。常用方法：25% 硫酸镁 16 mL 加于 5% 葡萄糖液 100 mL 中，在 30 ~ 60 分钟内静脉滴注完毕，然后维持硫酸镁 1 ~ 2 g/h 滴速至宫缩 < 每小时 6 次，每日总量不超过 30 g。用药期间注意观察是否出现硫酸镁的毒性反应。

3. 钙拮抗剂

能选择性减少慢通道 Ca^{2+} 内流、干扰细胞内 Ca^{2+} 浓度、抑制子宫收缩。常用药物为硝苯地平，10 mg 口服，每 6 ~ 8 小时 1 次，应密切注意患者心率及血压变化。已用硫酸镁者慎用，以防血压急剧下降。

4. 前列腺素合成酶抑制剂

能抑制前列腺素合成酶，减少前列腺素合成或抑制前列腺素释放，从而抑制宫缩。因其可通过胎盘，大剂量长期使用能使胎儿动脉导管提前关闭，导致肺动脉高压；且有使肾血管收缩、抑制胎尿形成、使肾功能受损、羊水减少的严重不良反应。常用药物为吲哚美辛，初始剂量 50 mg，每 8 小时口服 1 次，24 小时后改为 25 mg，每 6 小时 1 次。用药过程中需密切监测羊水量及胎儿动脉导管血流。

（五）特殊护理

1. 先兆早产的护理

（1）嘱患者绝对卧床休息，左侧卧位，吸氧。禁止性生活，注意勿刺激乳头及腹部，慎做肛查和阴道检查，避免诱发宫缩。

（2）遵医嘱应用抑制宫缩药物。

（3）严密观察宫缩、胎心音，若阴道流血增多、腹痛加重及破水等，应及时报告医生并积极配合处理。

（4）防治感染保持外阴清洁，勤换会阴垫，每天擦洗会阴 2 次，必要时应用抗生素。

（5）对精神紧张、未进入临产状态者，可遵医嘱给予镇静剂如地西泮、苯巴比妥等。

2. 早产不可避免者的护理

（1）预防早产儿呼吸窘迫综合征，提高早产儿存活率：对妊娠 34 周前的早产，应用肾上腺糖皮质激素后 24 小时至 7 日内，能促进胎儿肺成熟，明显降低早产儿呼吸窘迫综合征发病率。可在分娩前 7 日内用地塞米松 6 mg 肌内注射，每 12 小时 1 次，共 4 次；或倍他米松 12 mg 静脉滴注，每 12 小时 1 次，共 2 次。妊娠 28 周后多选用单程治疗。紧急时，可经静脉或羊膜腔内注入地塞米松 10 mg。

（2）分娩期处理：大部分早产儿可经阴道分娩，临产后慎用吗啡、哌替啶等抑制新生儿呼吸中枢的药物；产程中应给患者吸氧，严密观察宫缩及胎心音；对于早产胎位异常者，可以考虑剖宫产。

（3）预防新生儿颅内出血：产前给予产妇肌内注射维生素 K_1 10 mg，每日 1 次，连用 3 日。第二产程可作会阴后一侧切开，新生儿注射维生素 K_1 预防早产儿颅内出血。

（4）加强对早产儿的护理。

六、护理评价

（1）新生儿不存在因护理不当而发生的并发症。

（2）患者未发生感染。

（3）患者平静地面对事实，积极配合治疗及护理。

七、健康教育

（1）加强孕期保健指导，增强营养，注意休息，取左侧卧位。保持心情愉快，妊娠最后 3 个月避免性生活。注意卫生，避免及积极治疗泌尿道、生殖道感染。尽量避免外伤的发生。

（2）定期产前检查，切实加强对高危妊娠的管理，积极防治妊娠并发症，预防胎膜早破。宫颈内口松弛者应在妊娠 14～16 周行宫颈内口环扎术。教会患者识别早产的先兆表现，发现异常及时就诊。

（3）指导患者及家属早产儿的喂养知识及护理知识。指导避孕措施，半年后方可再孕，再孕时应到高危门诊就诊。

（徐　艳）

第十一章

儿科常见病护理

第一节　急性上呼吸道感染

急性上呼吸道感染（AURI）指鼻腔、咽或喉部急性炎症的总称，简称上感，俗称“感冒”。本病是儿童时期最常见的急性感染性疾病，常诊断为“急性鼻炎”“急性咽炎”“急性扁桃体炎”等。该病一年四季均可发生，在北方寒冷多变的冬春季节，南方湿度较大的夏秋雨季更容易造成流行。主要是空气飞沫传播。一次患病后产生的免疫力不足，故可反复患病。

一、病因

各种病毒和细菌均可引起，但90%以上为病毒所致，主要有鼻病毒、呼吸道合胞病毒、流感病毒、副流感病毒、腺病毒、柯萨奇病毒、埃可病毒、冠状病毒、单纯疱疹病毒、EB病毒等。病毒感染后可继发细菌感染，最常见的是溶血性链球菌，其次为肺炎球菌、流感嗜血杆菌等。肺炎支原体也可引起感染。

由于上呼吸道的解剖生理和免疫特点，婴幼儿易患上呼吸道感染。营养不良、缺乏锻炼或过度疲劳以及有过敏体质的儿童，由于身体抵抗能力下降，易患上呼吸道感染。上呼吸道感染的发生发展不仅取决于入侵病原体的种类、毒性和数量，与宿主的防御功能和环境因素密切相关。因此加强儿童身体锻炼，改善营养状况，提高环境卫生对预防上感十分重要。

二、临床表现

临床症状轻重不一，与年龄、病原体及机体抵抗力不同有关。年长儿症状较轻，以局部症状为主，无全身症状或全身症状较轻；婴儿病情大多较重，常有明显的全身症状。

（一）一般类型上感

1. 潜伏期

常于受凉后1～3天出现症状。

2. 轻症

患儿只有局部症状和体征，主要表现为鼻咽部症状，如鼻塞、流涕、喷嚏、干咳、咽痒、咽痛等，多于3～4天自然痊愈。新生儿和小婴儿可因鼻塞而出现张口呼吸或拒乳。体检可见咽部充血、淋巴滤泡，扁桃体可肿大、充血并有渗出物，颌下淋巴结肿大、触痛。肠道病毒引起者可出现不同形态的皮疹。肺部听诊一般正常。

3. 重症

表现为全身症状，尤其婴幼儿起病急，多有高热，体温可高达 39～40℃，常持续 2～3 天至 1 周左右，常伴有呕吐、腹泻、烦躁不安，甚至高热惊厥。年长儿也表现为发热、头痛、全身不适、乏力等。部分患儿发病早期，可有阵发性脐周疼痛，有的类似急腹症，与发热所致肠痉挛或肠系膜淋巴结炎有关。

（二）流行性感冒

由流感病毒、副流感病毒引起，简称流感，有明显的流行病学史，潜伏期一般 1～3 天，起病初期传染性最强。典型流感，呼吸道症状可不明显，而全身症状重，如发热、头痛、咽痛、肌肉酸痛、全身乏力等，有的可引起支气管炎、中耳炎、肺炎等并发症及恶心、呕吐等呼吸道外的各种病症。体检可见眼结膜外眦充血、咽部充血、软腭上滤泡。

（三）两种特殊类型上感

1. 疱疹性咽峡炎

主要由柯萨奇 A 组病毒引起，好发于夏秋季。起病急，表现为高热、咽痛、流涎、拒食、呕吐等。体检可见咽部充血，咽腭弓、悬雍垂、软腭等处有直径 2～4 mm 的疱疹，周围有红晕，疱疹破溃后形成小溃疡。病程 1 周左右。

2. 咽—结合膜热

由腺病毒引起，常发生于春夏季，散发或发生小流行。以发热、咽炎、结合膜炎为特征。临床主要表现为发热、咽痛、眼部刺痛、咽部充血，一侧或双侧滤泡性眼结合膜炎，颈部、耳后淋巴结肿大，有的伴胃肠道症状。病程 1～2 周。

上呼吸道感染可并发鼻窦炎、中耳炎、喉炎、咽后壁脓肿、颈淋巴结炎、支气管炎、支气管肺炎等，其中肺炎是婴幼儿时期最严重的并发症。年长儿若链球菌性上感可引起急性肾小球肾炎、风湿热。

三、辅助检查

病毒感染时白细胞计数偏低或正常，中性粒细胞减少，淋巴细胞计数相对增高。病毒分离和血清学检查可明确病原菌。细菌感染时白细胞计数和中性粒细胞增高，咽拭子培养可发现致病菌。C-反应蛋白升高。

四、治疗要点

1. 一般治疗

病毒性上呼吸道感染为自限性疾病，无须特殊治疗。注意休息、多饮水、居室通风，做好呼吸道隔离，预防并发症的发生。

2. 病因治疗

（1）病毒感染者主张早期应用抗病毒药物，可用利巴韦林，有广谱抗病毒作用，剂量 10～15 mg/（kg·d），疗程 3～5 天，口服或静脉滴注。若为流行性感冒病毒感染，可在病初应用磷酸奥司他韦口服，为神经氨酸酶抑制剂，对甲型、乙型流感病毒均有效，每次 2 mg/kg，每日两次，口服，疗程 5 天。病毒性结合膜炎可用 0.1% 阿昔洛韦滴眼，每 1～2

小时 1 次。

（2）细菌感染者，可加用抗菌药物，常用青霉素类、头孢菌素类及大环内酯类，疗程 3～5 天。如为链球菌感染或既往有肾炎或风湿热病史者，青霉素疗程应为 10～14 天。

3. 对症治疗

高热者给予物理降温或药物降温，高热惊厥者给予镇静、止惊处理；咽痛者可含服咽喉片。

五、常见护理诊断/问题

1. 舒适度减弱

咽痛、鼻塞，与上呼吸道炎症有关。

2. 体温过高

与上呼吸道感染有关。

3. 潜在并发症

热性惊厥。

六、护理措施

1. 一般护理

注意休息，减少活动。采取分室居住和佩戴口罩等方式进行呼吸道隔离。保持室内空气清新，但应避免空气对流。

2. 促进舒适

保持室温 18～22℃，湿度 50%～60%，以减少空气对呼吸道黏膜的刺激。保持口腔清洁，婴幼儿饭后喂少量的温开水以清洗口腔，年长儿饭后漱口，口唇涂油类以免干燥。及时清除鼻腔及咽喉部分泌物和干痂，保持鼻孔周围的清洁，并用凡士林、液状石蜡等涂抹鼻翼部的黏膜及鼻下皮肤，以减轻分泌物的刺激。嘱患儿不要用力擤鼻，以免炎症经咽鼓管向中耳发展引起中耳炎。如婴儿因鼻塞而妨碍吸吮，可在哺乳前 15 分钟用 0.5% 麻黄碱液滴鼻，使鼻腔通畅，保证吸吮。咽部不适时可给予润喉含片或雾化吸入。

3. 发热的护理

卧床休息，保持室内安静、温度适中、通风良好。衣被不可过厚，以免影响机体散热。保持皮肤清洁，及时更换被汗液浸湿的衣被。加强口腔护理。每 4 小时测量一次体温，并准确记录，如为超高热或有热性惊厥史者，须 1～2 小时测量一次。退热处置 1 小时后复测体温，并随时注意有无新的症状或体征出现，以防惊厥发生或体温骤降。如有虚脱表现，应予保暖，饮热水，严重者给予静脉补液。体温超过 38.5℃时给予药物降温。若婴幼儿虽有发热甚至高热，但精神较好，玩耍如常，在严密观察下可暂不处置。若有高热惊厥病史者则应及早给予处置。

4. 保证充足的营养和水分

给予富含营养、易消化的饮食。有呼吸困难者，应少食多餐。婴儿哺乳时取头高位或抱起喂，呛咳重者用滴管或小勺慢慢喂，以免进食用力或呛咳加重病情。因发热、呼吸增快而增加水分消耗，所以要注意常喂水，入量不足者进行静脉补液。

5. 病情观察

密切观察病情变化，注意咳嗽的性质、神经系统症状、口腔黏膜改变及皮肤有无皮疹等，以便早期发现麻疹、猩红热、百日咳、流行性脑脊髓膜炎等急性传染病。注意观察咽部充血、水肿、化脓情况，疑有咽后壁脓肿时，应及时报告医师，同时要注意防止脓肿破溃后脓液流入气管引起窒息。有可能发生惊厥的患儿应加强巡视，密切观察体温变化，床边设置床挡，以防患儿坠床，备好急救物品和药品。

6. 用药护理

使用解热剂后应注意多饮水，以免大量出汗引起虚脱；高热惊厥的患儿使用镇静剂时，应注意观察止惊的效果及药物的不良反应；使用青霉素等抗生素时，应注意观察有无过敏反应的发生。

7. 健康教育

（1）儿童居室应宽敞、整洁、采光好。室内应采取湿式清扫，经常开窗通气，成人应避免在儿童居室内吸烟，保持室内的空气新鲜。

（2）合理喂养儿童，婴儿提倡母乳喂养，及时添加换乳期食物，保证摄入足量的蛋白质及维生素；要营养平衡，纠正偏食。

（3）多进行户外活动，多晒太阳，预防佝偻病的发生。加强体格锻炼，增强体质，加强呼吸肌的肌力与耐力，提高呼吸系统的抵抗力与适应环境的能力。

（4）在气候骤变时，应及时增减衣服，既要注意保暖、避免着凉，又要避免过多地出汗，出汗后及时更换衣物。

（5）在上呼吸道感染的高发季节，避免带儿童去人多拥挤，空气不流的公共场所。幼儿及年长儿童建议佩戴口罩，体弱儿童建议注射流感疫苗，增加对感染的防御能力。

（计红苹）

第二节　支气管哮喘

支气管哮喘简称哮喘，是由嗜酸性粒细胞、肥大细胞和 T 淋巴细胞等多种细胞参与的气道慢性炎症性疾病。这种慢性炎症导致易感个体气道高反应性，当接触物理、化学、生物等刺激因素时，发生广泛多变的可逆性气流受限，从而引起反复发作的喘息、咳嗽、气促、胸闷等症状，常在夜间和（或）清晨发作或加剧，多数患儿可经治疗缓解或自行缓解。哮喘是一种以慢性气道炎症为特征的异质性疾病；具有喘息、气促、胸闷和咳嗽的呼吸道症状病史，伴有可变的呼气气流受限，呼吸道症状和强度可随时间而变化。2010 年调查显示，我国儿童哮喘平均累计患病率为 3.02%。学龄前及学龄儿童近年来患病率明显上升。

一、病因

尚未完全清楚。遗传过敏体质（特异反应性体质）与本病有密切的关系，多数患儿有婴儿湿疹、过敏性鼻炎或和食物（药物）过敏史，部分患儿伴有轻度免疫缺陷。本病为多基因遗传病，80% ~90% 患儿发病于 5 岁以前，25% ~50% 的患儿有家族史，同时哮喘的形成和反复发作又受环境因素的综合作用。常见的致病因子有以下几种：

1. 室内变应原

包括尘螨、动物变应原、蟑螂变应原和真菌。室内地毯、空调及或加湿器等成为变应原的理想栖息地。

2. 室外变应原

主要包括花粉和真菌。其中蒿草为我国强致敏花粉，可引起较重的季节性过敏性鼻炎和哮喘发作。

3. 食入过敏原

异体蛋白的摄入，如鱼、虾、蛋、奶和花生等。

4. 药物和食品添加剂

阿司匹林和其他非甾体类抗炎药物是引起哮喘的危险因素。

5. 呼吸道感染病原体

呼吸道病毒感染是诱发儿童反复哮喘的重要病因。肺炎支原体和肺炎衣原体感染也与哮喘发作密切相关。

6. 运动和过度通气

运动可引起哮喘儿童气流受限而有哮喘症状的短暂发作，是哮喘最常见的触发因素。

7. 过度情绪激动

大哭、大笑、生气或惊恐等极度情绪表达可引起过度通气，是哮喘发作的触发因素。

8. 其他

空气寒冷、干燥、强烈气味（被动吸烟）、化学制剂、职业粉尘和气体、呼吸道疾病（鼻窦炎、鼻息肉）等，都与哮喘发作有关。

二、发病机制

哮喘的发病机制复杂，主要为慢性气道炎症、气流受限及气道高反应性。气道的慢性炎症是哮喘的本质，以肥大细胞的激活、嗜酸细胞与活化T淋巴细胞浸润、许多炎性介质产生为特点。哮喘发作时有4种原因致气流受限，即急性支气管痉挛、气道壁肿胀、慢性黏液栓形成、气道壁重塑。

有过敏体质的人接触抗原后，在B细胞介导下，浆细胞产生IgE，后者附着在肥大细胞上。当再次接触抗原时，钙离子进入肥大细胞内，细胞释放组胺、嗜酸性粒细胞趋化因子（ECF）等，使平滑肌立即发生痉挛，此为速发性哮喘反应。更常见的是不少患儿在接触抗原数小时乃至数10小时后方始发作哮喘，称为迟发性哮喘反应，是气道变应性炎症的结果。此时，支气管壁内（以及支气管肺泡灌洗液内）有大量炎性细胞（巨噬细胞、嗜酸性粒细胞、中性粒细胞等），释放出多种炎性介质，如白三烯、前列腺素、血栓素及血小板活化因子等，引起微小血管渗漏、支气管黏膜水肿、腺体分泌增加，以及渗出物阻塞气道，有的甚至形成黏液栓，导致通气障碍和气道高反应性。气道变应性炎症还表现为气道上皮损伤，神经末梢暴露，受炎性因子作用后，释放神经肽、P物质等，进一步加重黏膜水肿、腺体分泌和支气管平滑肌痉挛。

气道高反应性是哮喘的基本特征之一，指气道对多种刺激因素，如过敏原、理化因素、运动和药物等呈现高度敏感状态，在一定程度上反映了气道炎症的严重性。气道炎症通过气道上皮损伤、细胞因子和炎症介质的作用引起气道高反应性。

三、临床表现

哮喘的典型症状是反复喘息、气促、胸闷或咳嗽，呈阵发性反复发作，以夜间和（或）晨起为重。婴幼儿起病较缓，发病前 1～2 天常有上呼吸道感染；年长儿大多起病较急，且多在夜间发作。发作前常有刺激性干咳、喷嚏、流泪、胸闷等先兆症状，随后出现咳嗽、喘息，接着咳大量白色黏痰，伴有呼气性呼吸困难和喘鸣声。重者烦躁不安，面色苍白，鼻翼扇动，口唇及指甲发绀，呼吸困难，甚至大汗淋漓，被迫采取端坐位。体检可见桶状胸、三凹征，同时颈静脉显著怒张。叩诊如呈鼓音，并有膈肌下移，心浊音界缩小，提示已发生肺气肿；听诊呼吸音减弱，全肺可闻哮鸣音及干性啰音。发作间歇期多数患儿可无任何症状和体征。

不典型症状可表现为运动或体力劳动时乏力、气促或胸闷。婴幼儿在哭闹或玩闹后出现喘息或喘鸣音或仅有夜间和清晨咳嗽。儿童慢性或反复咳嗽有时可能是支气管哮喘的唯一症状，即咳嗽变异性哮喘（CVA），常在夜间和清晨发作，运动可加重咳嗽。

哮喘发作一般可自行或用平喘药物后缓解。若哮喘严重发作，经合理应用缓解药物后仍有严重或进行性呼吸困难者，称作哮喘危重状态（哮喘持续状态）。此时，由于通气量减少，两肺几乎听不到呼吸音，称“闭锁肺”，是支气管哮喘最危险的体征。随着病情变化，患儿由呼吸严重困难的挣扎状态转为软弱无力，甚至死于急性呼吸衰竭。反复发作者，常伴营养障碍和生长发育落后。

四、预后

本病多数预后较好，到成年期后有 70% ～80% 病例症状体征完全消失，部分可留有轻度肺功能障碍。

五、辅助检查

1. 外周血

嗜酸性粒细胞可增高在 6% 以上，直接计数在（0.40～0.60）$\times 10^9$/L。

2. 肺功能测定

适用于 5 岁以上患儿。一秒用力呼气容积占用力肺活量（FEV_1/FVC）比值及呼气峰流速（PEF）值均降低。FEV_1/FVC 正常值：成人 >75%，儿童 >85%。FEV_1/FVC <70% ～75% 提示气流受限，比值越低受限程度越重。若 FEV_1/FVC 测定有气流受限，吸入支气管扩张剂 15～20 分钟后 FEV_1/FVC 增加 12% 或更多，表明可逆性气流受限，是诊断支气管哮喘的有利依据。

3. 胸部 X 线检查

无并发症的患儿 X 线大多无特殊表现。重症哮喘或婴幼儿哮喘急性发作时，可见两肺透亮度增加或肺气肿表现。

4. 特异性过敏原诊断

用变应原做皮肤试验有助于明确过敏原，是诊断变态反应的首要手段。血清特异性 IgE 测定可了解患儿过敏状态。痰或鼻分泌物查找嗜酸细胞可作为哮喘气道炎症指标。

六、诊断标准

1. 儿童哮喘诊断标准

中华医学会儿科分会呼吸学组2008年修订的儿童哮喘诊断标准：

（1）反复发作喘息、咳嗽、气促、胸闷，多与接触变应原、冷空气、物理、化学性刺激、呼吸道感染以及运动等有关，常在夜间和（或）清晨发作或加剧。

（2）发作时在双肺可闻及散在或弥漫性，以呼吸相为主的哮鸣音，呼气相延长。

（3）上述症状和体征经抗哮喘治疗有效或自行缓解。

（4）除外其他疾病所致的喘息、咳嗽、气促和胸闷。

（5）临床表现不典型者（如无明显喘息或哮鸣音），应至少具备以下1项。

1）支气管激发试验或运动激发试验阳性。

2）证实存在可逆性气流受限：①支气管舒张试验阳性：吸入速效 β_2 受体激动剂（如沙丁胺醇）后15分钟第一秒用力呼气量（FEV_1）增加≥12%。②抗哮喘治疗有效：使用支气管舒张剂和口服（或吸入）糖皮质激素治疗1~2周后，FEV_1 增加≥12%。③最大呼气流量（PEF）每日变异率（连续监测1~2周）≥20%。

符合第（1）~（4）条或第（4）、（5）条者，可以诊断为哮喘。

2. 咳嗽变异性哮喘诊断标准

咳嗽变异性哮喘（CVA）是儿童慢性咳嗽最常见原因之一，以咳嗽为唯一或主要表现，不伴有明显喘息。诊断依据为：

（1）咳嗽持续>4周，常在夜间和（或）清晨发作或加重，以干咳为主。

（2）临床上无感染征象或经较长时间抗生素治疗无效。

（3）抗哮喘药物诊断性治疗有效。

（4）除外其他原因引起的慢性咳嗽。

（5）支气管激发试验阳性和（或）PEF每日变异率（连续监测1~2周）≥20%。

（6）个人或一级、二级亲属特应性疾病史或变应原检测阳性。

以上（1）~（4）项为诊断基本条件。

七、分期

哮喘可分为急性发作期、慢性持续期和临床缓解期三期。急性发作期是指突然发生喘息、咳嗽、气促、胸闷等症状或原有症状急剧加重；慢性持续期是指近3个月内不同频度和（或）不同程度地出现过喘息、咳嗽、气促、胸闷等症状；临床缓解期系指经过治疗或未经治疗症状、体征消失，肺功能恢复到急性发作前水平，并维持3个月以上。

八、治疗要点

治疗原则：坚持长期、持续、规范、个体化的治疗原则。急性发作期：重点是抗炎、平喘，以便快速缓解症状；慢性持续期和临床缓解期：防止症状加重和预防复发，如避免触发因素、抗炎、降低气道高反应性、防止气道重塑，并做好自我管理。注重药物治疗和非药物治疗相结合，应重视哮喘防治教育、避免接触变应原、患儿心理问题的处理、生命质量的提高、药物经济学等方面在哮喘长期管理中的作用。

治疗目标：①达到并维持症状的控制。②维持正常活动，包括运动能力。③使肺功能水平尽量接近正常。④预防哮喘急性发作。⑤避免因哮喘药物治疗导致的不良反应。⑥预防哮喘导致的死亡。

（一）去除病因

避免接触过敏原，去除各种诱发因素，积极治疗和清除感染病灶。

（二）急性发作期治疗

主要是解痉和抗感染治疗。用药物缓解支气管痉挛，减轻气道黏膜水肿和炎症，减少黏痰分泌。

1. β_2 受体激动剂

β_2 受体激动剂是目前最有效、临床应用最广的支气管舒张剂。根据维持时间长短可分为短效和长效两大类。吸入型速效 β_2 受体激动剂可维持 4 ~6 小时，是缓解哮喘急性症状的首选药物。严重发作时可第 1 小时每 20 分钟吸入 1 次，以后每 2 ~4 小时重复吸入。常用药物有沙丁胺醇、特布他林等。

2. 糖皮质激素

病情较重的急性病例应给予口服泼尼松短程治疗 1 ~7 天。严重哮喘发作时，可静脉应用琥珀酸氢化可的松或氢化可的松或甲泼尼龙。极严重病例需在短期内（3 ~5 天）使用较大剂量糖皮质激素，最好应用琥珀酸氢化可的松或甲泼尼龙。一般不主张长期口服糖皮质激素治疗儿童哮喘。

3. 茶碱类药物

可舒张支气管平滑肌，并可强心、利尿、扩张冠状动脉。静脉滴注氨茶碱可作为缓解药物用于哮喘急性发作的治疗，而不单独用于治疗哮喘。务必注意药物浓度不能过高，滴注速度不能太快，以免引起心律失常、血压下降等不良反应。

4. 抗胆碱药物

抑制迷走神经释放乙酰胆碱，使呼吸道平滑肌松弛。常用的吸入型抗胆碱药如溴化异丙托品，其不良反应少，长期使用不易产生耐药，但比 β_2 受体激动剂的作用弱，起效慢。可与 β_2 受体激动剂联合吸入。

（三）哮喘慢性持续期治疗

1. 吸入型糖皮质激素

局部吸入糖皮质激素是目前哮喘长期控制的首选药，也是最有效的抗炎药物。通过吸入，药物直接作用于气道黏膜，局部抗炎作用强，不良反应少。通常需长期规范吸入 1 ~3 年甚至更长的时间才能起到治疗作用。临床常用的有布地奈德、丙酸倍氯米松、丙酸氟替卡松。每 3 个月应评估病情对治疗方案进行调整。

2. 白三烯调节剂

具有舒张支气管平滑肌，预防和减轻黏膜炎性细胞浸润等作用。常用的有孟鲁司特和扎鲁司特。该药耐受性好，不良反应少，服用方便。

3. 缓释茶碱

主要是协助吸入型糖皮质激素抗炎。口服茶碱与糖皮质激素、抗胆碱药有协同作用，但须谨慎与口服 β_2 受体激动剂联合应用，因易诱发心律失常，如欲两药合用应减少剂量。

4. 长效 $β_2$ 受体激动剂

常用的有福莫特罗、沙美特罗、班布特罗等。

5. 肥大细胞膜稳定剂

常用的药物是色甘酸钠，用于预防运动及其他刺激诱发的哮喘，不良反应少。

6. 全身性糖皮质激素

仅在哮喘慢性持续期分级为重度持续患儿、长期综合治疗效果不佳的情况下短期使用。

（四）哮喘持续状态的治疗

给氧、补液、纠正酸中毒。早期、较大剂量全身应用糖皮质激素可在 2～3 天内控制气道炎症。也可静脉滴注氨茶碱、吸入 $β_2$ 受体激动剂、肾上腺素皮下注射，以缓解支气管痉挛。严重的持续性呼吸困难者可给予机械呼吸。

（五）预防复发

应避免接触过敏原，积极治疗和清除感染灶，去除各种诱发因素。吸入维持量糖皮质激素，控制气道反应性炎症，是预防复发的关键。此外，特异性的免疫治疗，可使机体对过敏原产生耐受性。

九、常见护理诊断/问题

1. 低效性呼吸形态

与支气管痉挛、气道阻力增加有关。

2. 清理呼吸道无效

与呼吸道分泌物黏稠、体弱无力排痰有关。

3. 焦虑

与哮喘反复发作有关。

4. 知识缺乏

缺乏有关哮喘的防护知识。

十、护理措施

慢性持续期主要是教育患儿及家长掌握哮喘的基本防治知识，提高用药的依从性，避免各诱发因素，巩固治疗效果。急性期的护理措施如下：

1. 环境与休息

保持室内空气清新，温湿度适宜，避免有害气味及强光的刺激。给患儿提供一个安静、舒适的环境以利于休息，护理操作应尽可能集中进行。

2. 维持气道通畅，缓解呼吸困难

（1）使患儿采取坐位或半卧位，以利于呼吸；给予鼻导管或面罩吸氧，定时进行血气分析，及时调整氧流量，保持 PaO_2 在 70～90 mmHg（9.3～12.0 kPa）。

（2）遵医嘱给予支气管扩张剂和糖皮质激素，观察其效果和不良反应。

（3）给予雾化吸入，以促进分泌物的排出；对痰液多而无力咳出者，及时吸痰。

（4）保证患儿摄入足够的水分，以降低分泌物的黏稠度，防止痰栓形成。

（5）有感染者，遵医嘱给予抗生素。

（6）教会并鼓励患儿做深而慢的呼吸运动。

3. 密切观察病情变化

监测生命体征，注意呼吸困难的表现及病情变化。若出现意识障碍、呼吸衰竭等及时给予机械呼吸。若患儿出现发绀、大汗、心率增快、血压下降、呼吸音减弱等表现，应及时报告医生并共同抢救。

4. 做好心理护理

哮喘发作时，守护并安抚患儿，鼓励患儿将不适及时告诉医护人员，尽量满足患儿合理的要求。允许患儿及家长表达感情；向患儿家长解释哮喘的诱因、治疗过程及预后，指导他们以正确的态度对待患儿，并发挥患儿的主观能动性。采取措施缓解患儿的恐惧心理。

5. 健康教育

（1）指导呼吸运动，以加强呼吸肌的功能：在执行呼吸运动前，应先清除呼吸道分泌物。①腹部呼吸运动方法：平躺，双手平放在身体两侧，膝弯曲，脚平放；用鼻连续吸气并放松上腹部，但胸部不扩张；缩紧双唇，慢慢吐气直到吐完。重复以上动作10次。②向前弯曲运动方法：坐在椅上，背伸直，头向前向下低至膝部，使腹肌收缩；慢慢上升躯干并由鼻吸气，扩张上腹部；胸部保持直立不动，由口将气慢慢吹出。③胸部扩张运动：坐在椅上，将手掌放在左右两侧的最下肋骨上；吸气，扩张下肋骨，然后由口吐气，收缩上胸部和下胸部；用手掌下压肋骨，可将肺底部的空气排出。重复以上动作10次。

（2）介绍用药方法及预防知识：指导家长给患儿增加营养，多进行户外活动，多晒太阳，增强体质，预防呼吸道感染；指导患儿及家长确认哮喘发作的诱因，避免接触可能的过敏原，去除各种诱发因素（如避免寒冷刺激、避免食入鱼虾等易致过敏的蛋白质等）；教会患儿及家长对病情进行监测，辨认哮喘发作的早期征象、发作表现及掌握适当的处理方法；教会患儿及家长选用长期预防与快速缓解的药物，正确、安全用药（特别是吸入技术），掌握不良反应的预防和处理对策；在适当时候及时就医，以控制哮喘严重发作。

哮喘对患者、患者家庭及社会有很大的影响。但通过有效的哮喘防治教育与管理，建立医患之间的伙伴关系，可以实现哮喘临床控制。哮喘防治教育是达到哮喘良好控制目标最基本的环节。

（李　宁）

第三节　先天性心脏病

先天性心脏病简称“先心病”，是胎儿时期心脏血管发育异常而致的畸形，是小儿时期最常见的心脏病。根据左右心腔或大血管间有无直接分流和临床有无青紫，可将先心病分为三大类。

（1）左向右分流型（潜伏青紫型）。常见有室间隔缺损、房间隔缺损、动脉导管未闭。

（2）右向左分流型（青紫型）。常见有法洛四联症和大动脉错位。

（3）无分流型（无青紫型）。常见有主动脉缩窄和肺动脉狭窄。

小儿先天性心脏病中最常见的是室间隔缺损、房间隔缺损、动脉导管未闭、法洛四联症等。

一、临床特点

（一）室间隔缺损

室间隔缺损为小儿最常见的先天性心脏病，缺损可单独存在，也可为其他畸形的一部分。按缺损部位可分为室上嵴上方、室上嵴下方、三尖瓣后方、室间隔肌部四种类型。临床症状与缺损大小及肺血管阻力有关。大型 VSD（缺损 1 ~ 3 cm 者）可继发肺动脉高压，当肺动脉压超过主动脉压时，造成右向左分流而产生发绀，称为艾森门格综合征。

1. 症状

小型室间隔缺损可无症状；中型室间隔缺损易患呼吸道感染或在剧烈运动时发生呼吸急促，患儿生长发育多为正常，偶有心力衰竭；大型室间隔缺损在婴幼儿时期由于缺损较大，左向右分流量多超过肺循环量的 50%，使体循环内血量显著减少，而肺循环内明显充血，可于生后 1 ~ 3 个月即发生充血性心力衰竭，平时反复呼吸道感染、肺炎、哭声嘶哑、喂养困难、乏力、多汗等，并有生长发育迟缓。

2. 体征

心前区隆起；胸骨左缘 3 ~ 4 肋间可闻及Ⅲ ~ Ⅳ/Ⅵ级全收缩期杂音，在心前区广泛传导；肺动脉第二心音显著增强或亢进。

3. 辅助检查

（1）X 线检查：肺充血，心脏左室或左右室大；肺动脉段突出，主动脉结缩小。

（2）心电图：小型室间隔缺损，心电图多数正常；中等大小室间隔缺损示左心室增大或左右心室增大；大型室间隔缺损或有肺动脉高压时，心电图示左右心室增大。

（3）超声心动图：室间隔回声中断征象，左右心室增大。

（二）房间隔缺损

房间隔缺损按病理解剖分为继发孔（第二孔）缺损和原发孔（第一孔）缺损，以继发孔缺损为多见。继发孔缺损为较常见的先天性心脏病之一，以女性较多见，缺损位于房间隔中部卵圆窝处，血流动力学特点为右心室舒张期负荷过重。原发孔缺损位于房间隔下端，是由于心内膜垫发育障碍未能与第一房间隔融合，常并发二尖瓣裂缺。

1. 症状

在出生后及婴儿期大多无症状，偶有暂时性青紫。年龄稍大，症状渐渐明显，患儿发育迟缓，体格瘦小，易反复呼吸道感染，活动耐力减低，有劳累后气促、咳嗽等症状。左胸部常隆起，一般无青紫或杵状指（趾）。

2. 体征

胸骨左缘第 2 ~ 3 肋间闻及柔和的喷射性收缩期杂音，肺动脉瓣区第二心音可增强或亢进、固定分裂。

3. 辅助检查

（1）X 线检查：右心房、右心室扩大，主动脉结缩小，肺动脉段突出，肺血管纹理增多，肺门舞蹈。

（2）心电图：电轴右偏，完全性或不完全性右束支传导阻滞，右心房、右心室增大；原发孔 ASD 常见电轴左偏及心室肥大。

（3）超声心动图：右心房右心室增大，右心室流出道增宽，室间隔与左心室后壁呈同向运动。二维切面可显示房间隔缺损的位置及大小。

（三）动脉导管未闭

动脉导管未闭是临床较常见的先天性心脏病，女性多于男性。开放的动脉导管位于肺总动脉分叉与主动脉之间，有管型、漏斗型和窗型，以漏斗型为多见。

1. 症状

导管较细时，临床无症状。导管较粗时临床表现为反复呼吸道感染、肺炎，发育迟缓，早期即可发生心力衰竭。重症病例常有呼吸急促、心悸。临床无青紫，但若并发肺动脉高压，即出现青紫。

2. 体征

胸骨左缘第2肋间可闻及粗糙、响亮、机器样的连续性杂音，向心前区、颈部及左肩部传导，肺动脉第二音亢进。脉压增宽，出现股动脉枪击音、毛细血管搏动和水冲脉。

3. 辅助检查

（1）X线检查：分流量小者，心影正常；分流量大者，多见左心房、左心室增大，主动脉结增宽，可有漏斗征，肺动脉段突出，肺血增多，重症病例左右心室均肥大。

（2）心电图：左心房、左心室增大或双心室肥大。

（3）超声心动图：左心房、左心室大，肺动脉与降主动脉之间有交通。

（四）法洛四联症

法洛四联症是临床上最常见的发绀型先天性心脏病，病变包括肺动脉狭窄、室间隔缺损、主动脉骑跨及右心室肥大，其中肺动脉狭窄程度是决定病情严重程度的主要因素。主动脉骑跨及室间隔缺损存在，使体循环血液中混有静脉血，临床上出现发绀与缺氧，并代偿性引起红细胞增多现象。

1. 症状

发绀是主要症状，出现的时间早、晚和程度与肺动脉狭窄程度有关，多见于毛细血管丰富的浅表部位，如唇、指（趾）甲床、球结膜等。患儿活动后有气促、易疲劳、蹲踞等，并常有缺氧发作，表现为呼吸加快、加深，烦躁不安，发绀加重，持续数分钟至数小时，严重者可表现为神志不清、惊厥或偏瘫，甚至死亡。发作多在清晨、哭闹、吸乳或用力后诱发，发绀严重者常有鼻出血和咯血。

2. 体征

生长发育落后，全身发绀，眼结膜充血，杵状指（趾）；多有行走不远自动蹲踞姿势或膝胸位。胸骨左缘第2～4肋间闻及粗糙收缩期杂音；肺动脉第二心音减弱。

3. 辅助检查

（1）X线检查：心影呈靴形，上纵隔增宽，肺动脉段凹陷，心尖上翘，肺纹理减少，右心房、右心室肥厚。

（2）心电图：电轴右偏，右心房、右心室肥大。

（3）超声心动图：显示主动脉骑跨及室间隔缺损，右心室流出道、肺动脉狭窄，右心室内径增大，左心室内径缩小。

（4）血常规：血红细胞增多，一般在（5.0～9.0）$\times 10^{12}$/L，血红蛋白170～200 g/L，

红细胞容积60%～80%。当有相对性贫血时，血红蛋白低于150 g/L。

二、护理评估

1. 健康史

了解母亲妊娠史，在孕期最初3个月内有无病毒感染、放射线接触和服用过影响胎儿发育的药物，孕母是否有代谢性疾病。患儿出生有无缺氧、心脏杂音，出生后各阶段的生长发育状况。是否有下列常见表现：喂养困难，哭声嘶哑，易气促、咳嗽，青紫，蹲踞现象，突发性晕厥。

2. 症状、体征

评估患儿的一般情况，生长发育是否正常，皮肤发绀程度，有无气急、缺氧、杵状指(趾)，有无哭声嘶哑，有无蹲踞现象，胸廓有无畸形。听诊心脏杂音位置、性质、程度，尤其要注意肺动脉第二心音的变化。评估有无肺部啰音及心力衰竭的表现。

3. 社会、心理

评估家长对疾病的认知程度和对治疗的信心。

4. 辅助检查

了解并分析X线、心电图、超声心动图、血液等检查结果。较复杂的畸形者还应了解心导管检查和心血管造影的结果。

三、常见护理问题

1. 活动无耐力

与氧的供需失调有关。

2. 有感染的危险

与机体免疫力低下有关。

3. 营养失调

低于机体需要量，与缺氧使胃肠功能障碍、喂养困难有关。

4. 焦虑

与疾病严重，花费大，预后难以估计有关。

5. 合作性问题

脑血栓、脑脓肿、心力衰竭、感染性心内膜炎、晕厥。

四、护理措施

1. 休息

制定适合患儿活动的生活制度，轻症无症状者与正常儿童一样生活，但要避免剧烈活动；有症状患儿应限制活动，避免情绪激动和剧烈哭闹；重症患儿应卧床休息，给予妥善的生活照顾。

2. 饮食护理

给予高蛋白、高热量、高维生素饮食，适当限制食盐摄入，并给予适量的蔬菜类粗纤维食品，以保证大便通畅。重症患儿喂养困难，应有耐心，少量多餐，以免导致呛咳、气促、呼吸困难等，必要时从静脉补充营养。

3. 预防感染

病室空气清新，穿着衣服冷热要适中，防止受凉，应避免与感染性疾病患儿接触。

4. 青紫型先天性心脏病患儿

由于血液黏稠度高，暑天、发热、吐泻时体液量减少，加重血液浓缩，易形成血栓，有造成重要器官栓塞的危险，因此应注意多饮水，必要时静脉输液。

5. 心理护理

关心患儿，建立良好护患关系，充分理解家长及患儿对检查、治疗、预后的期望心理，介绍疾病的有关知识、诊疗计划、检查过程、病室环境，消除恐惧心理。

6. 健康教育

（1）向家长讲述疾病的相关护理知识和各种检查的必要性，以取得配合。

（2）指导患儿及家长掌握活动种类和强度。

（3）告知家长如何观察病情变化，一旦发现异常（婴儿哭声无力、呕吐、不肯进食、手脚发软、皮肤出现花纹、较大患儿自诉头晕等），应立即呼叫。

（4）向患儿及家长讲述重要药物（如地高辛）的作用及注意事项。

五、出院指导

1. 饮食

宜高营养、易消化，少量多餐。人工喂养儿用柔软的奶头孔稍大的奶嘴，每次喂奶时间不宜过长。

2. 休息

根据耐受力确立适宜的活动，以不出现乏力、气短为度，重者应卧床休息。

3. 避免感染

居室空气新鲜，经常通风，不去公共场所、人群集中的地方。注意气候变化及时添减衣服，预防感冒。按时预防接种。

4. 补液

发热、出汗时要给足水分，呕吐、腹泻时应到医院就诊补液，以免血液黏稠而发生脑血栓。

5. 保证休息，避免哭闹

减少外界刺激以预防晕厥的发生。当患儿在吃奶、哭闹或活动后出现气急、青紫加重或年长儿诉头痛、头晕时，应立即将患儿取胸膝卧位并送医院。

（乌雅罕）

第四节 肠套叠

肠套叠是指部分肠管及其肠系膜套入邻近肠腔内造成的一种绞窄性肠梗阻，是婴幼儿时期常见的急腹症之一。约 60% 的患儿年龄在 1 岁以内，约 80% 患儿年龄在 2 岁以内，但新生儿罕见；男孩发病率多于女孩，约为 4 ∶ 1，健康肥胖儿多见。

一、病因和发病机制

分为原发性和继发性两种。95%为原发性，多见于婴幼儿，病因尚未完全明了。有人认为与婴儿回盲部系膜固定未完善、活动度大有关；约5%为继发性，多为年长儿，发生肠套叠的肠管可见明显的机械原因，如与肠息肉、肠肿瘤等牵拉有关。此外，饮食改变、腹泻及其病毒感染等导致肠蠕动紊乱，从而诱发肠套叠。

二、病理生理

肠套叠多为近端肠管套入远端肠腔内，根据套入部分的不同分为回盲型、回结型、回回结型、小肠型、结肠型和多发型。其中回盲型最常见，占总数的50%～60%；其次为回结型，约占30%；回回结型约占10%；多发型为回结肠套叠和小肠套叠并发存在。肠套叠多为顺行性套叠，与肠蠕动方向一致，套入部随肠蠕动逐渐向远端推进，套入肠管不断增长。肠套叠时，由于鞘层肠管的持续痉挛，挤压套入肠管，牵拉和压迫肠系膜，使静脉和淋巴回流受阻，套入部肠管淤血、水肿，肠壁增厚、颜色变紫，并有血性渗液及腺体黏液分泌增加，进入肠腔内，产生典型的果酱样血便。随着肠壁水肿、静脉回流障碍加重，从而引起动脉供血不足，最终导致肠壁缺血性坏死并出现全身中毒症状，严重者可并发肠穿孔和腹膜炎。

三、临床表现

分急性肠套叠和慢性肠套叠，2岁以下婴幼儿多为急性发病。

（一）急性肠套叠

1. 腹痛

由于肠系膜受牵拉和外层肠管发生强烈收缩所致。患儿突然发生剧烈的阵发性肠绞痛，哭闹不安，屈膝缩腹，面色苍白，出汗，拒食。持续数分钟后腹痛缓解，可安静或入睡，间歇10～20分钟又反复发作。

2. 呕吐

在腹痛后数小时发生。早期为反射性呕吐（因肠系膜受牵拉所致），呕吐物为胃内容物，初为乳汁、乳块或食物残渣，后可含胆汁；晚期为梗阻性呕吐，可吐出粪便样液体。

3. 血便

为重要症状，约85%病例在发病后6～12小时发生，呈果酱样黏液血便或作直肠指检时发现血便。

4. 腹部包块

多数病例在右上腹部触及腊肠样肿块，表面光滑，略有弹性，稍可移动。晚期发生肠坏死或腹膜炎时，可出现腹胀、腹腔积液、腹肌紧张及压痛，不易扪及肿块。

5. 全身情况

患儿在早期一般状况尚好，体温正常，无全身中毒症状。随着病程延长，病情加重，并发肠坏死或腹膜炎时，全身情况恶化，常有严重脱水、高热、嗜睡、昏迷及休克等中毒症状。

（二）慢性肠套叠

以阵发性腹痛为主要表现，腹痛时上腹或脐周可触及肿块，缓解期腹部平坦柔软无包块，病程有时长达十余日。年长儿肠腔较宽阔可无梗阻现象，肠管也不易坏死，呕吐少见，血便发生也较晚。

四、辅助检查

1. 腹部 B 超

在套叠部位横断扫描可见同心圆或靶环状肿块图像，纵断扫描可见“套筒征”。

2. B 超监视下水压灌肠

可见靶环状肿块影退至回盲部，“半岛征”由大到小，最后消失，诊断治疗同时完成。

3. 空气灌肠

可见杯口阴影，能清楚看见套叠头的块影，并可同时进行复位治疗。

4. 钡剂灌肠

可见套叠部位充盈缺损和钡剂前端的杯口影，以及钡剂进入鞘部与套入部之间呈现的线条状或弹簧状阴影。只用于慢性肠套叠的疑难病例。

五、治疗要点

急性肠套叠是急症，其复位是紧急的治疗措施，一旦确诊需立即进行。

1. 非手术治疗

灌肠疗法适用于病程在 48 小时以内，全身情况良好，无腹胀、无明显脱水及电解质紊乱者。治疗包括 B 超监视下水压灌肠、空气灌肠、钡剂灌肠复位三种。首选空气灌肠，钡剂灌肠复位目前已很少用。

2. 手术疗法

用于灌肠不能复位的失败病例、肠套叠超过 48 ~ 72 小时、疑有肠坏死或肠穿孔以及小肠型肠套叠的病例。手术方法包括单纯手法复位、肠切除吻合术或肠造瘘术等。

六、常见护理诊断/问题

1. 急性疼痛

与肠系膜受牵拉和肠管强烈收缩有关。

2. 知识缺乏

患儿家长缺乏有关疾病护理的相关知识。

七、护理措施

1. 密切观察病情

健康婴幼儿突然发生阵发性腹痛、呕吐、便血和腹部扪及腊肠样肿块时，可确诊肠套叠，应密切观察腹痛的特点及部位，以助于诊断。

2. 非手术治疗效果观察

密切观察患儿腹痛、呕吐、腹部包块情况。灌肠复位成功的表现：①拔出肛管后排出大量带臭味的黏液血便或黄色粪水。②患儿安静入睡，不再哭闹及呕吐。③腹部平软，触不到原有的包块。④复位后给予口服0.5～1 g活性炭，6～8小时后可见大便内炭末排出。如患儿仍然烦躁不安，阵发性哭闹，腹部包块仍存，应怀疑是否套叠还未复位或又重新发生套叠，应立即通知医生做进一步处理。

3. 手术护理

术前密切观察生命体征、意识状态，特别注意有无水电解质紊乱、出血及腹膜炎等征象，做好术前准备；向家长说明选择治疗方法的目的，消除其心理负担，争取对治疗和护理的支持与配合。对于术后患儿，注意维持胃肠减压功能，保持胃肠道通畅，预防感染及吻合口瘘。患儿排气、排便后可拔除胃肠引流管，逐渐恢复由口进食。

（于维仙）

第五节　手足口病

一、概述

手足口病（HFMD）是由肠道病毒引起的传染病，多发生于5岁以下儿童，可引起手、足、口腔等部位的疱疹，少数患儿可引起心肌炎、肺水肿、无菌性脑膜脑炎等并发症。

引起HFMD的主要原因为小RNA病毒科、肠道病毒属的柯萨奇病毒A组16型、4型、5型、7型、9型、10型，B组2型、5型、13型；埃可病毒和肠道病毒71型，其中以肠道病毒71型及柯萨奇病毒A16型最为常见。肠道病毒适合在湿、热的环境下生存与传播，对乙醚、去氯胆酸盐等不敏感，75%乙醇和5%来苏也不能将其灭活，但对紫外线及干燥敏感。各种氧化剂（高锰酸钾、漂白粉等）、甲醛、碘酊都能灭活病毒。病毒在50℃可被迅速灭活，病毒在4℃可存活1年，在-20℃可长期保存，在外环境中病毒可长期存活。

患者和隐性感染者为本病的传染源。发病前数天，感染者咽部与粪便就可检出病毒，通常以发病后一周内传染性最强。肠道病毒主要经粪—口和飞沫传播，患者粪便、疱疹液和呼吸道分泌物及其污染的手、物品以及医疗器具等均可造成本病传播。也可经直接接触病而感染。人对肠道病毒普遍易感，多发生在5岁以下小儿。

二、护理评估

1. 健康史

应仔细询问患儿的饮食及卫生情况，近期有无与患者的接触史等。

2. 身心状况

（1）临床表现：潜伏期为3～7日。

1）症状和体征。①发热：多发生在出疹之前1～2日，多在38℃左右，也可呈高热，少数患儿可有热性惊厥。②皮疹多见于手、足和臀部，也可见于臂、腿及躯干，初为红色斑丘疹，很快发展为2～4 mm的水疱，疱壁薄，疱液澄清，周围有红晕，水疱溃破后形成浅溃疡面。皮疹数目少者仅几个，多者数十个。③口腔黏膜损害，表现为口腔黏膜充血，出现粟米样斑丘疹、小疱疹及溃疡，周围有红晕，以舌、颊黏膜等处多见，也可波及软腭、牙龈、扁桃体和咽部。因疼痛，患儿可出现流涎、拒食。

2）主要并发症有病毒性脑炎、脑膜炎和迟缓性瘫痪。除此之外尚有病毒性心肌炎、神经源性肺水肿等。

（2）心理、社会状况：该病有传染性，患儿须隔离治疗，患儿因活动受限制可产生孤独感、恐惧心理；评估家长对该病相关知识了解程度，患儿可发生脑膜炎、脑膜脑炎、心肌炎、神经源性肺水肿，患儿及家长可产生紧张、焦虑反应。

3. 辅助检查

（1）病毒分离：自咽拭子或咽喉洗液、粪便或肛拭子、脑脊液或疱疹液以及脑、淋巴结等组织标本中分离到肠道病毒 71 型或其他肠道病毒，如柯萨奇病毒 A16 型等，则可确定诊断。

（2）血清学检验：患儿血清中特异性 IgM 抗体阳性，或急性期与恢复期血清 IgG 抗体有 4 倍以上的升高。

三、治疗要点

本病目前无特效治疗药物，主要是对症及支持治疗，抗病毒治疗可应用干扰素、利巴韦林等。

四、护理诊断及合作性问题

1. 体温过高

与病毒血症和继发感染有关。

2. 皮肤完整性受损

与肠道病毒感染有关。

3. 营养失调

低于机体需要量，与病毒感染引起高热消耗增多和口腔皮疹引起饮食减少有关。

4. 潜在并发症

病毒性脑炎、脑膜炎和迟缓性瘫痪等。

五、护理措施

1. 预防感染的传播

患病后一般需要隔离 2 周。患儿使用过的物品要彻底消毒。患儿粪便及其他排泄物可用 3% 漂白粉澄清液浸泡，衣物置阳光下暴晒。室内保持通风换气，保持空气新鲜、流通，温度适宜。

2. 维持正常体温

小儿手足口病一般为低热或中度发热，无须特殊处理，可嘱患儿多喝温开水。必要时可用温水浴等物理降温的方法。

3. 口腔护理

患儿会因口腔黏膜损害导致疼痛而拒食、流涎、哭闹不眠等，因此要注意保持口腔清洁。可用 0.9% 氯化钠溶液漱口，对不会漱口的患儿，可以用棉棒蘸 0.9% 氯化钠溶液轻轻地清洁口腔。可口服维生素 B_{12}、维生素 C。注意预防细菌继发感染。

4. 皮疹护理

患儿衣服、被褥要清洁，衣着要舒适、柔软，经常更换。勤剪指甲，防止抓破皮疹。臀部有皮疹的患儿，应随时清理大小便，保持臀部清洁干燥。并于每次大便后清洗臀部，涂以消毒的植物油。手足部皮疹初期可涂炉甘石洗剂，如有疱疹形成或疱疹破溃时可涂 0.5%碘伏。

5. 饮食营养

因口腔疱疹疼痛，会导致患儿进食困难，所以要注意食物的色、香、味，并要给以营养丰富、清淡、可口、易消化、柔软的流质或半流质饮食，禁食辛辣、咸等刺激性食物，注意鼓励患儿多饮水。

六、健康教育

指导患儿和家长养成良好的饮食及卫生习惯，如饭前、便后洗手，不喝生水，不吃变质不洁食品，衣被勤晒太阳等。教给家长手足口病的相关预防和护理知识。流行期间易感儿童避免去拥挤的公共场所，减少被感染机会。要注意婴幼儿的营养、休息，避免日光暴晒，防止过度疲劳，降低机体抵抗力。尽可能减少不必要的探视。

（纪祥英）

参考文献

[1] 杨琳，王琳琳，熊燕．实用临床护理操作技术[M]．南昌：江西科学技术出版社，2020.
[2] 谢小华．急诊急救护理技术[M]．长沙：湖南科学技术出版社，2020.
[3] 钟印芹，叶美霞．基础护理技术操作指南[M]．北京：中国科学技术出版社，2020.
[4] 郭锦丽，王香莉．专科护理操作流程及考核标准[M]．北京：科学技术文献出版社，2017.
[5] 曾夏杏，岳利群，谢小华．护理技术操作流程图解[M]．北京：科学出版社，2016.
[6] 赵佛容，温贤秀，邓立梅．临床护理技术操作难点及对策[M]．北京：人民卫生出版社，2016.
[7] 李亚敏．急危救治护士临床工作手册[M]．北京：人民卫生出版社，2018.
[8] 吴惠平，付方雪．现代临床护理常规[M]．北京：人民卫生出版社，2018.
[9] 叶文琴，王筱慧，李建萍．临床内科护理学[M]．北京：科学出版社，2018.
[10] 孙宏玉，范秀珍．护理教育理论与实践[M]．北京：人民卫生出版社，2018.
[11] 李庆印，陈永强．重症专科护理[M]．北京：人民卫生出版社，2018.
[12] 谢萍．外科护理学[M]．北京：科学出版社，2018.
[13] 王建英，王福安．急危重症护理学[M]．郑州：郑州大学出版社，2018.
[14] 赵艳伟．呼吸内科护理工作指南[M]．北京：人民卫生出版社，2016.
[15] 沈翠珍．内科护理[M]．北京：中国中医药出版社，2016.
[16] 孟共林，李兵，金立军．内科护理学[M]．北京：北京大学医学出版社，2016.
[17] 陆一春，刘海燕．内科护理学[M]．北京：科学出版社，2016.
[18] 王骏，万晓燕，许燕玲．内科护理学[M]．大连：大连理工大学出版社，2016.
[19] 刘玲，何其英，马莉．泌尿外科护理手册[M]．北京：科学出版社，2015.
[20] 李卡，许瑞华，龚姝．普外科护理手册[M]．北京：科学出版社，2015.
[21] 丁淑贞，张素．ICU 护理学[M]．北京：中国协和医科大学出版社，2015.

参考文献